“十二五”职业教育国家规划教材
经全国职业教育教材审定委员会审定

供高等职业教育药学类、中医药类、食品药品管理类、医学技术类、康复治疗类、健康管理与促进类等相关专业使用

# 人体解剖生理学

（第五版）


主　编　季常新　邓仁川

副主编　林昌勇　秦从军　王志辉
　　　　谭伟群　吴　俊

编　者（按姓氏汉语拼音排序）
邓仁川（四川护理职业学院）
季常新（中国药科大学工学院）
林昌勇（滨州职业学院）
秦从军（雅安职业技术学院）
宋　振（潍坊护理职业学院）
谭伟群（广东茂名健康职业学院）
王　卓（邢台医学院）
王志辉（长沙卫生职业学院）
吴　俊（宣城职业技术学院）
吴炳锐（广西医科大学玉林校区）
臧玉静（开封大学）
张颖囡（山东药品食品职业学院）



科学出版社

北　京

## 内 容 简 介

本教材为“十二五”职业教育国家规划教材。为适应当前高等职业教育的培养目标，大力推进高等职业教育人才培养模式的改革，向药物生产和经营第一线输送具有一定理论知识和较强实践技能的技术应用型人才，本教材本着以就业为导向、以能力为本位的宗旨进行修订。本教材的主要内容包括人体解剖学、人体生理学和实践教学，按功能系统设计章节。各章节以形态结构与生理功能相结合的方式进行编写，前部分内容主要介绍形态结构，后部分内容主要介绍生理功能。

本教材可供高等职业教育药学类、中医药类、食品药品管理类、医学技术类、康复治疗类、健康管理与促进类等相关专业使用。

**图书在版编目（CIP）数据**

人体解剖生理学 / 季常新，邓仁川主编. -- 5版. 北京：科学出版社，2025. 1. --（“十二五”职业教育国家规划教材）. -- ISBN 978-7-03-080676-5

Ⅰ. R324

中国国家版本馆CIP数据核字第2024YH2211号

责任编辑：谷雨擎　宋天翔 / 责任校对：周思梦
责任印制：师艳茹 / 封面设计：涿州锦晖

**版权所有，违者必究。未经本社许可，数字图书馆不得使用**

科学出版社 出版
北京东黄城根北街16号
邮政编码：100717
http://www.sciencep.com
北京中科印刷有限公司印刷
科学出版社发行　各地新华书店经销
*
2004年8月第　一　版　开本：850×1168　1/16
2025年1月第　五　版　印张：14
2025年1月第三十次印刷　字数：426 000
**定价：79.80元**
（如有印装质量问题，我社负责调换）

# 前　言

党的二十大报告指出“人民健康是民族昌盛和国家强盛的重要标志。把保障人民健康放在优先发展的战略位置，完善人民健康促进政策。”贯彻落实党的二十大决策部署，积极推动健康事业发展，离不开人才队伍建设。“培养造就大批德才兼备的高素质人才，是国家和民族长远发展大计。”教材是教学内容的重要载体，是教学的重要依据、培养人才的重要保障。本次教材修订旨在贯彻党的二十大精神，坚持为党育人、为国育才。本教材在总结第四版《人体解剖生理学》教材使用经验的基础上，强调更加符合专业培养的要求，更加突出药学高等职业教育的特色，本版修订重点如下。

1. 力求在章节组织和编写方面紧扣高等职业教育相关专业的培养目标。

2. 对第四版教材中的图片进行了细致筛选、重绘，大部分解剖学图片由科学出版社绘制，图片质量和图片精确度得以大幅提高。

3. 对全书的部分考点、链接、案例进行了更新，以帮助学生更好地掌握重点知识，提升学生的学习兴趣，开阔学生的视野。同时，在部分链接中引入思政课程元素，体现爱党、爱国、爱人民及民族自豪感，深化职业理想和职业道德教育。

4. 各章节皆制作了全新的配套PPT，增加了大量的图表、动画，方便老师课堂教学；同时也可提高学生课前自学和课后复习的兴趣和效果。

5. 针对理论部分和实践教学部分的重点、难点，精心制作了微课视频，方便学生更好地学习并掌握重点知识，也为后续数字化教材的推进打下坚实的基础。

本教材在编写过程中，全体编者虽然查阅了大量文献，参考了多本相关教材，但教材中仍难免有疏漏之处，敬请广大读者批评指正，以便再版时予以修正。

编　者

2024年8月

## 配 套 资 源

欢迎登录“中科云教育”平台，**免费** 数字化课程等你来！

本系列教材配有图片、视频、音频、动画、题库、PPT 课件等数字化资源，持续更新，欢迎选用！

**“中科云教育”平台数字化课程登录路径**

### 电脑端

- 第一步：打开网址 http://www.coursegate.cn/short/VBPHN.action
- 第二步：注册、登录
- 第三步：点击上方导航栏“课程”，在右侧搜索栏搜索对应课程，开始学习

### 手机端

- 第一步：打开微信“扫一扫”，扫描下方二维码
- 第二步：注册、登录
- 第三步：用微信扫描上方二维码，进入课程，开始学习

**PPT 课件，请在数字化课程中各章节里下载！**

# 目　录

# 第1章 绪论

学习目标

**知识目标：**掌握生命活动的基本特征、常用的解剖学术语和内环境稳态。熟悉人体功能活动的调节。

**能力目标：**透彻理解反射弧的结构和功能，为后续动物实验打下坚实基础。

**素质目标：**明确人体解剖生理学与医药学的关系。

## 第1节 人体解剖生理学的研究内容和方法

### 一、人体解剖生理学的研究内容

人体解剖生理学包括人体解剖学和人体生理学两门学科。人体解剖学是研究正常人体形态结构的科学，人体生理学是研究人体生命活动规律的科学。人体生理学是以人体解剖学为基础的。

解剖一词含有分割、切开的意思。远在两千多年前，我国古代医著《黄帝内经·灵枢》中就已经有了“解剖”二字的记载。直到现在这种持刀切割的方法仍然是研究人体形态结构的基本方法之一。解剖学又可分为系统解剖学和局部解剖学。系统解剖学把人体从事一个共同功能活动的若干器官定为一个系统，按功能系统阐述人体器官的形态结构，一般所说的解剖学就是指系统解剖学。局部解剖学是在系统解剖学的基础上，就身体某一局部，由浅到深，重点研究某一局部器官的形态及其相互位置关系的解剖学。

**链接** 《黄帝内经·灵枢》

《灵枢经》，即《黄帝内经·灵枢》，简称《灵枢》，是一部中医理论著作。《素问》与《灵枢》同为《黄帝内经》的组成部分。《黄帝内经》是现存最早最重要的一部医学著作，是中医学理论体系形成和奠基之作，其历史地位不仅体现在对中医理论体系的形成和奠基上，还体现在其对养生、预防疾病等理念的贡献上，以及对整个人类医学教育和临床实践的杰出贡献上。

人体生理学是研究正常人体各种生命活动产生的现象、规律、原理和条件，以及体内、外环境变化对它们的影响。研究人体的生理功能可以从不同的结构水平出发。目前人体生理学的研究内容大致可以分为3个不同的水平。

**1. 细胞** 是构成人体的最基本结构和功能单位。因此，整个人体的生命活动或器官系统的功能活动都与其基本的结构功能单位——细胞的功能活动有关，而细胞的功能活动又与构成细胞的各个物质分子的理化特性有关。为了研究各器官活动的本质和产生的机制，还要深入到细胞的亚微结构和分子水平，来探讨生命活动的基本过程。其意义在于揭示生命现象最为本质的基本规律。

**2. 器官、系统** 研究体内各个器官、各个系统活动的规律、影响因素及其活动的调节，以及它在整体生命活动中的意义和作用。例如，心脏的泵血、肺的呼吸、肾的排泄等。其意义在于揭示各器官、系统的特殊规律。

**3. 整体** 人体是一个完整统一的整体，其功能活动是以整体为存在形式的，并与周围环境保持密切联系。环境的变化会影响人体的生命活动，人体的生命活动必须与环境变化相适应。整体水平是研究完整人体内各个系统之间的相互联系，以及完整人体与外环境之间的协调统一关系。其意义在于揭示整体活动规律。

## 二、人体解剖生理学的研究方法

人体解剖学是借助解剖手术器械切割尸体的方法，用肉眼观察各部分的位置、形态和结构的科学。人体生理学是对生命现象的客观观察和科学实验。观察主要是指在不损害人体健康的条件下，观察、记录和分析某些功能活动的客观表现，如观察正常人群安静时的血压值、脉搏频率和呼吸频率等。而生理实验，一般要人工地创造一定条件，对生命活动进行观察，并探讨其机制。由于进行这种研究会给人体造成一定的损害甚至危及生命，因此一般都用动物作为实验对象。人与动物虽然有许多相似的结构和功能，但在应用动物实验获得资料来探讨人体的生理功能时，必须考虑到人与动物的差别，绝不能把动物实验结果简单地套用在人体上。

生理学的动物实验法可分为急性实验法和慢性实验法两类。其中，急性实验法又可分为在体实验法和离体实验法两种。

### （一）急性实验法

**1. 在体实验法** 又称活体解剖实验法，即在麻醉或破坏动物大脑的条件下进行解剖，暴露所要研究的器官组织而进行实验研究的方法。例如，对胃肠运动、胆汁分泌、泌尿活动的研究等。

**2. 离体实验法** 即离体细胞、组织、器官实验法。此方法是从动物体内取出所要研究的器官或组织，置于适宜的人工环境中，保持它的生理功能进行研究。目前，已经运用细胞分离培养技术，来深入研究细胞各亚显微结构的功能和细胞内生物分子的各种理化性质。

急性实验法的优点是可以较严格地控制实验条件，排除非观察因素的干扰，直接、细致地研究细胞、器官或系统的生理功能；其缺点是实验结果未必能如实反映正常整体的功能活动规律。

### （二）慢性实验法

在无菌条件下对健康动物进行手术，暴露要研究的器官或摘除、破坏某一器官，观察、研究整体中某一器官或部位的功能。这种方法的优点是动物处于清醒状态，可较长时间进行观察，所得实验结果较接近于正常整体状态，但实验方法较复杂，影响因素较多。

## 三、人体解剖生理学与医药学的关系

人体解剖学和人体生理学是现代医药学的基础学科之一，而且也是病理学、药理学、微生物学、生物化学等学科的重要基础课。只有了解和掌握人体正常的生命活动规律，才能理解和掌握人体异常的生命活动规律，理解患病时所发生的一切病理现象，并通过医务人员和患者的主观努力，使异常向正常方面转化，同时在防治疾病的过程中，又不断地提出新的课题，推动研究向纵深发展。这样我们才能在防病治病及寻找新药和研究药物的毒理、药理作用时掌握主动权，推动临床医学和药学的迅速发展。

**考点：**人体解剖生理学的概念

# 第 2 节　人体的基本结构

## 一、解剖学姿势及常用方位术语

**1. 解剖学姿势** 解剖学采用的标准姿势是：人体直立，两眼向前平视，两臂自然下垂，掌心向前，两脚并拢，脚尖向前。在观察尸体或标本时，不论是整体或离体，原位或变位，都应按标准姿势规定，说明各部的位置及其相互关系。

**2. 轴** 是通过人体某部分或某结构的假想线，其与关节运动有密切关系。人体有3种互相垂直的轴（图1-1）。

（1）垂直轴 垂直于地面，呈上下方向的轴。

（2）矢状轴 前后方向的水平轴，与垂直轴直角相交。

（3）冠状轴 左右方向的水平轴，与上述两轴垂直相交。

**3. 面** 解剖学上常用的切面有3种。

（1）矢状面 于前后方向将人体分成左右两部分的纵切面，通过正中线的称为正中矢状面。

（2）冠状面 于左右方向将人体分成前后两部分的纵切面，又称额状面。

（3）水平面 与矢状面、冠状面相垂直，将人体分成上下两部分的切面。

若以器官本身为准，沿其长轴所作的切面为纵切面，与其长轴垂直的切面为横切面。

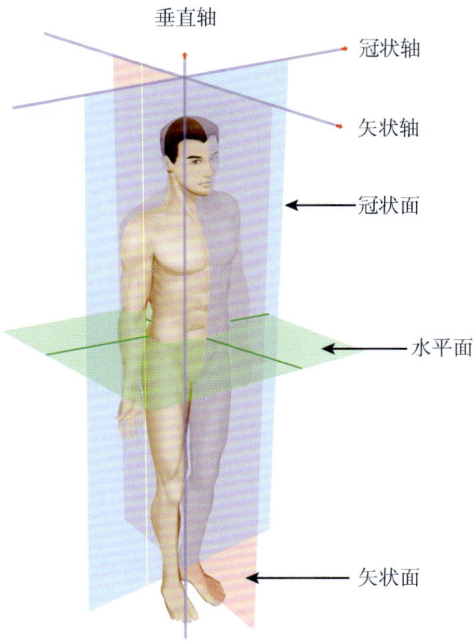

图1-1 解剖学姿势及人体的轴和面

**4. 方位**

（1）上和下 近头者为上，近足者为下。

（2）近和远 多用于表示四肢的空间关系，凡连接躯干的一端为近，远离躯干的一端为远。

（3）前和后 靠近腹者为前，也称腹侧，靠近背者为后，也称背侧。

（4）内侧和外侧 靠近正中矢状面者为内侧，远离正中矢状面者为外侧。前臂的内侧又称尺侧，前臂的外侧又称桡侧。小腿的内侧又称胫侧，小腿的外侧又称腓侧。

（5）内和外 是表示与空腔相互位置关系的术语。在腔内或与腔的距离较近者为内，在腔外或与腔的距离较远者为外。

（6）浅和深 近体表或器官表面者为浅，反之为深。

## 二、人体的结构

人体结构和功能的基本单位是细胞，它是一切生命活动的基础。细胞之间存在一些不具细胞形态的物质，称为细胞外基质。

许多形态和功能相似的细胞和细胞外基质结合在一起构成组织。人体有四种基本组织，即上皮组织、结缔组织、肌组织和神经组织。

由几种不同的组织结合成具有一定形态和功能的结构，称为器官，如心、肺、肾和胃等。若干器官联合在一起完成某一方面的生理功能，便构成一个系统。人体共有8个系统，在神经、体液的调节下，彼此联系，互相协调，构成一个完整的人体。

（1）运动系统 包括骨、骨骼肌和骨连结等。

（2）神经系统 包括脑、脊髓、脑神经和脊神经等。

（3）循环系统 包括心、血管、淋巴器官和淋巴管等。

（4）呼吸系统 包括鼻、咽、喉、气管、支气管和肺等。

（5）消化系统 包括口腔、咽、食管、胃、小肠、大肠等消化管及消化腺等。

（6）泌尿系统 包括肾、输尿管、膀胱和尿道等。

（7）生殖系统 男性生殖系统包括睾丸、附睾、输精管、精囊、前列腺、尿道球腺及外生殖器；

女性生殖系统包括卵巢、输卵管、子宫、阴道、前庭大腺及外生殖器。

（8）内分泌系统　包括垂体、甲状腺、甲状旁腺、肾上腺、胰岛等内分泌腺及散在的内分泌细胞。

除此之外，人体还有皮肤和感觉器。皮肤是人体最大的器官之一，内有汗腺、皮脂腺和毛发等。感觉器包括眼（视觉）、耳（听觉和平衡觉）、嗅上皮（嗅觉）、味蕾（味觉）等。

考点：解剖学姿势

# 第3节　生命活动的基本特征

既然生理学研究的是生命活动，那么生命活动的基本特征又是什么呢？人们通过研究发现，至少有3种现象是共同的基本特征，即新陈代谢、兴奋性和适应性。

## 一、新陈代谢

从病毒这样简单的生物体到复杂的人体，都需要不断地从周围环境中摄取营养物质，并将这些营养物质转变为自身的组成物质，即同化作用；同时，又不断地分解自身的组成物质，所分解的最终产物又不断地排泄到周围环境中去，即异化作用。物质分解时释放能量，物质合成时要吸收能量，因此，新陈代谢过程中既有物质变化，又有能量变化，前者称作物质代谢，后者称作能量代谢。由此可见，新陈代谢是指新的物质不断替代旧的物质的过程，包括物质代谢和能量代谢两个方面，具体表现为同化作用和异化作用，是生命活动的基础和最基本的特征。新陈代谢一旦停止，生命活动立即结束，机体也就死亡。

## 二、兴奋性

兴奋性是指机体感受刺激时产生反应的能力或特性。活的机体或组织、细胞都具有兴奋性。

### （一）刺激与反应

人体生活在不断变化着的环境中，经常受到各种因素的作用。其中能引起人体或其细胞、组织、器官产生反应的环境变化，称为刺激。刺激按性质不同可分为：①物理性刺激，如声、光、电、机械和温度等；②化学性刺激，如酸、碱、盐等各种化学物质等；③生物性刺激，如细菌、病毒等；④社会心理性刺激，如情绪波动、社会变革等。实验表明，刺激要引起组织、细胞产生反应必须具备三个条件，即刺激的强度、刺激的作用时间和刺激强度的变化率。把这三个要素做大小不同的组合，可以得到各种各样的刺激。

刺激引起人体或其组成部分发生活动状态的改变称为反应。从外部活动表现看，机体对刺激发生反应的表现形式有两种，即兴奋和抑制。兴奋是指刺激使机体由相对静止状态转为活动状态或活动状态的加强；抑制是指机体由活动状态转为相对静止状态或活动状态的减弱。例如，刺激心交感神经使心跳加强加快即为兴奋；刺激心迷走神经使心跳变弱减慢即为抑制。刺激引起的反应是兴奋还是抑制，取决于刺激的质和量，也与机体当时所处的功能状态有关。例如，刺激交感神经使妊娠子宫收缩（兴奋），而使非妊娠子宫舒张（抑制）。人体对环境变化，有的产生兴奋反应，有的产生抑制反应，这样才能更好地适应环境的变化。

### （二）衡量兴奋性的指标——阈值

人体内不同组织具有不同的兴奋性，而且同一组织在不同功能状态时，它的兴奋性高低也不一样。通常用刺激强度作为判断兴奋性高低的客观指标。以肌肉收缩为例，如果刺激作用时间和强度变化率固定不变，逐渐加大刺激强度，则可以测得刚能引起肌肉收缩的最小刺激强度。这个在一定时间前提下，刚能引起组织产生反应的最小刺激强度，称为该组织的阈强度，又称强度阈值。强度等于阈值的刺激，称为阈刺激；强度小于阈值的刺激称为阈下刺激；强度大于阈值的刺激称为阈上刺激。

不同组织或同一组织处于不同的功能状态下都会有不同的阈值，其大小与组织兴奋性的高低呈负相关。神经、肌肉、腺体3种组织的兴奋性较高，受刺激产生兴奋时反应迅速而且明显，同时还有动作电位产生，称为可兴奋组织。

#### （三）兴奋性的周期性变化

组织受到一次刺激发生兴奋时，在兴奋过程及其后的一段时间内，该组织的兴奋性会产生一系列很有规律的变化，然后才恢复正常。这就是兴奋性的周期性变化。它包括以下几个时期。

**1. 绝对不应期** 在组织受到刺激发生兴奋的同时，其兴奋性立即下降到零并持续一段时间，在这段时间内无论给予多么强大的刺激，都不能产生新的兴奋。这段对任何刺激都不起反应的时期称为绝对不应期。

**2. 相对不应期** 在绝对不应期之后的一段时间内，组织兴奋性逐渐恢复并达到正常水平，故在这段时间内组织兴奋性低于正常水平，要用较强的阈上刺激，才可能使组织产生新的兴奋。这段刺激强度必须大于阈值才能引起反应的时期称为相对不应期。

**3. 超常期** 在相对不应期后，组织兴奋性超过正常水平。此时，只要给予较小的阈下刺激，就能产生新的兴奋，故此期称为超常期。

**4. 低常期** 在超常期后，组织兴奋性又下降到正常水平以下。此时，需较强大的刺激才能引起兴奋，称为低常期。

组织兴奋时其兴奋性变化所经历的时间是很短暂的，各类组织亦不相同，一般都在100ms以内，并且不同组织、细胞以上各期的长短可以有很大差异，一般绝对不应期较短，相当于或略短于前一刺激在该组织、细胞引起的动作电位主要部分的持续时间，如在骨骼肌只有0.5～2.0ms，而在心肌细胞却达200ms。

考点：兴奋性概念及兴奋性的周期性变化

### 三、适 应 性

机体对环境的变化不仅能产生反应，而且能随着环境的变化，不断地调整自身各部分的功能和相互关系，产生适应于环境条件的变化，使人体在环境的变化中仍然保持生存，机体的这种对周围环境的变化能产生适应的能力称为适应性。它是以兴奋性为基础；同时其适应能力有一定限度，超过此限度，机体就会产生适应不全，甚至完全不能适应。

适应性是在种族进化过程中逐渐发展和完善起来的，动物越高等，机体对环境的适应能力越完善，到了人类，不仅能被动地适应环境，而且还能主动地改造自然环境以适应自身的需要。

考点：生命活动的基本特征

## 第4节 人体内环境与稳态

### 一、内 环 境

人体在生命过程中，总是处在经常变动着的外环境中，这个外环境包括自然环境和社会环境。外环境变化形成的刺激不断地作用于人体，使人体不断地作出反应以适应环境进而改造环境。这个过程是人体与外环境之间的统一。而人体的结构十分复杂，由大约37万亿个结构和功能不同的细胞组成各种组织、器官和系统。因此，除了少数细胞外，人体绝大部分细胞并不直接与经常变化的外环境接触，它们的代谢活动都是通过细胞周围的液体进行的。体内位于细胞外部的液体，统称为细胞外液。细胞浸浴其中，与之进行物质交换。细胞外液就是体内细胞生活的具体环境，称为人体的内环境，以区别于人体整个生活的外环境。

内环境对细胞的生存及维持正常的生理功能十分重要，因为它是细胞直接生活的场所。细胞进行新陈代谢所需的$O_2$及营养物质只能直接从内环境中摄取，而代谢产生的$CO_2$及代谢终产物也只能直接排到内环境中，然后再经血液循环的运输，由呼吸系统与排泄器官排到体外。同时，它可给细胞创造一个适宜的环境，提供细胞正常生存与活动所必需的理化条件。

**考点：** 内环境的概念

## 二、稳　态

内环境与不断变化着的外环境不同，它的特点就是其理化性质必须保持相对稳定，即温度、渗透压、酸碱度和各种化学成分等因素只能在很小的范围内波动。这种内环境的理化性质相对稳定的状态称为稳态。稳态包括两方面的含义：一方面，细胞外液的理化特性总在一定的水平上保持相对稳定，不随外环境的变化而发生明显的变化，如温度，自然环境有春夏秋冬的变化，但人体内部的温度总是维持在37 ℃左右；另一方面，相对稳定状态并不是固定不变，而是动态平衡的，是在微小波动中保持相对恒定。因此，可以说稳态是一种相对稳定的状态，它不仅特指内环境理化特性的动态平衡，也泛指细胞到整体功能状态相对稳定的维持。

内环境稳态的维持是一个复杂的生理过程，是体内多种调节机制协同作用的结果。一方面，外环境变化的影响和细胞的新陈代谢不断破坏内环境的稳定；另一方面，人体器官的活动与调节又使破坏了的稳态得以恢复。人体的生命活动正是在稳态被不断破坏和不断恢复的过程中得以维持和进行的。如果稳态不能维持，内环境的理化条件发生较大变化并超过人体的调节能力，就会威胁到人体的正常功能，导致生病甚至死亡，如高热、酸中毒、严重缺氧、离子成分的严重紊乱等。

**考点：** 稳态的概念及意义

# 第5节　人体功能活动的调节

人体对外环境变化的适应和人体内环境稳态的维持都是通过人体功能活动的调节来实现的，是在以神经调节为主导，体液与其他调节为辅助的情况下完成的。只有通过调节才能使人体各部分的功能协调一致地完成特定目的活动。

## 一、神经调节

神经调节主要是通过反射活动来进行的，反射是指人体在中枢神经系统的参与下，对内外环境变化产生的规律性反应。

反射活动的结构基础是反射弧，它由感受器、传入神经、神经中枢、传出神经和效应器5部分组成（图1-2）。感受器是专门接受各种刺激的结构，是一种能量转换器，可以把各种能量形式的刺激转化为生物电讯号——神经冲动。效应器是产生反应动作的器官。神经中枢是指位于脑和脊髓内参与某一反射活动的神经细胞群，它能综合分析来自传入神经的传入冲动，并发出冲动，经传出神经到达所支配的效应器。传入神经和传出神经是将神经中枢与感受器和效应器联系起来的神经通路。当感受器受到刺激时，即把刺激的信息转变为神经冲动，经传入神经传至神经中枢，经神经中枢加工、处理（整合）后，产生新的神经冲动，再经传出神经传至相应的效应器，改变效应器的活动状态，从而完

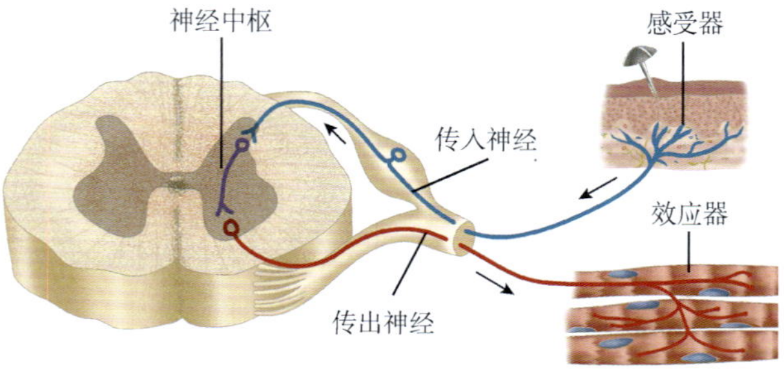


图1-2　反射弧结构示意图

成反射活动。其调节的特点是作用迅速而准确。反射弧任何环节的结构或功能受到破坏，这一反射活动就会发生紊乱或不能完成。

人的反射活动，又可进一步分为非条件反射和条件反射。非条件反射是生来就有的、比较固定的反射。在非条件反射中，刺激性质与反应之间的因果关系，是由种族遗传因素决定的。条件反射是建立在非条件反射基础之上，是人或高等动物个体后天获得的，即在生活过程中建立起来的，因而刺激性质与反应之间的关系是不固定的。例如，犬吃食物时有唾液分泌，这是非条件反射，而某种声响则不能引起唾液分泌。但若在犬进食前预先给予这种声响，在声响与食物两种刺激多次结合后，单有声响而不伴有食物，也能引起犬的唾液分泌。这就是在一定条件下，建立的由声响引起唾液分泌的反射，因而称为条件反射。声响则由无关刺激变成了条件刺激。如果以后声响又长期不与食物刺激相结合，此条件反射会逐渐消退，最终，声响将不再引起唾液分泌。通过建立条件反射，可以使大量无关刺激成为预示某些环境变化即将来临的信号，从而扩大了人或动物适应环境变化的能力。

**考点：**反射弧的组成

## 二、体液调节

体液调节是通过体液中化学物质的作用进行的，在人体内主要是指内分泌细胞所分泌的激素，经血液或淋巴循环而作用于某种细胞、组织或器官，调节它们的功能状态。例如，甲状旁腺分泌的甲状旁腺激素经血液运输到骨组织，使骨钙释放入血，血钙升高。有些内分泌细胞产生的激素，不经过血液或淋巴循环的运输，而是通过它周围的组织液扩散，作用于邻近的效应细胞，这叫旁分泌。例如，胰岛的D细胞分泌的生长抑素，可通过组织液扩散，作用于邻近的A细胞和B细胞，分别抑制其分泌胰高血糖素和胰岛素。

对大多数器官而言，神经调节和体液调节是密切联系、相辅相成的。神经调节作用迅速而准确，但作用部位有局限，作用时间比较短暂；体液调节则作用缓慢，受影响部位广泛，作用时间持久，主要调节新陈代谢、生长、发育、生殖等较为缓慢的生理过程。一般情况下，神经调节起主导作用。

部分内分泌腺或内分泌细胞可以感受内环境中某种理化成分和性质的变化，直接作出相应的反应。但是，不少内分泌腺或内分泌细胞本身直接或间接地接受中枢神经系统的调节。在这种情况下，体液调节成了神经调节的一个环节，相当于反射弧上传出神经的一个延长部分，这种情况又称为神经-体液调节。例如，剧烈运动时，交感神经兴奋，肾上腺素分泌增加，引起心跳加强加快、心输出量增加、血压升高、血液循环加快等反应，就属于神经-体液调节。

## 三、自身调节

自身调节是指内外环境变化时，组织、细胞不依赖于神经或体液调节而是由该组织、细胞本身活动改变产生的适应性反应。它的反应一般比较局限，调节幅度和范围较小，也不十分灵敏。例如，脑血流量的调节，即使血压于60～140mmHg（1mmHg≈0.133kPa）范围内变动，脑血流量仍可维持恒定。血压升高时，脑血管自发收缩，使脑血流量不致因血压升高而过大；血压下降时，脑血管舒张，使脑血流量不致因血压降低而过小。

**考点：**人体功能活动的调节方式

# 第6节 反馈控制系统

人体功能活动的调节主要依赖于神经和体液调节。那么，神经或体液调节对效应器的调节效果是怎样的呢？是过度还是不足，常还需效应器发出信息返回到神经中枢或内分泌腺，以便随时纠正和调整神经调节或体液调节，如调节过度便抑制，调节不足则加强，使调节更为准确。这种联系称反馈联系。因此，神经调节和体液调节都是闭合回路，而不是开放回路，犹如工程学中的自动控制系统。一个自动控制系统包括：①接收装置（相当于感受器的功能），专门接收输入信息。②控制系统（相当于神经中枢或内分泌腺），根据接收装置送来的信息进行处理，并发出指令（控制信息），从而决定受控系统做出何反应。③受控系统（执行装置，相当于效应器或靶器官），按控制系统的指令作出反应。此时所处的状态或所产生的效应称为输出变量。④监视装置（相当于内感受器），将受控系统活动的结果（输出变量）不断地返回给控制系统，为控制系统进一步发放指令做参考，它相当于感受效应器活动变化的内感受器，它与控制系统的联结线路称为反馈联系。从它发出的反映输出变量的信息称为反馈信息（图1-3）。

受控系统（效应器）通过监视装置（内感受器）将信息传回到控制系统（神经中枢或内分泌腺），反过来调整其发出指令的过程称为反馈（feedback）。反馈可分为负反馈和正反馈两种。当输出变量（生理效应）发生偏差（如血压偏高或偏低）时，反馈信息使控制系统（神经中枢或内分泌腺）的作用向原效应的相反方向转化，称为负反馈（negative feedback）。负反馈具有双向性调节的特点，故对机体功能活动及内环境理化因素的相对稳定起着重要的调节作用。正反馈（positive feedback）是指反馈信息使控制系统（神经中枢或内分泌腺）原效应的作用不断加强，直至反应动作完成。在人体功能的调节中，除血液凝固、排尿、排便、射精和分娩等属正反馈外，绝大多数的调节形式都属于负反馈。例如，动脉血压偏高或偏低时，经过减压反射的调节使血压始终保持恒定的水平，就是典型的负反馈。

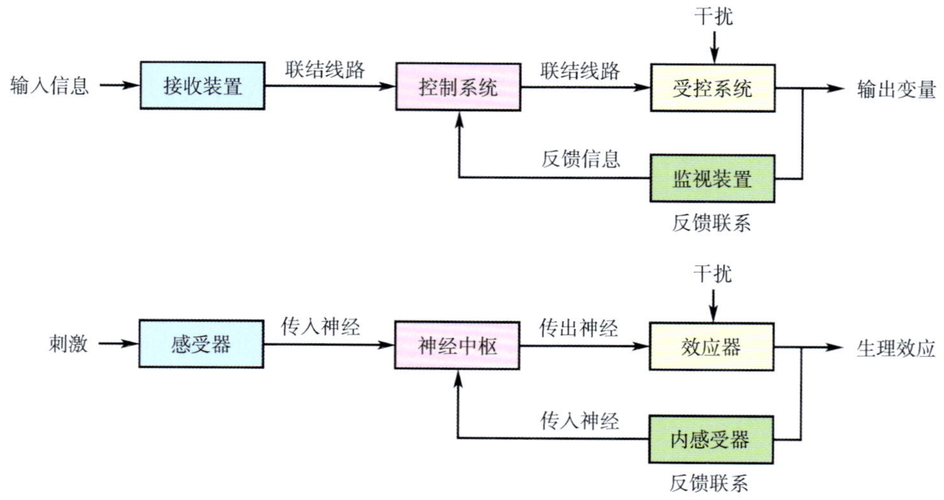


**图1-3 反馈联系模式图**

**链接** 前馈控制系统

在生理功能的控制中，还有一种调节活动称为前馈。在受控系统的状态未发生改变之前，机体通过某种监视装置得到信息，以更快捷的方式调整控制系统的活动，用以对抗干扰信号对受控系统稳态的破坏，这种调控称为前馈控制。条件反射活动就是一种前馈控制系统的活动，它使机体的反应具有超前性。

**考点：**正反馈和负反馈的概念

# 自测题

## 一、名词解释

1. 兴奋 2. 神经调节 3. 阈值 4. 负反馈 5. 新陈代谢

## 二、选择题

A型题

1. 生理学是研究有机体的（ ）
   A. 新陈代谢 B. 结构和功能
   C. 神经和体液调节 D. 生命活动规律
   E. 反馈
2. 生命活动最基本特征是（ ）
   A. 有心跳、呼吸功能
   B. 能量的储存和释放
   C. 同化作用和异化作用及能量转换
   D. 内环境稳态
   E. 自身调节
3. 兴奋性是机体或组织对刺激（ ）
   A. 发生兴奋的特性 B. 发生反应的特性
   C. 产生适应的特性 D. 引起反射的特性
   E. 产生调节的特性
4. 衡量组织兴奋性高低的指标是（ ）
   A. 肌肉收缩的强弱 B. 腺细胞分泌的多少
   C. 刺激频率的高低 D. 刺激阈值的大小
   E. 刺激类型的多少
5. 内环境稳态是指其中（ ）
   A. 化学组成恒定不变 B. 酸碱度固定不变
   C. 理化性质相对稳定 D. 理化性质恒定不变
   E. 理化条件固定不变
6. 神经调节的基本方式是（ ）
   A. 反应 B. 负反馈
   C. 反射 D. 正反馈
   E. 前馈

## 三、简答题

1. 何谓内环境？稳态有何生理意义？
2. 简述神经调节、体液调节和自身调节的概念和作用特点。

（谭伟群）

# 第2章
# 细胞的基本功能

学习目标

**知识目标：**掌握细胞膜的基本结构和物质转运功能；生物电现象及产生机制；神经-骨骼肌接头的兴奋传递过程。熟悉骨骼肌细胞的兴奋-收缩耦联和肌丝滑行学说。了解细胞器的结构和功能；细胞的跨膜信号转导。

**能力目标：**能够对照细胞模型进行科普讲解。

**素质目标：**具有从细胞水平解释生理现象的能力。

## 第1节　细胞的基本结构

细胞是构成人体的基本结构和功能单位，尽管形态结构和功能各异，但绝大部分都是由细胞膜、细胞质和细胞核三部分组成（图2-1）。

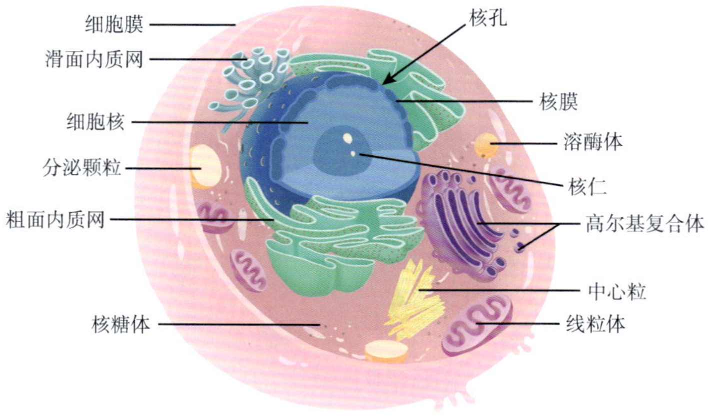


图2-1　细胞的基本结构

### 一、细　胞　膜

细胞膜是细胞表面的一层薄膜，又称质膜，主要由脂质、蛋白质和糖类等组成。一般以脂质和蛋白质为主，糖类较少，但不同细胞膜中这些物质的比例和组成有所不同。这些物质分子是怎样组成膜结构的呢？液态镶嵌模型学说（图2-2）提出：细胞膜是以液态的脂质双分子层为基本骨架，其中镶嵌着具有不同分子结构、不同功能的球形蛋白质。脂质分子都是长杆形，它们的一端是亲水性极性基团，另一端是疏水性非极性基团。水分子对疏水性非极性基团的排斥作用，导致脂质分子的亲水性极性基团朝向膜两侧的水溶液，而疏水性非极性基团朝向膜内部。膜的蛋白质分子，有的嵌入脂质双分子层之间称为整合膜蛋白（内在膜蛋白），有的附着在脂质双分子层的外表面称为表面膜蛋白（外在膜蛋白）。膜蛋白质有的作为载体，有的充当通道，有的充当受体，还有的作为酶（泵）等。

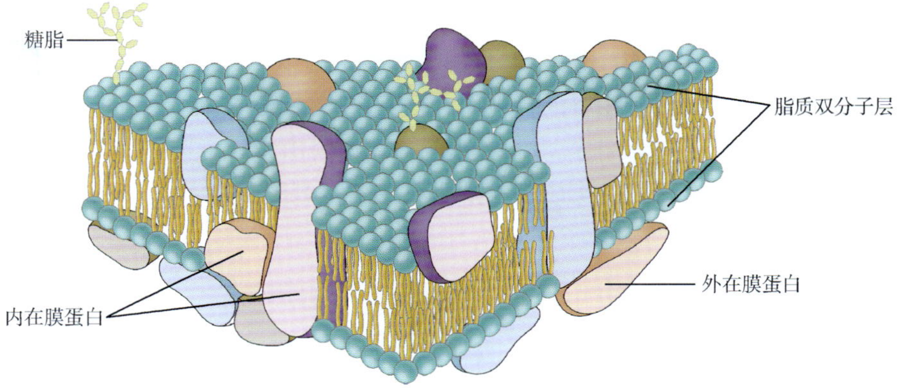


图2-2 液态镶嵌模型

细胞膜所含的糖类较少，主要是一些寡糖和多糖，它们都以共价键的形式和膜内的脂质或蛋白质结合并伸出于细胞膜的外表面，形成糖脂和糖蛋白。这些糖类具有识别功能，还可以作为某种特异性抗原，如在红细胞膜上是A凝集原还是B凝集原，其差别仅在于膜糖脂的糖链中一个糖基的不同。

考点：膜的液态镶嵌模型

## 二、细 胞 质

细胞膜和细胞核之间的部分称为细胞质，是细胞新陈代谢的主要场所，包括胞质溶胶（基质）、细胞器和包含物。

### （一）胞质溶胶

胞质溶胶又称基质，是细胞质的液态部分，呈透明的均质状态，由核糖核酸、蛋白质、碳水化合物、无机盐、水及其他一些可溶性物质组成。

### （二）细胞器和细胞骨架

细胞器散在于细胞质内，具有一定的形态结构和生理功能，包括核糖体、线粒体、内质网、高尔基复合体、溶酶体、中心体等（图2-1）。

**1. 核糖体** 是由核糖体核糖核酸（简称rRNA）和蛋白质构成的椭圆形颗粒状结构，参与蛋白质的生物合成。有些核糖体附着在内质网壁外，称为附着核糖体，它们主要合成输送到细胞外面的分泌蛋白，如酶原、抗体、蛋白质类的激素等。而另一些核糖体散在于细胞质中，称为游离核糖体，它们主要合成结构蛋白，如分布于细胞质基质或供细胞本身生长所需要的蛋白质分子等。

**2. 线粒体** 是由内外两层单位膜形成的圆形或椭圆形的囊状结构。线粒体中存在着氧化磷酸化酶系，参与细胞内物质氧化和高能磷酸化合物腺苷三磷酸（ATP）的形成，以备生命活动所需。细胞生命活动中所需能量的95%来自线粒体，因此可以将线粒体视作细胞的“供能站”。

**3. 内质网** 是细胞质内一种膜性管道系统，呈小管状或小囊状，彼此互连成网。表面附着有许多核糖体的称为粗面内质网，没有核糖体附着的称为滑面内质网。粗面内质网是蛋白质合成、储存和运输的场所。滑面内质网的功能则比较复杂，如肝细胞内的滑面内质网可能与糖原的合成和储存有关。骨骼肌细胞内的滑面内质网（又称肌质网）能储存和释放$Ca^{2+}$。

**4. 高尔基复合体** 是由高尔基囊、空囊、小泡组成的膜性结构，其功能与细胞内一些物质的积聚、加工和分泌颗粒的形成密切相关。此外，高尔基复合体也参与溶酶体的形成。

**5. 溶酶体** 呈球形，周围有膜包绕，内含多种水解酶，能分解蛋白质、多糖、中性脂质、糖脂、糖蛋白、核酸等多种物质，这种溶酶体称为初级溶酶体。当细胞吞入大分子物质或细菌等形成吞噬泡后，初级溶酶体与吞噬泡融合在一起，形成次级溶酶体。次级溶酶体中的水解酶能对物质进行消化分解。

**6. 中心体** 由2个圆筒状的中心粒组成，因靠近细胞中心，故称为中心体。当细胞有丝分裂时，中心粒四周有呈放射状的微管出现，能形成纺锤丝，参与细胞分裂。

**7. 细胞骨架** 是指细胞质中的蛋白质纤维网架体系，主要由微丝、微管、中间纤维三种蛋白质纤维构成，具有维持细胞的形态，参与物质运输、细胞运动及分裂等功能。

#### （三）包含物

包含物是细胞基质中的不定形成分，有的是细胞储存的营养物质，有的是细胞的代谢产物，如糖原、脂类及分泌颗粒等。

### 三、细　胞　核

细胞核一般位于细胞的中央，在不同细胞，细胞核的形态、大小不一，但都包括核膜、核仁、染色质和核基质等结构。细胞核是细胞遗传、代谢、生长和繁殖的调控中心。

#### （一）核膜

在电镜下可见核膜由两层单位膜组成。两层膜之间的间隙，称核周隙。在核膜外层面向细胞质的表面附有核糖体，有时还可以看到核膜外层突向细胞质与内质网相连，核周隙与内质网腔相通。核膜上还有许多散在的孔，称核孔，核孔是核与细胞质进行物质交换的孔道。

#### （二）核仁

核仁一般位于核的中央，圆形，1个或多个。核仁的化学成分主要是蛋白质和核糖核酸（RNA）。

#### （三）染色质或染色体

间期细胞核中，能被碱性染料着色的物质即染色质。染色质的基本化学成分是脱氧核糖核酸（DNA）和组蛋白，二者结合形成染色质结构的基本单位——核小体。在细胞有丝分裂时，若干核小体构成的染色质纤维反复螺旋、折叠，最后组装成染色体。因此，染色质和染色体实际上是同一物质在细胞周期不同时期的不同形态表现，是遗传信息的储存者，绝大多数情况下，人类体细胞内有23对染色体，其中22对是常染色体，1对是性染色体。

#### （四）核基质

核基质又称核液，为均匀一致无形态结构的胶状物质，其中含有蛋白质、各种离子及细胞核的代谢产物。

## 第2节　细胞膜的物质转运功能

新陈代谢是生命活动的基本特征。然而，在细胞新陈代谢过程中要不断地有各种营养物质进出细胞，其中大多数小分子和离子物质是水溶性的，不能直接通过细胞膜，它们必须借助细胞膜结构中的特殊膜蛋白的帮助。大分子和团块物质是通过细胞膜本身复杂的变形运动来完成的。细胞膜转运的物质不同，转运的方式也各异，下面介绍几种常见的转运方式。

### 一、被动转运

被动转运是指小分子物质顺着电化学梯度跨膜转运的过程，其特点是只需要消耗电化学梯度的势能，不需要细胞供能。物理学上将这种现象称为扩散。被动转运根据转运机制的不同分为单纯扩散和易化扩散两种。

## （一）单纯扩散

单纯扩散是指脂溶性小分子物质由细胞膜的高浓度一侧向低浓度一侧扩散的转运过程。在正常机体内以单纯扩散方式转运的物质主要有$O_2$、$CO_2$、NO、$NH_3$及乙醇等脂溶性较强的物质（图2-3）。决定单纯扩散速度的因素有两个：①细胞膜两侧该物质的浓度差，这也是单纯扩散的动力。浓度差越大，单纯扩散的速度越快。②细胞膜本身对该物质的通透性。通透性越大，单纯扩散的速度越快。

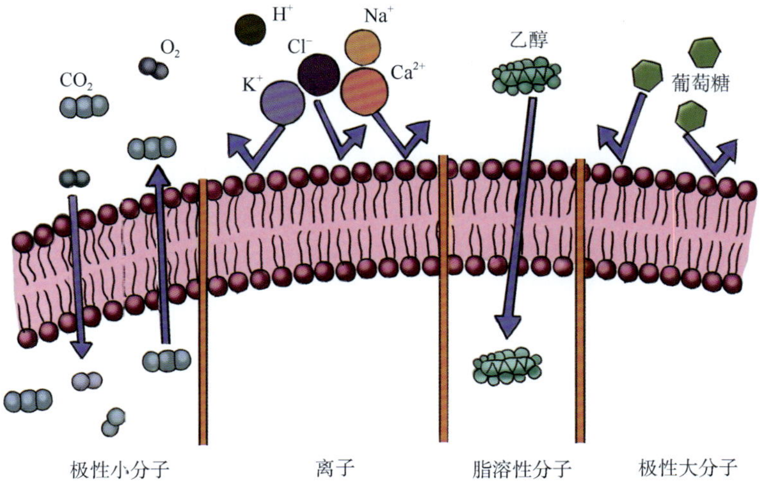


图 2-3　单纯扩散示意图

## （二）易化扩散

易化扩散是指非脂溶性或脂溶性很小的物质在特殊膜蛋白的帮助下，由高浓度一侧通过细胞膜向低浓度一侧扩散的过程。根据参与易化扩散的膜蛋白不同，将易化扩散又分为两种类型。

**1. 载体介导的易化扩散**　是指借助于膜上的载体蛋白，将物质顺电化学梯度转运的方式。载体蛋白是镶嵌在细胞膜脂质双分子层上的特殊蛋白质，在其上有与被转运物质结合的位点。当载体蛋白与被转运的物质结合时，载体的构象发生变化，可将被转运物质由细胞膜的高浓度一侧转运到低浓度一侧（图2-4）。载体转运的物质主要是一些小分子的有机物，如葡萄糖、氨基酸等。载体转运具有以下特点：①相对结构特异性，即一种载体只能选择性地转运一种或几种结构相似的物质。②饱和现象，载体和载体结合位点数目都是有限的，当被转运物质占据了全部载体结合位点时，转运即达到饱和。③竞争性抑制，通常情况下，化学结构相似的物质竞争同一载体。

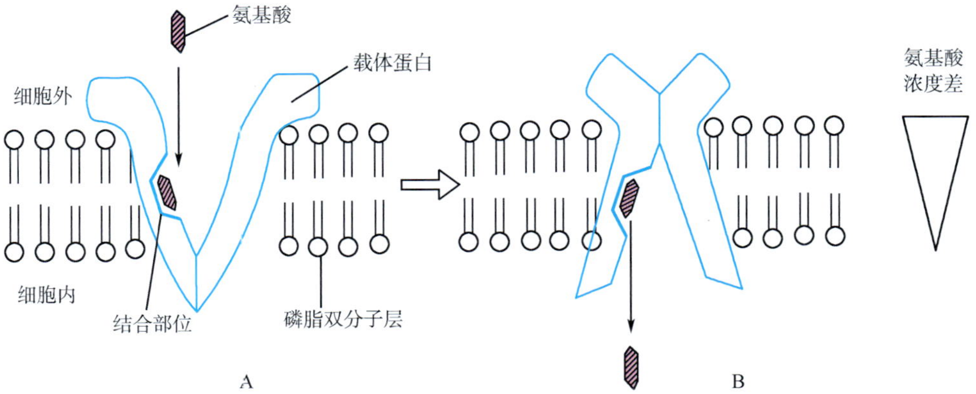


图 2-4　细胞膜的载体转运模式图

**2. 通道介导的易化扩散** 是指由镶嵌在细胞膜上的通道蛋白来完成的一种易化扩散方式。通道蛋白就像贯通细胞膜并带有闸门装置的一条通道。通道开放时，物质由高浓度一侧通过通道向低浓度一侧扩散；通道关闭时，即使细胞膜两侧存在某物质的浓度差，物质也不能通过细胞膜（图2-5）。以通道转运的物质主要是一些离子，如$Na^+$、$K^+$、$Ca^{2+}$、$Cl^-$等。因此，与这些离子转运有关的膜蛋白也称为离子通道，离子通道有以下特性。

（1）选择性　一般情况下，每一种离子通道对一种或几种离子有较高的通透性，而对其他离子则不易通透或不通透。根据选择性离子的不同将离子通道分为$Na^+$通道、$K^+$通道、$Ca^{2+}$通道、$Cl^-$通道等。

（2）门控性　根据离子通道开放的门控机制，将离子通道分为：①电压门控通道，这类通道的开、闭受膜两侧电位差控制，如$Na^+$通道、$K^+$通道和$Ca^{2+}$通道等。②化学门控通道，这类通道的开、闭受某些化学物质（激素、递质等）浓度的控制，如骨骼肌终板膜上的$Na^+$通道就属于此种通道。③机械门控通道，该通道的开、闭受机械牵张刺激的控制，如耳蜗基膜上毛细胞对机械刺激非常敏感，属于机械门控通道。

（3）有相应的离子通道阻断剂　如河鲀毒素为$Na^+$通道的阻断剂，四乙胺为$K^+$通道的阻断剂，维拉帕米为$Ca^{2+}$通道的阻断剂。

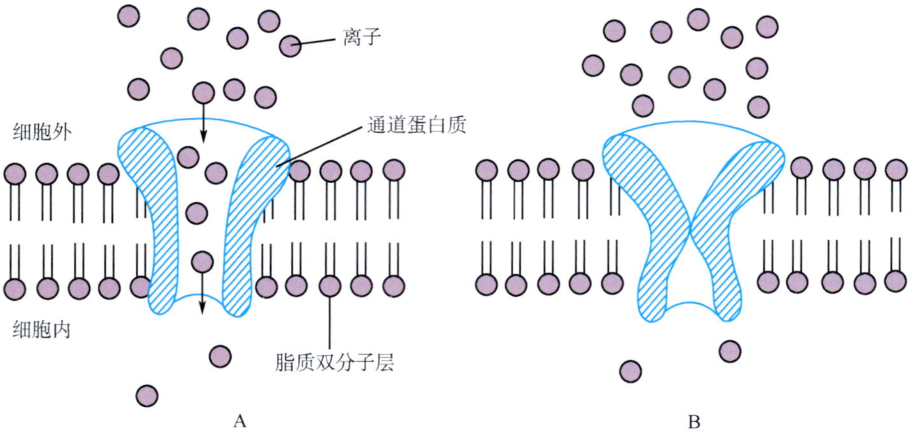


**图2-5**　细胞膜的通道转运模式图

A. 通道开放；B. 通道关闭

## 二、主动转运

主动转运是指通过细胞本身分解ATP供能，将某物质逆着电化学梯度跨膜转运的过程。根据利用能量的形式不同，主动转运又分为原发性主动转运和继发性主动转运。

### （一）原发性主动转运

在物质转运时，直接利用细胞内ATP分解释放的能量，将某物质逆电化学梯度进行跨膜转运，称为原发性主动转运。参与这种转运过程的膜蛋白称为离子泵，如钠-钾泵、钙泵、碘泵等。下面以$Na^+$、$K^+$的主动转运为例说明原发性主动转运的过程。

钠-钾泵简称钠泵，也称$Na^+$-$K^+$依赖式ATP酶，存在于所有细胞的细胞膜上。当细胞内$Na^+$浓度升高或细胞外$K^+$浓度升高时，钠-钾泵就被激活，可分解ATP，为$Na^+$、$K^+$的主动转运提供能量。一般情况下，每分解1分子的ATP可泵出3个$Na^+$并同时泵入2个$K^+$。钠-钾泵的活动，产生并维持了膜内高$K^+$、膜外高$Na^+$的不均匀分布状态（图2-6）。

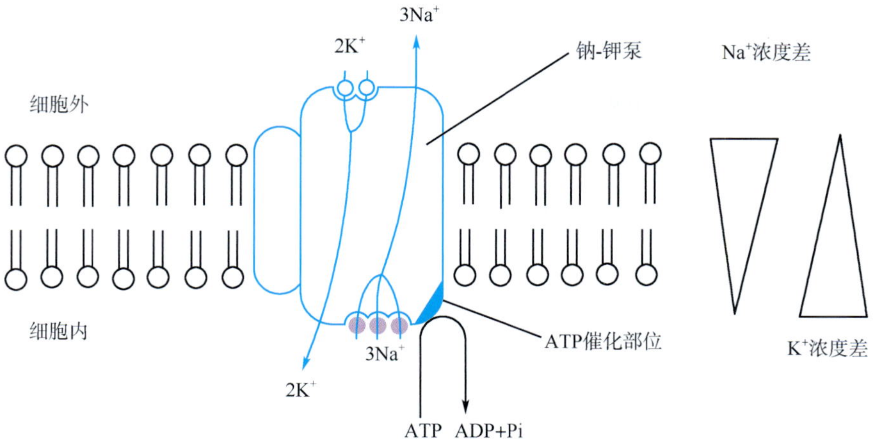


图2-6　钠-钾泵活动示意图

钠-钾泵活动的意义：①是生物电产生的基础。②维持细胞内晶体渗透压和细胞容积的相对稳定。钠-钾泵可及时将进入细胞内的$Na^+$排出，稳定细胞质的渗透压，防止细胞水肿。③为继发性主动转运提供能量。④钠-钾泵活动造成细胞内高$K^+$是许多代谢反应的必需条件。

### （二）继发性主动转运

细胞膜蛋白利用原发性主动转运产生的膜内外$Na^+$浓度势能，在$Na^+$易化扩散的同时，引起其他物质的主动转运。这种间接利用ATP能量，并伴随$Na^+$易化扩散的逆电化学梯度转运称为继发性主动转运，也称协同转运。例如，小肠黏膜对葡萄糖、氨基酸的吸收过程，肾小管上皮细胞的$Na^+$-$H^+$交换、$Na^+$-$K^+$-$2Cl^-$同向转运过程等都属于继发性主动转运。参与继发性主动转运的膜蛋白称为转运体。若被转运的物质与$Na^+$转运方向相同，称为同向协同转运；若被转运的物质与$Na^+$转运方向相反，则称为反向协同转运。

## 三、入胞与出胞

大分子或团块状物质进出细胞的过程称为入胞与出胞（图2-7）。

### （一）入胞

入胞是指细胞外的大分子或团块状物质进入细胞内的过程。例如，血浆中的脂蛋白颗粒、大分子的营养物质、细菌和异物进入细胞的过程都是通过入胞的方式实现的。这些物质先被细胞识别并与细胞膜接触，然后细胞膜向细胞深部凹陷，包裹被识别的物质，形成吞噬小泡，后者与细胞内的溶酶体融合，溶酶体中的蛋白水解酶将吞入的物质消化分解。固态物质的入胞过程称为吞噬，液态物质的入胞过程称为吞饮（图2-7）。

### （二）出胞

出胞又称为胞吐，是指细胞将大分子物质排出细胞的过程。出胞主要见于腺体细胞的分泌活动和神经递质的释放过程。大分子物质在细胞内形成后，被一层膜性结构包裹形成囊泡。当分泌活动开始时，囊泡向细胞膜移动，最后囊泡膜与细胞膜融合，进而在融合处出现裂口，将囊泡内的物质一次性地排出细胞（图2-7）。

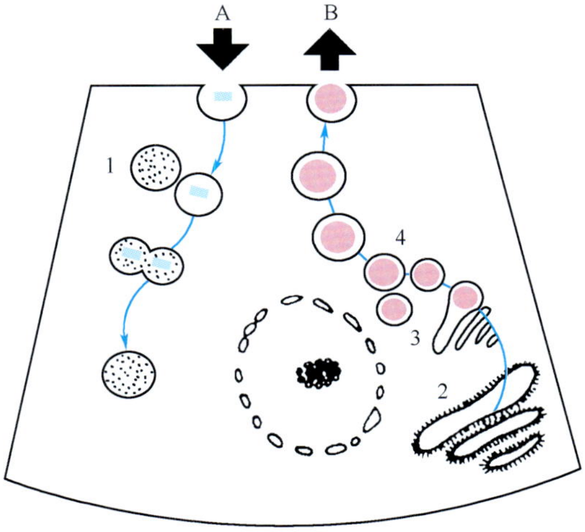


图2-7　出胞和入胞作用示意图

A. 入胞；B. 出胞；1. 溶酶体；2. 粗面内质网；3. 高尔基复合体；4. 囊泡

考点：细胞膜物质转运的形式和特点

# 第3节　细胞的跨膜信号转导

细胞的跨膜信号转导是指通过细胞膜表面或细胞内受体接受配体（主要是激素和递质）等外界信号刺激，经过细胞膜结构中各级膜蛋白反应，引发细胞内生物化学反应和生理过程的变化。大体可分为4种：①G蛋白耦联受体介导的跨膜信号转导；②酶耦联受体介导的跨膜信号转导；③离子通道介导的跨膜信号转导；④电耦联传递。

## 一、G蛋白耦联受体介导的跨膜信号转导

G蛋白（鸟苷酸结合蛋白）耦联受体位于细胞膜表面，当外来配体（激素或递质等，又称第一信使）与G蛋白耦联受体结合后，导致细胞质中第二信使生成增加或减少，而第二信使影响着细胞内的代谢过程，最终完成细胞的跨膜转导。根据第二信使的不同分为环磷酸腺苷（cAMP）信号通路和磷脂酰肌醇信号通路。

### （一）cAMP信号通路

cAMP信号通路：激素或递质（第一信使）与G蛋白耦联受体结合→激活G蛋白→激活腺苷酸环化酶→催化细胞内的ATP转化为cAMP（第二信使）→激活胞质蛋白激酶A→实现细胞内生物效应，完成信号跨膜转导。

### （二）磷脂酰肌醇信号通路

磷脂酰肌醇信号通路：激素或递质（第一信使）与G蛋白耦联受体结合→激活G蛋白→激活磷脂酶C→催化二磷酸磷脂酰肌醇转化为三磷酸肌醇（$IP_3$）和二酰甘油（DG）两个第二信使→$IP_3$动员细胞的内源性$Ca^{2+}$的释放，使细胞质内$Ca^{2+}$浓度升高；DG激活细胞质蛋白激酶C→实现细胞内生物效应，完成信号跨膜转导。

## 二、酶耦联受体介导的信号转导

近年来发现，一些含氮激素，如胰岛素及细胞因子，与相应靶细胞膜上受体位点结合后，通过细胞膜中的一类酶耦联受体（酪氨酸激酶受体或鸟苷酸环化酶受体）的特殊蛋白质完成跨膜信号转导。这种酶耦联受体的外侧端能与第一信使结合，结合后便激活内侧端酶的活性，随即引起一系列的磷酸化反应，最终实现生物效应。这条通路的特点是不需要耦联蛋白（G蛋白），也没有第二信使的产生和细胞质中蛋白激酶的激活，而是通过受体本身酶的活性的激活完成的。

## 三、离子通道介导的信号转导

### （一）化学门控通道

有些细胞膜上的化学门控通道本身就具有受体功能，它们具有与信号物质（主要是递质）结合的位点。当与信号物质结合后，引起通道的开放或关闭，实现化学信号的跨膜转导，如神经-骨骼肌接头处的兴奋传递。

### （二）电压门控通道

在突触后膜和终板膜以外的神经和肌细胞膜上，存在着电压门控通道。当电压门控通道受膜两侧电位变化的作用而开放时，能够选择性地允许某些离子通过，进而引起膜本身产生动作电位，实现跨膜信号转导。

### （三）机械门控通道

有些细胞表面存在着能感受机械性刺激的通道样结构，当它们受到机械刺激，如声波振动时，能引起相应的离子通道开放，导致膜电位发生改变，继而实现跨膜信号转导。例如，内耳毛细胞表面就存在着机械门控通道，当声波振动传到内耳时，使毛细胞表面的听毛发生弯曲，毛细胞上的机械门控通道开放，导致跨膜离子流和膜电位变化，从而实现由机械振动向电信号的转变。

## 四、电耦联传递

在哺乳动物脑内某些部位的神经元、心肌细胞及平滑肌细胞相邻的两细胞之间存在缝隙连接，可以通过交换小分子来实现代谢耦联或电耦联，达到细胞间的信息传递。

**考点：**细胞间信息传递的方式

**链接**　缝隙连接

缝隙连接又称通信连接，是广泛分布于多种细胞之间的一种细胞连接形式，呈斑状的分散局部连接。缝隙连接是一种动态结构，有多种因素参与调节通道的开放和关闭，如细胞内pH、$Ca^{2+}$浓度和细胞膜电位等。缝隙连接有多种功能，它与细胞的代谢和分化、物质的运输和电兴奋的传导等有密切关系。

# 第 4 节　细胞的生物电现象

一切活细胞无论处于安静状态或活动状态都存在电活动，这种电活动称为生物电（跨膜电位）。生物电主要有两种表现形式，一种是安静时所具有的静息电位，另一种是受刺激时产生的动作电位，下面以单个神经细胞为例加以讨论。

## 一、静息电位

### （一）静息电位的概念

静息电位是指细胞未受刺激时存在于细胞膜两侧的电位差，因为这一电位差是存在于安静细胞膜两侧，故又称为跨膜静息电位。静息电位表现为膜外相对为正而膜内相对为负的这种内负外正的状态，也称为极化状态，在神经细胞一般维持在–70～–90mV（图2-8）。

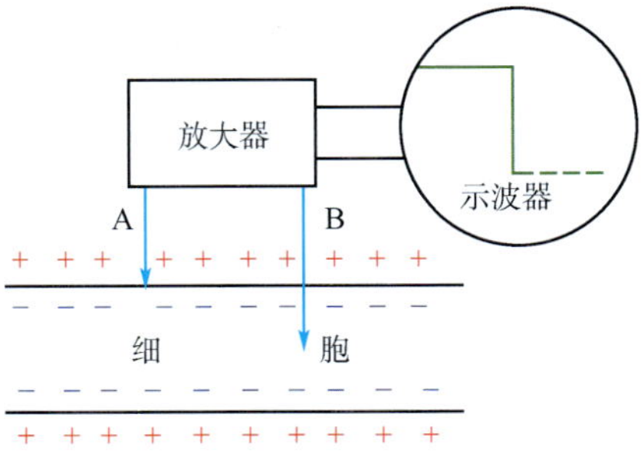


**图 2-8**　静息电位大小示意图

A. 电极位于膜外；B. 电极位于膜内

### （二）静息电位的产生机制

安静时，细胞内外的离子分布是不同的，细胞内的$K^+$浓度比细胞外的$K^+$浓度高约30倍，而细胞外的$Na^+$浓度比细胞内的$Na^+$浓度高约12倍，膜内的负离子以大分子（如蛋白质）为主。安静时，细胞膜对不同离子的通透性不同。

在静息状态下，细胞膜对$K^+$通透性大，对$Cl^-$通透性很小，对$Na^+$几乎不通透，对$A^-$（大分子物质）无通透性，所以$K^+$顺着浓度差向膜外扩散，膜内$A^-$因不能通过细胞膜，被阻止在膜内，致使膜外正电荷增多，电位变正，膜内负电荷相对增多，电位变负，这样便形成一个膜外为正、膜内为负的电位差，该电位差是阻止$K^-$外流的力量。随着$K^+$不断地外流，膜外正、膜内负的电位差就会不断增大，当电位差造成的阻止$K^+$外流的力量与浓度差所致的促使$K^+$外流的力量平衡的时候，$K^+$净通量为零。此时，膜内外的电位差就保持在一个稳定的状态，即静息电位。所以说，静息电位是$K^+$外流所形成的电化学平衡电位。

**考点：**静息电位的概念及形成机制

## 二、动作电位

### （一）动作电位的概念

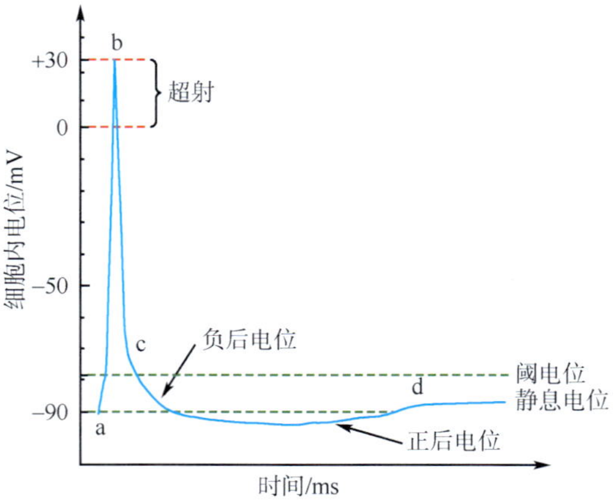


**图2-9　神经细胞的动作电位**

abc：锋电位；cd：后电位

可兴奋细胞受到有效刺激时，在静息电位的基础上，细胞膜两侧爆发一次快速、可逆、可扩布的电位变化，称为动作电位（图2-9）。

动作电位包括上升支（去极化时相，膜内电位由–90mV上升到+30mV）和下降支（复极化时相）。上升支和下降支持续时间都很短，形成尖峰样图形，称为锋电位，一般所说的动作电位就是指锋电位。

当神经纤维在安静状态下受到一次阈刺激或阈上刺激时，膜内原来存在的负电位迅速消失，并且进而变成正电位，即膜内电位在短时间内可由原来的–70～–90mV变到+30～+40mV，这构成了动作电位变化曲线的上升支。动作电位上升支中零位线以上的部分称为超射（反极化状态）。但是，由刺激所引起的这种膜内电位的倒转只是暂时性的，很快就出现膜内电位的下降，最后膜内电位恢复到刺激前原有的负电位状态，这构成了动作电位曲线的下降支。由此可见，动作电位实际上是细胞膜受刺激后在原有静息电位的基础上发生的一次膜两侧电位的快速而可逆的倒转和复原。在神经纤维，它一般在0.5～2.0ms的时间内完成，这使它在描记的图形上表现为一次短促而尖锐的脉冲样变化，因而人们常把这种构成动作电位主要部分的脉冲样变化，称为锋电位。在锋电位下降支最后恢复到静息电位水平以前，膜两侧电位还要经历一些微小而缓慢的波动，称为后电位，一般是先有一段持续5～30ms的负后电位，再出现一段延续更长的正后电位，确切地说，负后电位称为去极化后电位，而正后电位称为超极化后电位。

### （二）动作电位的产生机制

当细胞受到一定强度的刺激而兴奋时，细胞膜上$Na^+$通道被激活，先少量开放，即少量$Na^+$顺浓度差内流，使细胞内负电位减小，当膜内负电位减小到某一临界值（即阈电位）时，又引起$Na^+$通道大量开放，$Na^+$顺浓度梯度瞬间大量内流，使膜内负电位从减小到消失进而出现膜内正电位，形成锋电位的上升支，即去极化时相。所以，上升支主要是$Na^+$内流形成的平衡电位。接着，$Na^+$通道关闭，$K^+$通道开放，产生$K^+$顺浓度差的快速外流，导致膜内负电位迅速恢复，直至达到静息电位水平，这就形成了动作电位的下降支，即复极化时相，所以动作电位的下降支是$K^+$外流形成的。

当复极化结束后，膜内外的离子分布与静息时相比，膜内$Na^+$有所增加，而$K^+$有所减少，这时激活膜上的钠-钾泵，把进入膜内的$Na^+$泵出膜外，同时把膜外多余的$K^+$泵入膜内，以恢复静息状态下细胞内外$Na^+$、$K^+$的不均匀分布状态。

总之，动作电位的去极化时相主要由$Na^+$内流形成，复极化时相主要由$K^+$外流形成。动作电位或锋电位的产生是所有可兴奋细胞兴奋的共同标志。

**考点：**动作电位的概念及形成机制

### （三）动作电位的特点

单一的可兴奋细胞或单一的神经纤维爆发的动作电位具有的特点：①“全或无”现象，所谓“全”就是当给予阈刺激或阈上刺激时，同一细胞产生的动作电位的幅度都是相同的，即动作电位的幅度不随刺激强度的增强而增大；所谓“无”就是如果刺激强度达不到阈值，就无动作电位发生。②脉冲式发放，因为动作电位存在不应期，所以多个动作电位不可能融合，两个动作电位之间总有一定的间隔，故其传导时就像脉冲一样。③不衰减性传导，动作电位一旦在某一部位产生，就会向整个细胞膜传导，其幅度不会因为传播距离的增加而减小，其传播速度也不会因为传导距离的增加而减慢。

考点：动作电位的特点

## 三、动作电位的产生和传导

### （一）动作电位的产生

可兴奋细胞的动作电位可由一次阈刺激或阈上刺激引起，也可由两次以上的阈下刺激引起。

**1. 阈电位**　是指能够引起动作电位爆发的膜电位水平，其大小一般比静息电位低10～20mV（图2-10）。

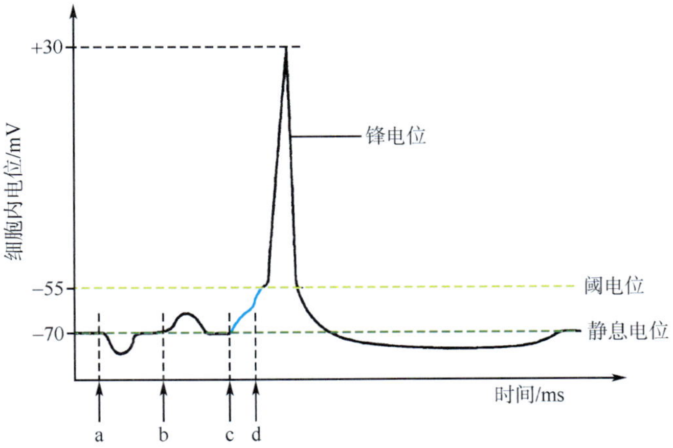


图2-10　刺激引起膜电位的变化

a. 超极化；b. 局部反应；c、d. 阈下刺激的总和效应

**2. 局部电位**　阈下刺激引起的局部细胞膜出现的阈电位水平以下的去极化，又称局部反应（图2-10）。局部反应的特点：①具有等级性，局部反应的程度可随阈下刺激强度的增强而增大；②紧张性扩布，发生在细胞膜某一点的局部兴奋，可使邻近膜也发生轻度去极化，其去极化程度随扩布距离的增加而减小以致消失，因此这种扩布是衰减性的，不能作远距离的传播；③可以总和，局部兴奋不存在不应期，所以两个阈下刺激引起的局部兴奋可以叠加，即总和。如果局部兴奋经过总和使膜去极化程度达到阈电位水平，即可产生动作电位。

考点：阈电位概念

### （二）动作电位的传导

动作电位一旦在细胞膜的某一点产生，就会沿着细胞膜向周围传导，使整个细胞膜依次产生动作电位，此现象称为动作电位的传导。沿着细胞膜传导的动作电位，称为神经冲动。动作电位在同一细胞上的传导机制可用局部电流学说来解释。静息时无髓神经纤维和肌纤维等细胞表现为膜内负、膜外正的极化状态，当受到刺激产生兴奋时，膜出现内正外负的反极化状态。这时膜的外表面以及膜的内表面，在已兴奋部位与邻近未兴奋部位之间存在着电位差。由于膜两侧的液体都具有导电性，因此在膜内侧和膜外侧，电位差都可以导致电荷的定向移动。在膜外侧，正电荷由未兴奋部位向已兴奋部位移动；在膜内侧，正电荷则由已兴奋部位向未兴奋部位移动。电荷的这种局部定向流动现象称为局部电流。局部电流造成相邻的未兴奋部位膜内电位升高，膜外电位降低，即产生局部去极化，当这种局部去极化达到阈电位时，膜上的$Na^+$通道大量开放，$Na^+$大量内流，爆发动作电位，这样动作电位就沿细胞膜依次向邻近未兴奋部位传导（图2-11A、B）。但在有髓神经纤维，由于髓鞘具有绝缘性，只有在郎飞结处，

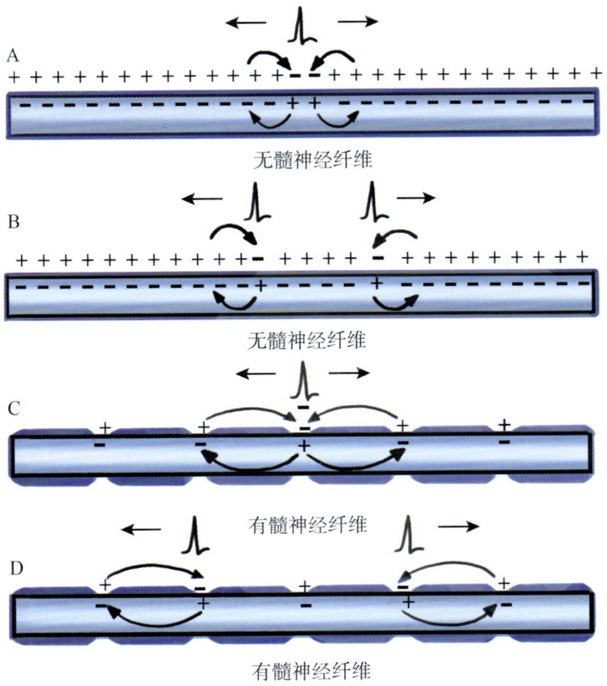


图2-11　动作电位在神经纤维上的传导示意图

神经纤维膜与细胞外液相接触才能实现离子的跨膜移动，所以有髓神经纤维呈现跳跃式传导，其传导速度较快（图2-11C、D）。

考点：动作电位传导的原理

# 第5节　肌细胞的收缩功能

人体的肌组织包括三种，即骨骼肌、心肌和平滑肌。它们的基本功能是收缩，就收缩的原理来看，3种肌细胞基本相同。本节以骨骼肌细胞为例讨论肌细胞的收缩功能。

## 一、神经-骨骼肌接头处的兴奋传递

### （一）神经-骨骼肌接头的结构

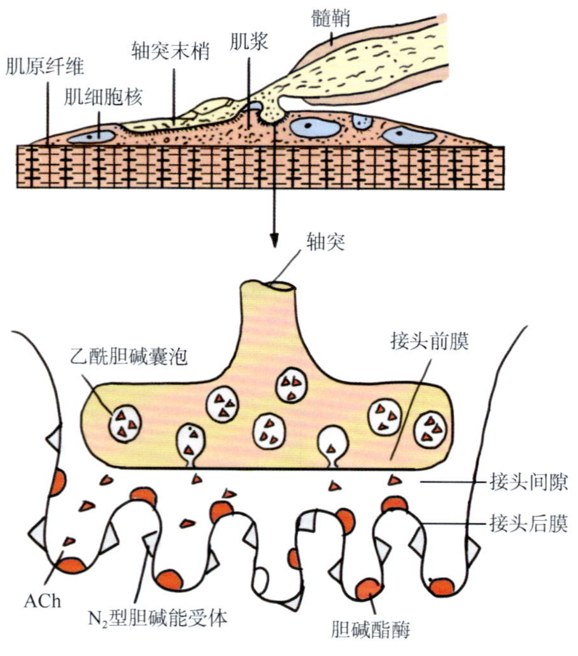


图2-12　神经-骨骼肌接头的结构示意图

躯体运动神经在接近骨骼肌细胞时脱去髓鞘，末梢部位膨大。在神经末梢中含有许多小囊泡，内含乙酰胆碱（ACh）分子。神经-骨骼肌接头由接头前膜、接头间隙和接头后膜三部分组成。接头前膜是轴突末梢的细胞膜，接头后膜也称为终板膜，实质是与前膜对应的肌细胞膜。在接头后膜上有与ACh特异性结合的$N_2$型胆碱能受体，它也是化学门控通道，属于离子通道耦联受体。接头前膜与接头后膜之间的间隙称为接头间隙，其中充满细胞外液（图2-12）。

### （二）神经-骨骼肌接头处的兴奋传递过程

当神经冲动沿神经纤维传到轴突末梢时，引起接头前膜上电压门控$Ca^{2+}$通道开放，$Ca^{2+}$由细胞外液进入轴突末梢，促进轴质内的囊泡向接头前膜方向移动，囊泡膜与接头前膜融合进而破裂，以出胞的方式释放出囊泡内的递质ACh，然后ACh通过接头间隙到达终板膜，立即与终板膜上的$N_2$型胆碱能受体结合并将其激活，使离子通道开放，使$Na^+$内流和$K^+$外流，以$Na^+$内流为主，因而使终板膜产生局部去极化，称为终板电位。终板电位属于局部电位，具有局部电位的特点。终板电位经传导使终板膜周围的一般肌细胞膜去极化，达到阈电位就引发一次动作电位。ACh发挥作用后立即被存在于间隙中和后膜上的胆碱酯酶分解而灭活，这样就保证了一次神经冲动仅引起一次肌细胞兴奋，产生一次骨骼肌收缩，表现为一对一的关系。

### （三）神经-骨骼肌接头兴奋传递的特点

神经-骨骼肌接头兴奋的传递与单根神经纤维上兴奋传导相比，有以下特点。

**1. 单向传递**　兴奋只能由接头前膜传向接头后膜，而不能反向传递。

**2. 时间延搁**　神经-骨骼肌接头的兴奋传递与单根神经纤维兴奋传导相比，涉及递质释放、扩散及递质与受体的结合等化学过程，这些化学过程耗时较长，所以，兴奋从神经传到肌肉，需要耗费一段时间。

**3. 一对一**　接头前膜释放的ACh并没有进入肌细胞膜内，它只是起到信号传递的作用，并很快被终板膜上的胆碱酯酶水解而失效，从而保证了一次神经冲动仅引起一次肌细胞兴奋，表现为一对一的关系。如果释放的ACh发挥作用后不能被及时消除，而在神经-骨骼肌接头处聚积，将使骨骼肌细胞持续地兴奋而发生痉挛。如临床上的有机磷农药中毒导致全身肌肉痉挛，就是因为有机磷农药抑制了胆碱酯酶的活性，使ACh在神经-骨骼肌接头处大量聚积的缘故。

**4. 易受环境变化的影响**　细胞外液的pH、温度、药物及其他体液性物质都可以影响神经-骨骼肌接头的兴奋传递过程。例如，箭毒与ACh竞争受体，使ACh无法与$N_2$型胆碱能受体结合，起到抑制肌细胞兴奋作用，从而使骨骼肌松弛，所以将箭毒称为乙酰胆碱受体的阻断剂。

**考点：** 神经-骨骼肌接头的结构及兴奋传递过程

**案例 2-1**

患者，女，20岁。2年前曾因看书时间较长时而出现右眼上睑下垂，休息后即好转。近半年来左眼上睑也在相同诱因下出现下垂，自觉症状较以前明显。昨天发现咀嚼无力，吞咽困难，言语含糊不清，于今天入院。体格检查：患者神志清楚，双眼上睑下垂，语言略含糊，双肺啰音，心率85次/分，无杂音，肝脾未触及。肌肉疲劳试验阳性，新斯的明试验阳性。诊断：混合型重症肌无力。

**问题：** 根据你所学过的有关知识分析该病发病原因。

## 二、骨骼肌细胞的微细结构

骨骼肌最基本的结构和功能单位是肌细胞，也称肌纤维。大量的肌纤维组成肌束，其外包裹一层结缔组织膜。大量的肌束聚集在一起构成解剖学所指的一块肌肉。肌细胞内含有大量的肌原纤维，它们平行排列，纵贯肌细胞的全长。

### （一）肌原纤维和肌节

在显微镜下，肌原纤维呈明暗相间的节段，分别称为明带（I带）和暗带（A带）。明带中央有一条与肌原纤维长轴垂直的线称为Z线，暗带中央也有一条线称为M线，M线两侧有一相对透亮的H带（图2-13）。相邻两条Z线间的肌原纤维节段称肌节，包括暗带和两侧各1/2的明带，肌节是肌细胞收缩的基本功能单位。肌细胞的收缩或舒张，实际上就是肌节的缩短或延长。

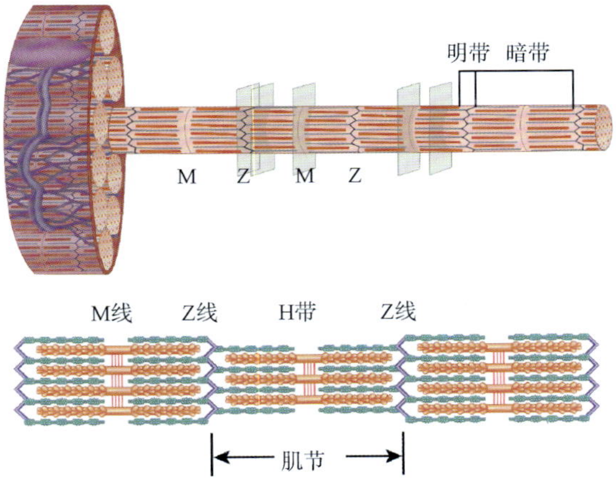


图 2-13　肌原纤维和肌节

### （二）肌管系统

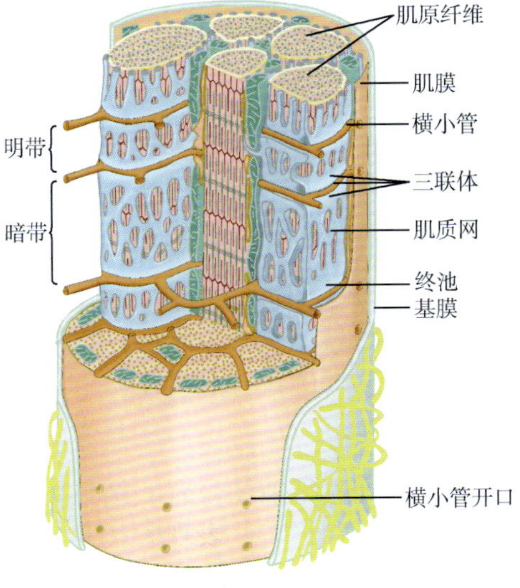


图 2-14　骨骼肌超微结构

骨骼肌内有两套互不相通的肌管系统，分别称为横小管和纵小管。横小管是与肌原纤维垂直的管道系统，由肌细胞膜向内凹陷而成，所以横小管中的液体就是细胞外液。当骨骼肌细胞发生兴奋时，动作电位能沿着横小管向肌细胞深部传播。纵小管是与肌原纤维平行的管道系统，也称肌质网，它们互相连通形成网状并包绕肌原纤维。纵小管在横小管附近的膨大部分称为终池，其内储存着高浓度的$Ca^{2+}$。每一条横小管和它两侧的终池构成三联体结构，它是把肌细胞膜的电变化和细胞内的肌丝滑行过程连接起来的关键部位（图2-14）。

**考点：** 三联体结构

## 三、骨骼肌细胞的收缩机制

骨骼肌细胞收缩的机制可用肌丝滑行学说来解释。肌丝滑行学说的基本内容是：肌细胞收缩时，粗、细肌丝本身并没有缩短或卷曲，只是发生了细肌丝沿着粗肌丝向肌节中央的相对滑行，明带和H带缩短或消失，暗带长度不变，造成肌节的长度缩短和肌细胞的收缩（图2-15）。那么，肌丝为什么可以相对滑行呢？这要从肌丝的分子结构来解释。

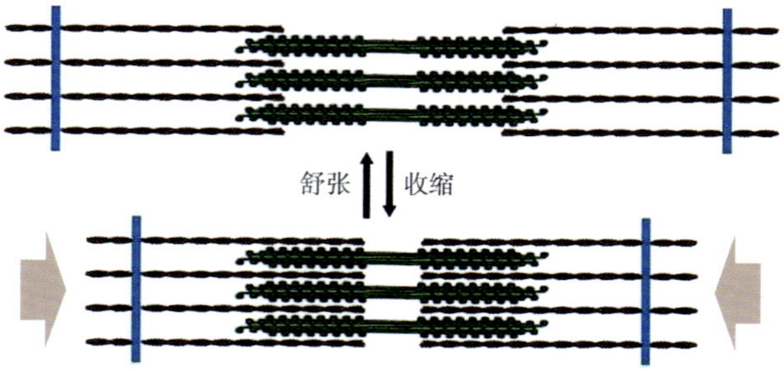


图2-15　肌丝滑行学说示意图

### （一）肌丝的分子组成

**1. 粗肌丝**　主要由肌球蛋白（肌凝蛋白）分子组成（图2-16）。肌球蛋白的单个分子类似豆芽瓣状，包括杆状部和头部。杆状部朝向M线聚合成束，形成粗肌丝的主干，头部伸出于主干外，形成一些等间距的横突，称为横桥。横桥具有ATP酶的活性，可分解ATP释放出能量。但当横桥与细肌丝上的结合位点结合前，ATP酶的活性很低，一旦横桥与细肌丝的结合位点结合，ATP酶的活性迅速增强。

**2. 细肌丝**　由肌动蛋白、原肌球蛋白（原肌凝蛋白）和肌钙蛋白三种蛋白质组成。肌动蛋白分子形成的双螺旋链，是构成细肌丝的主干。每个肌动蛋白分子上有一个可与横桥结合的活化点。原肌球蛋白分子由两条肽链双螺旋组成，呈带状。在肌肉舒张时，原肌球蛋白可掩盖肌动蛋白上的横桥结合位点，因而起到位阻效应。肌钙蛋白的分子呈球形，是由3个亚单位组成的复合体，结合在原肌球蛋白上，它的作用是与$Ca^{2+}$结合，引发肌肉收缩（图2-16）。肌球蛋白和肌动蛋白是直接参加肌细胞收缩的蛋白质，所以称为收缩蛋白。原肌球蛋白和肌钙蛋白不直接参加肌细胞收缩，而是对收缩过程起调控作用，故称为调节蛋白。

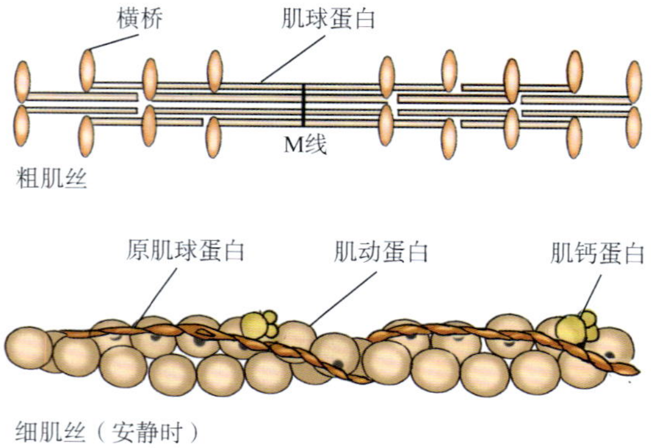


图2-16　粗、细肌丝分子结构

考点：肌丝的蛋白组成，横桥的功能

### （二）肌丝的滑行过程

肌肉处于舒张状态时，原肌球蛋白掩盖了肌动蛋白上与横桥结合的活化点，横桥无法与肌动蛋白分子上的活化点结合。当肌浆内$Ca^{2+}$浓度升高时，$Ca^{2+}$与肌钙蛋白结合，引起肌钙蛋白分子构象的改变，这种改变又传递给原肌球蛋白，使后者的构象也发生改变，从而使原肌球蛋白的双螺旋结构发生某种扭转，暴露出肌动蛋白上的活化点，引发横桥与肌动蛋白分子上活化点的结合。横桥的ATP酶活性增强，分解ATP释放出能量，供横桥连续做同方向的摆动，拉动细肌丝向M线方向滑行，结果是肌节缩短，肌细胞收缩（图2-17）。

当肌浆内$Ca^{2+}$浓度下降时，$Ca^{2+}$即与肌钙蛋白分离，原肌球蛋白构象恢复、复位又遮盖肌动蛋白与横桥结合的位点，使横桥与肌动蛋白分离，横桥停止摆动，细肌丝恢复到收缩前的位置，结果肌节长度恢复，肌细胞舒张。

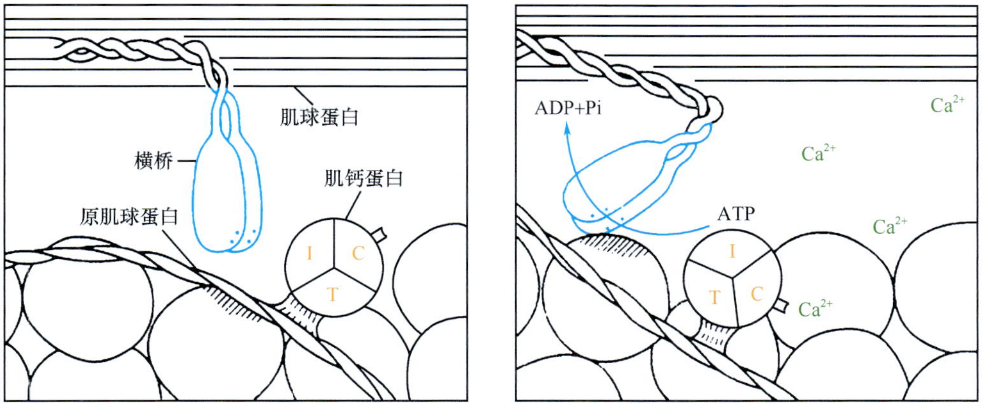


图2-17　肌丝滑行过程示意图

考点：肌丝滑行学说

### （三）骨骼肌细胞的兴奋-收缩耦联

肌细胞兴奋的电活动与肌肉收缩的机械活动耦联在一起的中介过程，称为兴奋-收缩耦联。一般来说，兴奋-收缩耦联过程包括3个主要步骤：①兴奋通过横小管系统传向肌细胞深部；②三联体把横小管的电变化转变为终池释放$Ca^{2+}$、触发肌丝滑行；③肌质网上的钙泵把肌质中的$Ca^{2+}$摄回肌质网。兴奋-收缩耦联过程中发挥作用的关键物质是$Ca^{2+}$，如果肌质内缺少$Ca^{2+}$，虽然肌细胞的兴奋可以发生，但因为缺少$Ca^{2+}$而不能引起肌细胞的收缩，这种只产生兴奋不能引发收缩的现象称为兴奋-收缩脱耦联。

考点：兴奋-收缩耦联的主要步骤

## 四、骨骼肌收缩的外部表现

在体内，骨骼肌的收缩是在躯体运动神经的控制下进行的。骨骼肌收缩时产生两种变化：一是张力的增加，二是长度的缩短。在不同的情况下，肌肉收缩的表现形式不同。

### （一）等长收缩与等张收缩

**1. 等长收缩**　是指肌肉收缩时只表现为张力的增加而无长度的缩短。因为没有肌肉长度的缩短，即使产生了很大的张力，被肌肉作用的物体也不会发生位移，因此，等长收缩时肌肉并不会对外做功。等长收缩的意义主要是维持人体一定的位置和姿势。例如，人体站立时，为了对抗重力和维持一定的姿势而发生的有关肌肉的收缩主要就是等长收缩。

**2. 等张收缩**　是指肌肉在收缩时只表现为长度的缩短而无肌张力的增加。等张收缩的意义是使被作用的物体产生位移，对物体做功。例如，当人匀速拉动地上某一物体时，其手臂上肌肉的收缩就是等张收缩。

通常情况下，骨骼肌的收缩大多数都是混合收缩，也就是既有张力的增加又出现长度的缩短，而且总是张力增加在前，长度缩短在后。当肌张力等于或超过负荷时，肌肉才会出现长度的缩短。

### （二）单收缩与强直收缩

**1. 单收缩**　肌细胞产生一次动作电位引起一次收缩，称为单收缩。通过实验可记录到单收缩包括3个时期：潜伏期、收缩期和舒张期。

**2. 强直收缩**　是指肌细胞连续接受刺激时，肌肉产生收缩的复合。根据刺激的频率不同可分为不完全强直收缩和完全强直收缩。前者是当刺激的频率较低时，后一刺激落在前一次收缩的舒张期内，导致前一次收缩的舒张期还没有结束就发生第二次收缩，表现为舒张不完全，所记录的收缩曲线呈锯齿状。后者是当刺激的频率较高时，后一刺激落在前一次收缩的收缩期内，导致后一次收缩的收缩期与前一次收缩的收缩期叠加，即只有收缩期没有舒张期。此时记录到的收缩曲线顶端呈一平线（图2-18）。

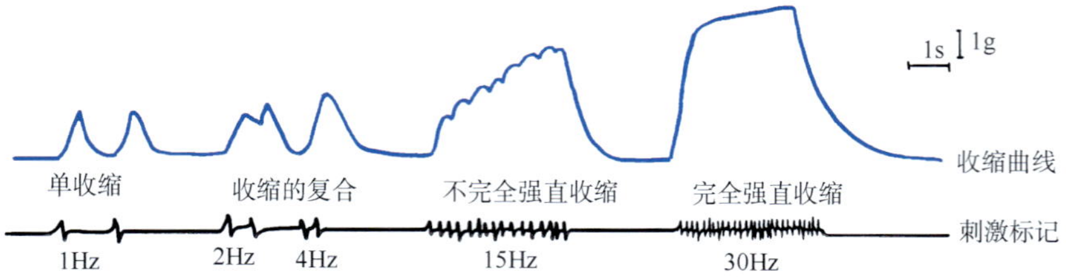


**图2-18** 单收缩和强直收缩

## 五、影响骨骼肌收缩的主要因素

### （一）前负荷

前负荷是指肌肉在收缩前所承受的负荷。在一定范围内，肌肉的初长度与前负荷呈正变关系，所以可以用肌肉的初长度来代表肌肉的前负荷。在一定限度内，肌肉的收缩力与初长度即前负荷呈正变关系，当超过一定限度时则呈反变关系。使肌肉产生最大收缩力时的肌肉初长度称为最适初长度，此时的前负荷称为最适前负荷。

### （二）后负荷

后负荷是指肌肉在收缩过程中所承受的负荷。后负荷阻碍肌肉的缩短，是肌肉做功的对象。当后负荷增大时，肌肉的张力增加，但缩短的速度减慢。当后负荷大于肌肉收缩所能产生的最大收缩力时，肌肉收缩不出现长度的缩短，表现为等长收缩。

### （三）肌肉收缩能力

肌肉收缩能力是指肌肉本身的一种功能状态，与前、后负荷均无关系。在其他因素不变时，肌肉收缩能力与收缩效率呈正变关系。肌肉的收缩能力受到许多因素的影响，如细胞质中的$Ca^{2+}$浓度、肌钙蛋白对$Ca^{2+}$的亲和力、横桥ATP酶的活性及肌肉中ATP的含量等，某些神经、体液因素也可影响肌肉的收缩能力。

**考点：**影响骨骼肌收缩的主要因素

## 自测题

### 一、填空题

1. 细胞膜转运物质的常见形式有________、________、________、________。其中需要细胞本身耗能的是________、________。
2. 易化扩散可分为________和________两种类型。
3. 钠-钾泵的作用是________，将细胞外液中的________移入细胞膜内，将细胞内液中的________移到细胞膜外。
4. 在静息状态下，膜对________有较大的通透性，同时膜内外存在________浓度梯度，所以静息电位主要是________所形成的电-化学平衡电位，表现为内________外________的状态。
5. 神经细胞膜内电位负值增大称为________状态；膜内负值减小称为________过程。
6. 细胞超极化时表示细胞的兴奋性________。
7. 动作电位的特点是________、________、________。
8. 在有________负荷的情况下，肌肉的长度不能立即缩短的表现为张力不断增加，称为________；当张力增加到与________相等时，肌肉开始缩短而张力不再增加，表现为________收缩。
9. 以载体为中介的易化扩散的特点是________、________、________。
10. 在神经肌接头处，接头前膜释放的递质是________，与后膜的________受体结合。

### 二、选择题

A型题

1. 氧和二氧化碳等气体分子进出细胞膜是通过（　　）

A. 单纯扩散　　B. 易化扩散
C. 主动转运　　D. 出胞作用
E. 入胞作用

2. 细胞外液中的葡萄糖进入一般细胞的过程属于（　　）
A. 单纯扩散　　B. 易化扩散
C. 主动转运　　D. 入胞作用
E. 出胞作用

3. 肠上皮细胞由肠腔吸收葡萄糖的过程属于（　　）
A. 单纯扩散　　B. 易化扩散
C. 主动转运　　D. 出胞作用
E. 入胞作用

4. 关于钠-钾泵生理作用的描述，不正确的是（　　）
A. 钠-钾泵活动使膜内外$Na^+$、$K^+$呈均匀分布
B. 将$Na^+$移出膜外，将$K^+$移入膜内
C. 建立势能储备，为某些营养物质吸收创造条件
D. 细胞外高$Na^+$可维持细胞内外正常渗透压
E. 细胞内高$K^-$保证许多细胞代谢反应进行

5. 静息电位接近于（　　）
A. $Na^+$平衡电位
B. $K^+$平衡电位
C. $Na^+$平衡电位与$K^+$平衡电位之和
D. $Na^+$平衡电位与$K^+$平衡电位之差
E. 锋电位与超射之差

6. 在神经纤维动作电位的去极化时相，离子通透性最大的是（　　）
A. $Na^+$　　B. $K^+$
C. $Ca^{2+}$　　D. $Mg^{2+}$
E. $Cl^-$

7. 神经-骨骼肌接头处的兴奋传递的递质是（　　）
A. 肾上腺素　　B. 去甲肾上腺素
C. GABA　　D. 乙酰胆碱
E. 5-羟色胺

8. 在骨骼肌兴奋-收缩耦联中起关键作用的离子是（　　）
A. $Na^+$　　B. $K^+$　　C. $Ca^{2+}$
D. $Mg^{2+}$　　E. $Cl^-$

9. 在神经-骨骼肌接头化学传递中，消除乙酰胆碱的酶是（　　）
A. 磷酸二酯酶
B. 腺苷酸环化酶
C. 胆碱酯酶
D. ATP
E. 单胺氧化酶

10. 主动转运是人体最重要的转运形式，下列不是主动转运特点的是（　　）
A. 逆浓度梯度进行
B. 消耗ATP
C. 需要载体蛋白帮助
D. 可以转运离子
E. 逆电位梯度进行

11. 动作电位是可兴奋细胞兴奋的标志，动作电位的大小（　　）
A. 不随细胞种类而异
B. 具有“全或无”性质
C. 随刺激强度增加而改变
D. 相当于$K^+$平衡电位
E. 随传导距离而改变

12. 神经纤维的跨膜电位从+30mV变为–70mV的过程是（　　）
A. 极化　　B. 去极化
C. 超极化　　D. 反极化
E. 复极化

13. 神经纤维动作电位的幅度接近于（　　）
A. $K^+$平衡电位
B. $Na^+$平衡电位
C. 静息电位绝对值与局部电位之和
D. 静息电位绝对值与$Na^+$平衡电位之差
E. 静息电位绝对值与$Na^+$平衡电位之和

**B型题**

（14～16题共用备选答案）
A. $K^+$内流　　B. $Cl^-$内流
C. $Na^+$内流　　D. $K^+$外流
E. $Ca^{2+}$内流

14. 神经细胞动作电位上升支是由于（　　）
15. 骨骼肌细胞动作电位下降支是由于（　　）
16. 动作电位到达运动神经末梢时引起（　　）

（17～20题共用备选答案）
A. 极化　　B. 去极化
C. 复极化　　D. 超极化
E. 反极化

17. 细胞受刺激兴奋时，膜内电位负值减小称为（　　）
18. 细胞受刺激兴奋时，膜内电位负值增大称为（　　）
19. 安静时细胞两侧存在着电位差的状态称为（　　）
20. 动作电位产生过程中，$K^+$外流增大，出现（　　）

## 三、简答题

1. 试述动作电位的形成机制。
2. 简述神经-骨骼肌接头的兴奋传递过程。
3. 试以滑行学说解释肌肉收缩过程。

（张颖图）

# 第3章
# 运动系统

**学习目标**

**知识目标：** 掌握全身主要骨骼的名称和结构特点；关节的基本结构；全身重要关节的组成和结构特点。熟悉肌肉的分类、构造和肌肉的辅助结构；全身主要肌肉的分布。了解骨的分类和骨的理化特性。

**能力目标：** 学会在标本和模型上辨认全身主要骨、关节和骨骼肌的组成及结构特点。

**素质目标：** 能够利用所学的知识理解骨及关节的疾病，合理地进行体育锻炼。

运动系统是由骨、骨连结和骨骼肌组成，约占体重的60%。全身各骨借骨连结连成骨骼系统，构成人体的支架；骨骼肌则附着于骨骼上，收缩时牵引骨产生运动（图3-1）。

运动系统具有运动、支持、保护、维持体形的作用。

**考点：** 运动系统的组成

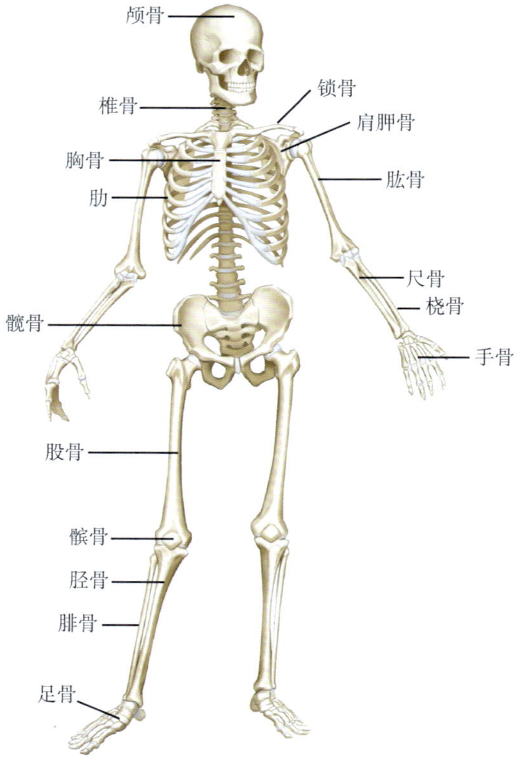


图3-1　全身骨骼

## 第1节　骨和骨连结

### 一、骨

全身共有206块骨，占体重的20%，具有一定的可塑性。

### （一）骨的分类和形态

骨的形态多样，可分为长骨、短骨、扁骨和不规则骨等四类。

**1. 长骨** 为中空长管状，分一体两端，体称为骨干，内有髓腔，容纳骨髓。端称为骨骺，骺的游离面有光滑的关节面。长骨主要分布于四肢。

**2. 短骨** 近似立方体，成群分布，位于运动灵活和承受重量比较大的部位，如跗骨和腕骨。

**3. 扁骨** 呈板状，围成骨性的腔，保护腔内器官，如颅骨和胸骨。

**4. 不规则骨** 这种骨的形态不规则，功能多样，如椎骨、蝶骨等。

### （二）骨的构造

骨由骨膜、骨质和骨髓构成，有丰富的血管和神经等结构（图3-2）。

**1. 骨膜** 是位于骨表面一层薄的致密结缔组织膜，淡红色，富含血管、神经和淋巴管，骨膜内有成骨细胞和破骨细胞，对骨的营养、生长和修复等有重要作用。

**2. 骨质** 由骨组织构成，分骨密质和骨松质。骨密质由多层骨板组成，比较坚硬。骨松质由片状的骨小梁组成，呈海绵状。不同形态的骨其密质和松质的分布不同。

**3. 骨髓** 是富含血液的软组织，分红骨髓和黄骨髓。人在4岁前全为红骨髓，红骨髓具有造血功能；5～7岁以后骨髓腔内红骨髓被脂肪组织替代，变为黄骨髓，黄骨髓具有造血潜能，但骨松质网眼内骨髓终身都是红骨髓，维持血液代谢。

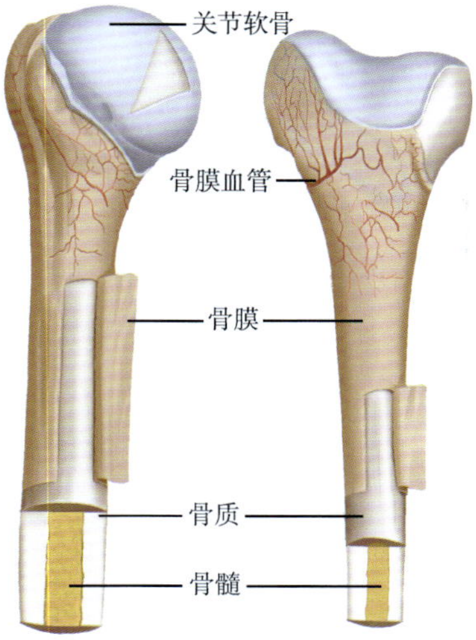


图3-2 骨的构造

### （三）骨的理化特性

骨由有机物和无机物构成。有机物主要是骨胶原纤维和糖胺聚糖（黏多糖）蛋白，在成人约占1/3，使骨具有韧性和一定的弹性。无机物主要是钙盐，如磷酸钙、碳酸钙等，在成人约占2/3，使骨具有硬度。一生中骨的无机物和有机物不断变化，年龄越大，其无机物比例越高。幼儿时期骨内有机物较多，故弹性较大，不易发生骨折但易发生变形，故应养成良好的坐立姿势；老年人由于骨内无机物相对较多，故脆性较大而易发生骨折。

考点：骨的构成

**链接** 关爱老年人，预防骨质疏松

随着我国人口老龄化的加剧，发生骨质疏松的老年人越来越多，严重影响其生活质量。因此，关爱老年人的健康状况，帮助其有效预防骨质疏松显得尤为关键。预防方法：①均衡饮食，摄入含钙高的食物，如奶制品、肉类（鱼肉、虾肉、牛羊肉等）、豆制品、蛋类和蔬菜等。②适当运动，有氧运动、力量训练等都可以提高骨密度，增强肌肉力量。③适量的阳光照射，每天适量的阳光照射有利于人体合成维生素D，促进钙的吸收，预防骨质疏松。④避免过量饮酒和吸烟等不良习惯对骨骼健康的影响。

## 二、骨连结

骨与骨之间的连接装置，称骨连结，分直接连结和间接连结两类。

**1. 直接连结** 是相邻骨与骨之间借致密结缔组织膜或软骨直接相连，它们之间无间隙，几乎不能运动，如颅骨之间的骨缝和椎骨间的椎间盘等连接方式。

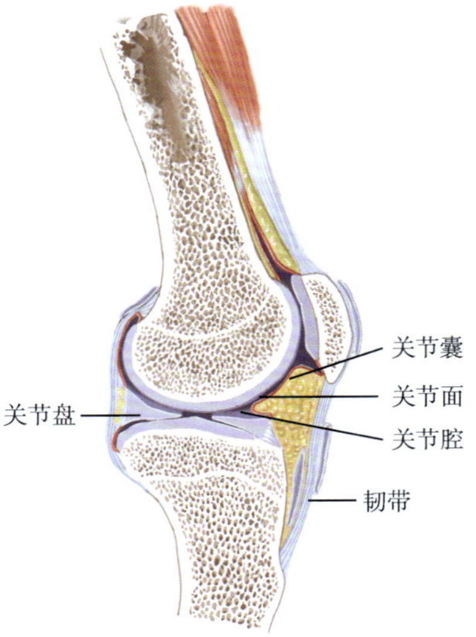


图3-3 关节的基本结构

**2. 间接连结** 又称关节，是指骨与骨之间借膜性结缔组织囊相连，有腔隙，具有不同的运动程度，是人体骨连结的主要形式（图3-3）。

（1）关节的基本结构 关节由关节面、关节囊和关节腔3个基本结构构成。

1）关节面：是构成关节各骨的邻接面，一凹一凸，表面有一层关节软骨（透明软骨），有滑液，可以减少摩擦。

2）关节囊：是膜性的结缔组织囊，分外层的纤维层和内层的滑膜层。外层的纤维层纤维多，坚韧，与骨膜相续；内层的滑膜层，衬于纤维层内，细胞比较多，分泌滑液。

3）关节腔：是关节面和关节囊围成的间隙，为密闭的，呈负压，含少量的滑液。

（2）关节的辅助结构 某些关节除关节的基本结构外，还有韧带、关节盘和关节唇等结构。

（3）关节的运动 关节在骨骼肌的牵引下，有以下几种运动形式。

1）屈与伸：围绕冠状轴进行，两骨角度变小为屈，反之为伸。

2）内收与外展：围绕矢状轴进行，向身体正中面靠拢的动作为内收，远离身体正中面的动作为外展。

3）旋转：围绕垂直轴进行，骨的前面转向内侧为旋内（旋前），骨的前面转向外侧为旋外（旋后）。

4）环转：为屈、展、伸、收动作的延续；近侧端做原位转动，远侧端做圆周运动。

**考点：**关节的基本结构

## 三、骨的分布和组成

人体骨按部位分为颅骨、躯干骨和四肢骨。

### （一）颅骨

成人颅一般由23块颅骨组成，另外有3对听小骨位于颞骨内。

**1. 颅的组成** 颅（图3-4）分脑颅和面颅两部分。脑颅位于后上部，由8块脑颅骨组成，它们是不成对的额骨、枕骨、筛骨和蝶骨，以及成对的顶骨和颞骨。它们共同围成颅腔，起到支持和保护脑的作用。面颅位于前下部，构成颜面的支架，共由15块面颅骨组成，成对的有上颌骨、鼻骨、泪骨、颧骨、腭骨和下鼻甲骨；不成对的有下颌骨、犁骨和舌骨。

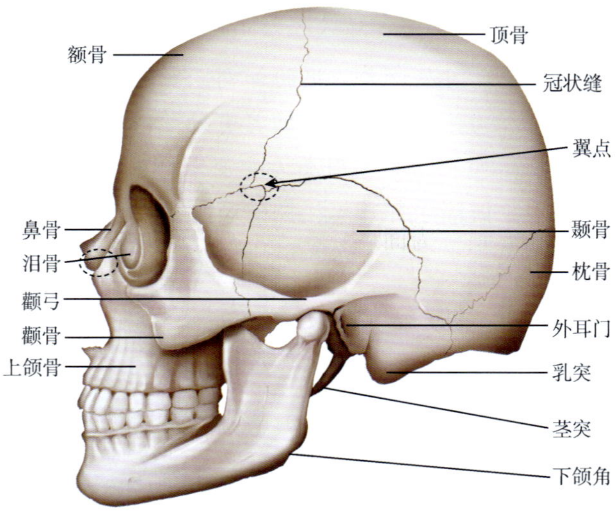


图3-4 颅（侧面观）

**2. 颅盖、颅底、眶和骨性鼻腔**

（1）颅盖 构成颅腔的顶，从前向后依次由额骨、顶骨、枕骨及顶骨下方的颞骨组成，各骨以骨缝紧密相连，包括冠状缝、矢状缝、人字缝等。新生儿颅盖的骨化尚未完成，骨与骨之间有致密结缔组织封闭所形成的间隙，称为颅囟。其中最大的颅囟位于额骨和顶骨之间，称为前囟，呈菱形，生后1岁至1岁半左右闭合（骨化）（图3-5）。

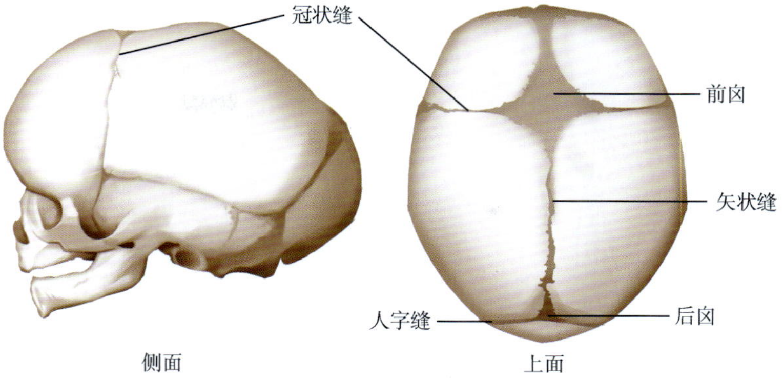


图3-5 新生儿颅

（2）颅底 高低不平，中央为蝶骨，前方嵌在额骨内为筛骨。在颅底的后中央有一枕骨大孔，是颅腔和椎管相通的部位。在颅底的内面，蝶骨中部上面有一凹窝为垂体窝，容纳垂体。颅底有许多沟、管、孔、裂，是血管、神经等出入颅腔的通道（图3-6）。

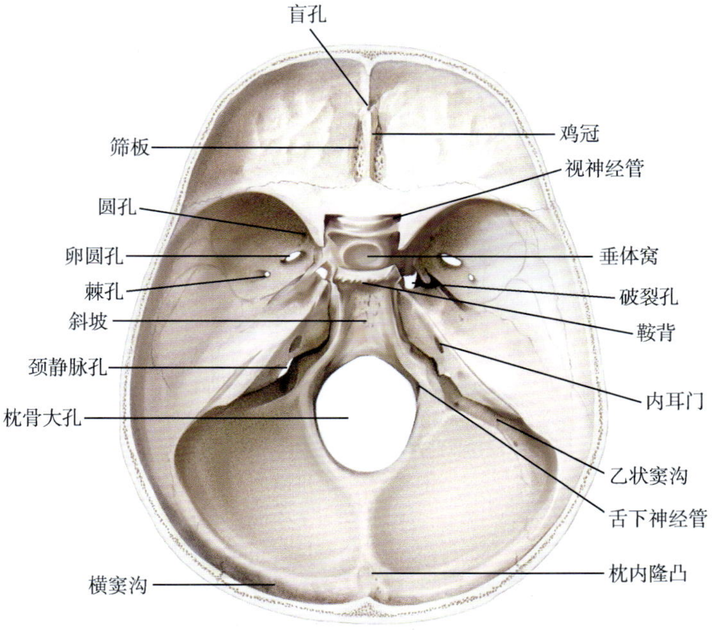


图3-6 颅底（内面观）

（3）眶 为面颅前部上方一对呈四棱锥形的腔（图3-7），容纳视器。眶尖朝向后内方，眶口朝向前外方。

（4）骨性鼻腔 位于面颅的中央，上方与颅腔相邻，下方与口腔相隔，外侧与筛小房（筛窦）、眶和上颌窦相邻，前面有梨状孔，后方有鼻后孔与咽相通。骨性鼻腔借中间的鼻中隔分为左、右两个腔，每一腔的外侧壁有3个卷曲的骨片，分别称上鼻甲、中鼻甲和下鼻甲，它们与鼻腔的外侧壁形成上鼻道、中鼻道和下鼻道（图3-8）。在鼻腔周围某些颅骨内有一些与鼻腔相通的含气腔称为鼻旁窦，主要有额窦、蝶窦、筛窦和上颌窦，分别位于同名颅骨内，其中上颌窦最大。

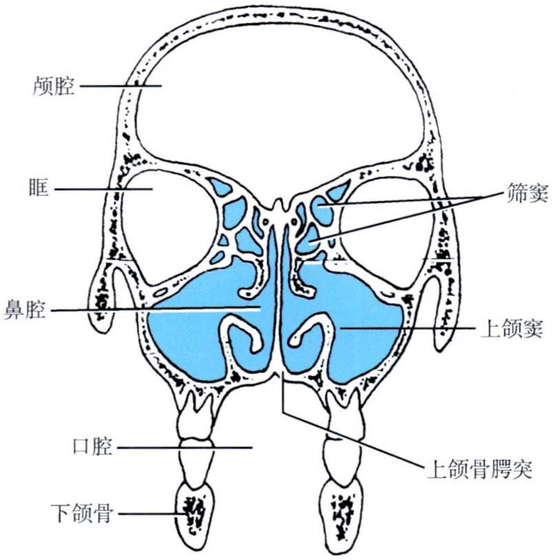

图3-7 眶

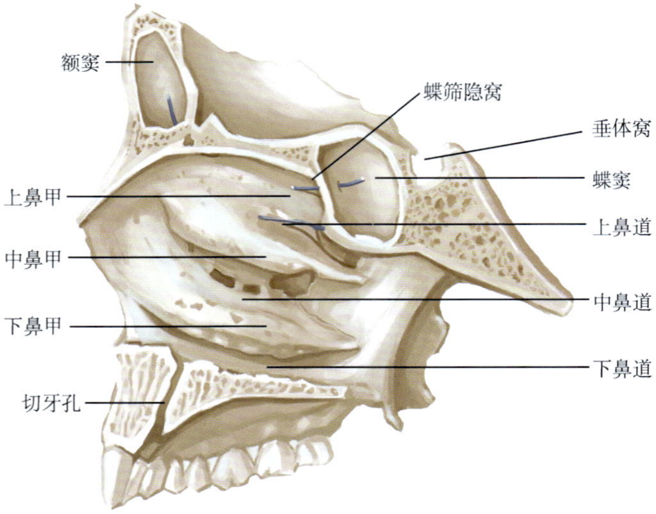

图3-8 骨性鼻腔（外侧壁）

**3. 颅骨的连结** 大多数颅骨借骨缝或软骨直接相连，唯一的关节为颞下颌关节，由下颌骨的下颌头与颞骨的下颌窝和关节结节构成，关节腔内有关节盘，两侧的关节必须联合运动，才能使下颌骨做上提、下降、前进、后退和侧移运动，以适应咀嚼的需要。

考点：鼻窦及颞下颌关节

## （二）躯干骨

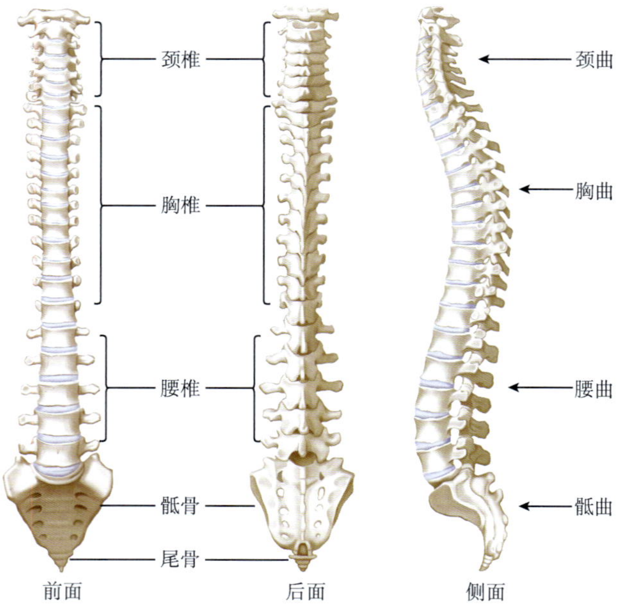

图3-9 脊柱

躯干骨包括椎骨、胸骨和肋3个部分，它们参与构成脊柱、胸廓等。

**1. 脊柱** 位于躯干背侧正中，成人脊柱由26块椎骨（其中颈椎7块、胸椎12块、腰椎5块、骶骨1块和尾骨1块）借椎间盘、韧带和关节连接而成（图3-9）。大多数椎骨的前方呈圆柱形，称为椎体，其后方为一半环形的椎弓。椎弓向上、下、两侧和后方发出7个突起，其中伸向后方的称为棘突。椎体和椎弓围成椎孔，所有椎骨的椎孔连成椎管，容纳脊髓。在脊柱的两侧由上、下相邻的椎弓根围成椎间孔，孔内有脊神经和血管通过。

从前面观察脊柱椎体从上到下由小逐渐增大，在骶尾骨处向下又逐渐变小，它与重力的传递有关；从后面观察所有的棘突尖形成纵棘；从侧面观察脊柱有4个生理性弯曲，有凸向前方的颈曲、腰曲和凸向后方的胸曲、骶曲，这些弯曲可在运动时缓冲外力对脑和其他器官的震荡。

脊柱有承受重力、传递压力、保护内脏和脊髓以及运动的功能。单个椎骨运动度比较小，联合起来则运动幅度大，可做前屈、后伸、侧屈、旋转、环转等运动，其中下颈部、下腰部活动度大，因此这些部位损伤的可能相对较大。

**链接** 数字人

数字人是通过计算机技术，将人体结构数字化，形成在电脑中可见的、可调控的虚拟人体形态。如果进一步将人体功能性信息附加到这个人体形态的框架上，经过虚拟现实技术的交叉融合，数字人将能模仿真人做出各种各样的反应。若设置有声音和力反馈的装置，还可以提供视、听、触等直观而又自然的实时感。数字人的应用前景非常广泛，一些伤害性、危险性的工作，如核爆炸实验，过去是在爆炸中心的周围放一些动物，然后收集研究核爆炸对动物的所产生的伤害性，假如有了数字人，可代替这些动物用于研究。在沙漠、海底等不适宜人类长期居留的地方，也可以由数字人来代替人类收集研究材料等。

**2. 胸廓** 由12块胸椎、12对肋和1块胸骨共同构成，呈前后略扁的圆锥形（图3-10）。

胸骨位于胸前壁正中，分胸骨柄、胸骨体和剑突3部分，胸骨柄和胸骨体交界处向前微突称为胸骨角，两侧连于第2肋，是计数肋骨序数的重要标志。

肋呈弓形，由肋骨和肋软骨两部分组成，第1～7对肋直接借肋软骨与胸骨相连；第8～10对肋依次与上位肋软骨相连，形成左、右肋弓，可在体表摸到；第11、12对肋的前端游离。相邻肋之间的间隙称为肋间隙，被软组织封闭。

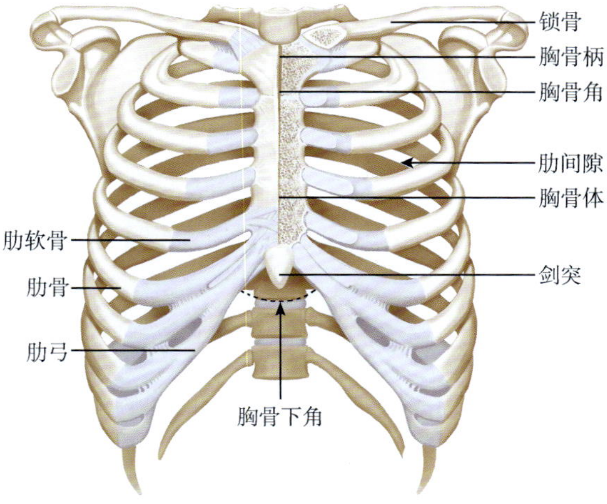

图3-10 胸廓

胸廓有上、下两个口。上口比较小，呈圆形，有气管、食管及大血管等结构通过；下口比较大并且不规则，被膈封闭。胸廓有支持保护胸、腹腔脏器和参与呼吸运动的功能。

考点：脊柱4个生理弯曲，胸廓的组成和功能

## （三）四肢骨

**1. 上肢骨及其连结** 人类的上肢是劳动的主要器官，和下肢骨相比较细小，骨连结也显得轻巧灵活。

（1）上肢骨 每侧有32块骨。

1）锁骨和肩胛骨：锁骨呈横S形，架在胸廓的前上方，位于颈、胸交界处，全长在体表可以摸到；锁骨内侧端与胸骨柄相连，外侧端与肩胛骨相连。肩胛骨位于胸廓后面的外上部，呈尖向下的三角形，下角平第7肋。外侧角有一梨形的关节面称为关节盂。后面的突起结构称肩胛冈，其最外侧称肩峰，是肩部最高骨点。

2）肱骨：是位于臂部的长骨，上端有一半球形的关节面称为肱骨头，朝向内侧。

3）尺骨和桡骨：是位于前臂的两块长骨。尺骨位于内侧，桡骨位于外侧。

4）手骨：包括腕骨、掌骨和指骨。腕骨有8块，分近侧列和远侧列两排；掌骨有5块；指骨有14块，除拇指为2块，其余四指皆为3块。

（2）上肢骨的连结

1）肩关节：是由肩胛骨的关节盂和肱骨的肱骨头组成（图3-11），肱骨头大，关节盂小，关节囊松弛，因此肩关节是全身运动最灵活的关节，可做屈、伸、收、展、旋转和环转运动。

2）肘关节：是由肱骨的下端和尺、桡骨上端组成，相互形成肱桡关节、肱尺关节、桡尺近侧关节。肘关节可做屈和伸的运动。

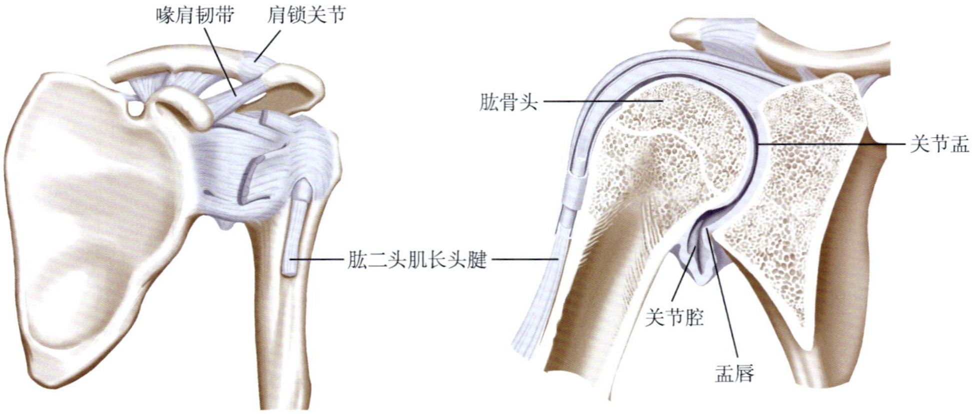


图3-11 肩关节

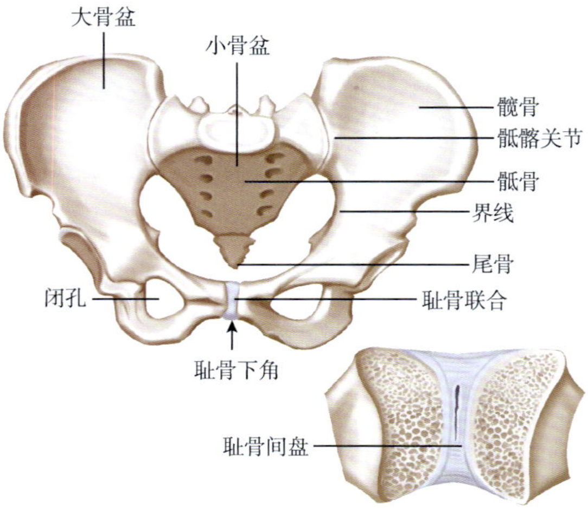


图3-12 骨盆

3）桡腕关节：又称腕关节，是由桡骨下端和3块近侧列腕骨组成，可做屈、伸、收、展和环转运动。

**2. 下肢骨及其连结** 人类的下肢主要与直立和行走有关，故下肢骨比较粗大结实，下肢骨连结稳固。

（1）下肢骨 每侧有31块骨。

1）髋骨：位于盆部，构成骨盆的前壁和侧壁，由髂骨、耻骨和坐骨融合而成。在髋骨外侧面的三骨汇合处有一深窝称为髋臼。髂骨的上缘为髂嵴，髂嵴的前端为髂前上棘，在髂嵴的外侧，距髂前上棘5～7cm处的一突起为髂结节。耻骨构成髋骨的前下部，坐骨构成髋骨的后下部。

2）股骨和髌骨：股骨是人体最长的长骨，位于大腿内，约占身高的1/4。股骨的上端有球形的股骨头，朝向内侧。在股骨头下外方较细的部分为股骨颈。髌骨位于股骨下端的前方，参与构成膝关节。

3）胫骨和腓骨：位于小腿内的长骨，胫骨位于内侧，较粗；腓骨位于外侧，较细。

4）足骨：包括跗骨、跖骨和趾骨。跗骨有7块，其中，位于后上方的是距骨，位于后下方的是跟骨。跖骨有5块。趾骨有14块。

（2）下肢骨的连结

1）骨盆：是由左、右髋骨和骶骨、尾骨连结而成的环状结构（图3-12），具有传导重力，承托、保护盆内器官的作用。骨盆可分为前上部比较宽大的大骨盆和后下部的小骨盆。大骨盆容纳腹部的一些器官；而小骨盆则容纳盆内器官。

2）髋关节：由髋臼和股骨头组成，髋臼比较深，包裹股骨头和股骨颈的大部分。关节囊厚而紧张，因此髋关节运动没有肩关节灵活，可做屈、伸、收、展、旋转和环转运动。

3）膝关节：由股骨下端、髌骨和胫骨的上端组成，是全身最大、最复杂的关节。关节囊内有前、后交叉韧带和内、外侧半月板（图3-13），增强了关节的稳固性，膝关节可做屈和伸等运动。

4）距小腿关节：又称踝关节，由胫、腓两骨下端和距骨滑车构成，可做足的背屈（伸）和跖屈（屈）运动，并和跗骨联合共同完成足内翻和足外翻运动。

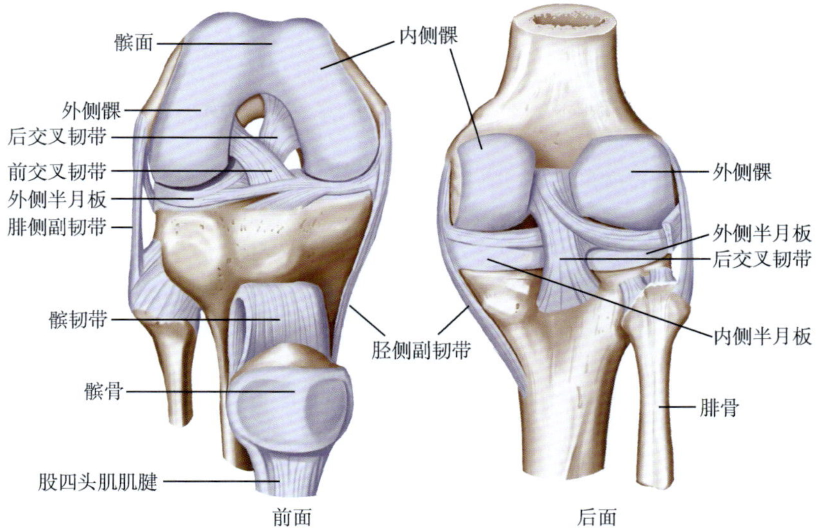


图3-13 膝关节内部结构

考点：骨盆的结构和功能，肩、肘、髋、膝关节的结构特点

# 第2节 肌 肉

运动系统的肌肉是骨骼肌，其数量多、分布广，每块肌肉都有一定的形态结构（图3-14），分布有血管和神经。

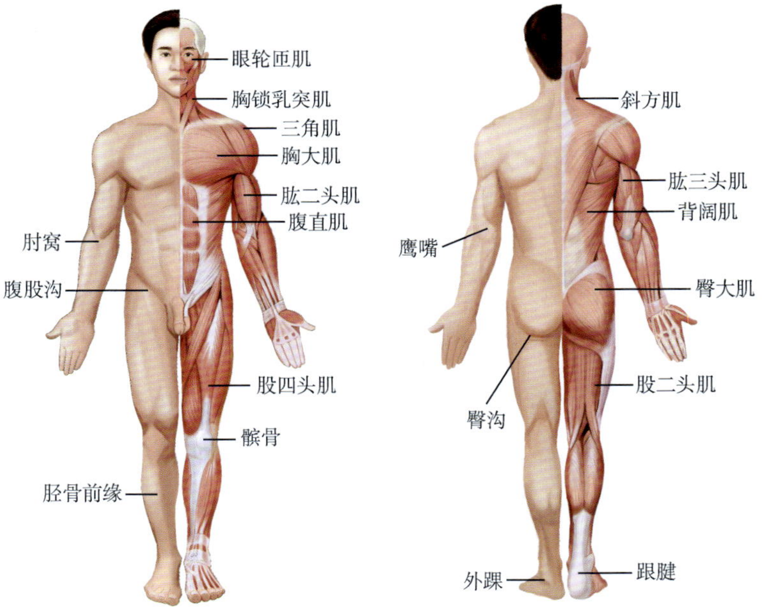


图3-14 全身肌

## 一、肌的分类与构造

**1. 分类** 肌的形态多种多样，但概括起来，可分为长肌、短肌、阔肌和轮匝肌4种。长肌呈梭形或带状，主要分布于四肢，收缩幅度大。短肌比较短小，主要分布于躯干深部，收缩幅度小。阔肌呈膜状，薄而面积大，多分布于躯干浅部。轮匝肌呈环形，位于面部孔裂周围（图3-15）。

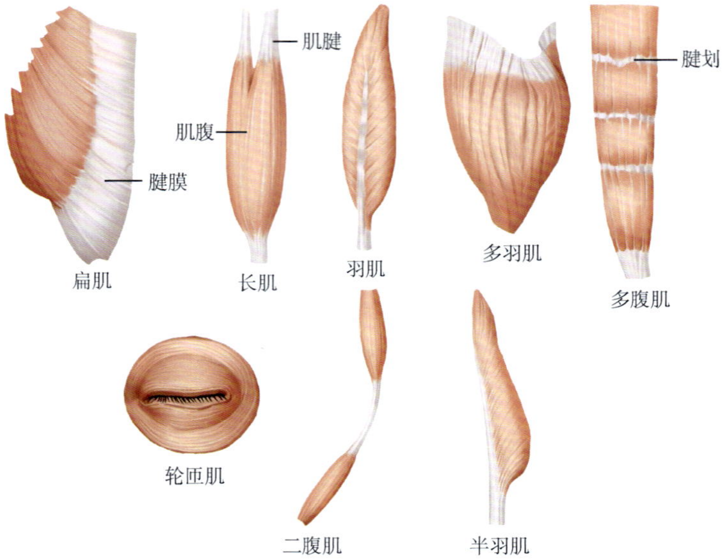


图 3-15 肌的形态和构造

**2. 构造** 肌肉由肌腹和肌腱组成。肌腹位于肌肉的中部，呈红色，比较柔软，主要由肌纤维构成，具有收缩功能。肌腱位于肌的两端，呈白色，比较坚韧，由致密结缔组织构成，起附着和传导拉力的作用。

## 二、肌的辅助结构

肌的辅助结构包括筋膜、滑膜囊和腱鞘等。

**1. 筋膜** 分浅筋膜和深筋膜两类。

（1）浅筋膜 又称皮下筋膜，由疏松结缔组织和脂肪组织构成，位于皮肤的深面，内有血管、神经和淋巴管，具有保护深部组织和保持体温的作用。

（2）深筋膜 位于浅筋膜的深面，由致密结缔组织构成。深筋膜向深面包裹肌肉，分隔肌群，除具有保护作用外，还可减小肌肉在收缩时相邻肌肉的摩擦，便于肌群之间的活动。

**2. 滑膜囊** 为封闭的结缔组织小囊，位于肌腱与骨面之间，内含滑液，具有减少摩擦的作用。

**3. 腱鞘** 是套在长肌腱表面的鞘管状结构，大多位于手、足等活动度大的部位。其分外层的纤维层和内层的滑膜层，滑膜层分脏、壁两层，并且相互移行形成腱鞘腔，内有滑液，具有减少摩擦的作用。

## 三、全身主要肌肉的分布

**1. 头肌** 包括面肌和咀嚼肌。面肌又称表情肌，位于面部和颅顶皮下，起于颅骨，止于皮肤，收缩时牵动皮肤显出各种表情，主要有眼轮匝肌和口轮匝肌等。咀嚼肌位于颞下颌关节周围，主要有咬肌和颞肌等，它们运动颞下颌关节，参与咀嚼运动。

**2. 颈肌** 位于颈部，主要有胸锁乳突肌和舌骨上、下肌群。胸锁乳突肌呈长带状，位于颈部两侧，是颈部强有力的肌肉，一侧收缩可使颈歪向同侧，脸转向对侧；两侧同时收缩，可使头后仰。舌骨上、下肌群位于舌骨上、下方，由数块小肌肉组成，可使舌骨和喉上、下活动，与吞咽活动有关。

**3. 躯干肌** 包括背肌、胸肌、膈、腹肌和盆底肌。

（1）背肌 分浅、深两群。浅群有斜方肌和背阔肌；深群有竖脊肌，位于棘突的两侧，从骶部一直延伸至枕部，可使脊柱后伸和头后仰。

（2）胸肌 主要有胸大肌和肋间肌等。胸大肌呈扇形，起自胸廓的侧壁，止于肱骨，可内收、内旋肩关节。肋间肌分肋间外肌和肋间内肌，它们位于肋间隙，肋间外肌位于浅层，可上提肋，助吸气；肋间内肌位于深层，可下降肋，助呼气。

（3）膈　位于胸腹腔之间，呈穹隆形，膈肌的中央是腱膜，称为中心腱，周围部是肌质。膈上有3个裂孔，即主动脉裂孔、食管裂孔和腔静脉孔，分别有降主动脉和胸导管、食管和迷走神经、下腔静脉通过。膈是重要的呼吸肌，收缩时膈顶下降，胸腔扩大，引起吸气；舒张时恢复原位，胸腔缩小，产生呼气（图3-16）。

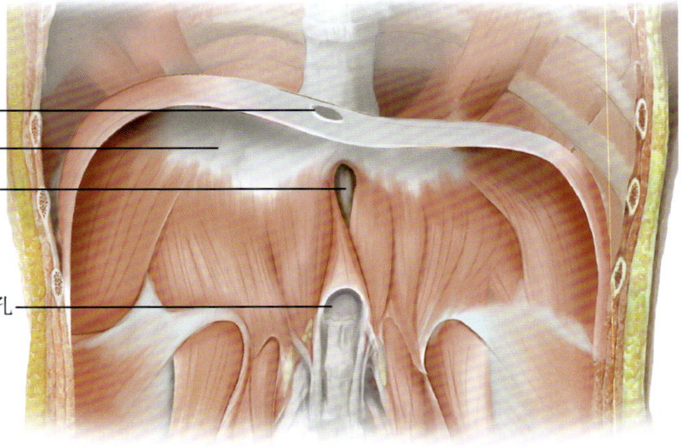


图3-16　膈

（4）腹肌　是构成腹壁的主要部分，有腹直肌和三层扁肌。腹直肌位于腹前壁正中线两侧，呈带状，上宽下窄。三层扁肌位于腹直肌两侧，从外向内依次有腹外斜肌、腹内斜肌和腹横肌，腹外斜肌的前下部是腱膜，腱膜的下缘增厚形成腹股沟韧带。腹肌除保护胸腹腔脏器、运动脊柱外，还和膈肌同时收缩产生腹压，可促进呕吐、排便和分娩等生理活动。

（5）盆底肌　是封闭小骨盆下口的肌肉，主要有肛提肌和会阴深横肌。肛提肌及其表面覆盖的筋膜形成盆膈，有直肠穿过；会阴深横肌及其表面的筋膜形成尿生殖膈，有尿道穿过，女性还有阴道穿过（图3-17）。

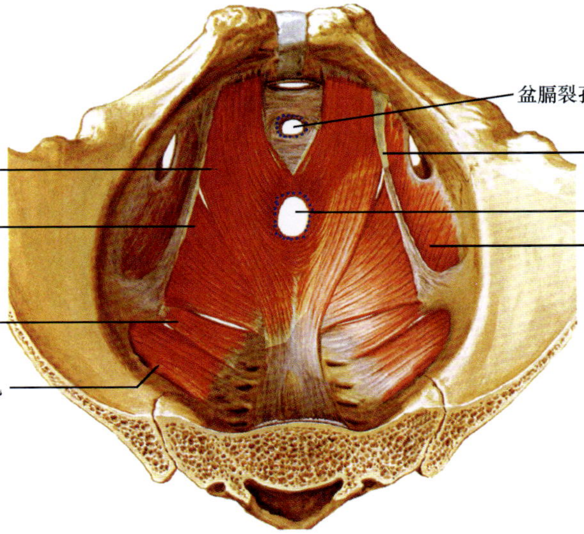


图3-17　盆底肌

**4. 上肢肌**　形态比下肢肌细小，与上肢的精细运动有关，包括肩肌、臂肌、前臂肌和手肌。

（1）肩肌　位于肩关节周围，主要有三角肌。三角肌呈三角形，从前、后、外侧三个面包裹肩关节，可使臂外展。

（2）臂肌　位于肱骨周围，分前群和后群，前群主要是肱二头肌，主要作用是屈肘关节；后群主要是肱三头肌，主要作用是伸肘关节。

（3）前臂肌　位于尺骨、桡骨周围，肌肉数量多，比较细小，分前群和后群，前群主要与手屈的功能有关，后群则主要与手伸的功能有关。

（4）手肌　分布于手掌，分外侧群、内侧群和中间群，外侧群比较发达，主要运动大拇指，形成的丰满隆起为大鱼际；内侧群主要运动小指；中间群主要运动示指、中指和环指。

**5. 下肢肌**　比上肢肌粗大，与下肢直立、行走有关，包括髋肌、大腿肌、小腿肌和足肌。

（1）髋肌　大多起自骨盆的内面和外面，止于股骨，与髋关节的运动有关，分前、后两群。前群主要是髂腰肌，可屈和外旋髋关节；后群主要是臀大肌，是伸髋关节强有力的肌肉，由于肌质厚，为成人肌内注射的首选部位。

（2）大腿肌　位于股骨周围，可分前群、内侧群和后群。前群主要是股四头肌，其向下形成肌腱包裹髌骨形成髌韧带，止于胫骨，是伸膝关节的主要肌肉。内侧群肌主要作用是内收髋关节。后群肌主要作用是屈膝关节和伸髋关节。

（3）小腿肌　位于胫、腓骨周围，分前群、外侧群和后群。前群肌的主要作用是伸踝（背屈）、伸趾和足内翻。外侧群肌的作用主要是屈踝（跖屈）和足外翻。后群分浅、深两层，浅层是小腿三头肌，肌腹膨大形成小腿肚，向下形成跟腱，止于跟骨。后群肌主要作用是屈踝、屈趾和足内翻。

（4）足肌　大部分位于足底，主要作用是屈趾。

考点：肌的构造，各部位主要肌肉名称

## 自测题

### 一、名词解释

1. 鼻旁窦　2. 胸廓　3. 骨盆　4. 关节　5. 胸骨角

### 二、填空题

1. 骨是由________、________、________构成。
2. 关节的基本结构包括________、________、________。
3. 膈位于________之间，有三个裂孔，它们是______、________、______，分别有________、______、________通过。
4. 胸廓由________、________、________连接构成。
5. 肩关节由________和________构成。
6. 膝关节内含有________、________两种稳固关节的结构。

### 三、选择题

**A型题**

1. 胸骨角平（　　）
   A. 第2肋骨　B. 第2胸椎
   C. 第2肋　D. 第1肋
   E. 第3肋
2. 关节囊内含三个关节的是（　　）
   A. 肩关节　B. 肘关节
   C. 髋关节　D. 膝关节
   E. 踝关节
3. 成人肌内注射首选的肌肉是（　　）
   A. 三角肌　B. 臀大肌
   C. 胸大肌　D. 股四头肌
   E. 小腿三头肌
4. 形成跟腱的肌肉是（　　）
   A. 肱二头肌　B. 肱三头肌
   C. 小腿三头肌　D. 股四头肌
   E. 缝匠肌

**B型题**

（5～9题共用备选答案）

A. 胸骨　B. 锁骨
C. 髋骨　D. 颧骨
E. 颞骨

5. 属于躯干骨的是（　　）
6. 属于脑颅骨的是（　　）
7. 属于面颅骨的是（　　）
8. 属于上肢骨的是（　　）
9. 属于下肢骨的是（　　）

（10～14题共用备选答案）

A. 肩关节　B. 肘关节
C. 髋关节　D. 膝关节
E. 踝关节

10. 最灵活的关节是（　　）
11. 最稳固的关节是（　　）

12. 承重最大的关节是（　　）
13. 体积最大的关节是（　　）
14. 结构最复杂的关节是（　　）

X型题

15. 构成骨盆的骨包括（　　）
A. 髋骨　　B. 椎骨
C. 尾骨　　D. 腰椎
E. 骶骨

16. 下肢肌包括（　　）
A. 髂腰肌　　B. 三角肌
C. 臀大肌　　D. 股四头肌
E. 半腱肌

## 四、简答题

1. 简述脊柱的整体外观。
2. 简述胸廓的组成。
3. 与呼吸有关的肌肉主要有哪些？

（邓仁川）

# 第4章 血液

学习目标

**知识目标：** 掌握红细胞、白细胞和血小板的形态和功能；血液凝固过程；红细胞血型和输血原则。熟悉血液的组成和理化性质；纤维蛋白溶解。了解白细胞血型和血小板血型。

**能力目标：** 能运用相关知识解释引起常见贫血和血小板减少性紫癜等疾病的原因。

**素质目标：** 培养中华民族团结、友爱、互助的传统美德。

血液是由血浆和血细胞组成的流体组织，在心血管中循环流动，是人体内功能最活跃的液体组织，起着沟通人体各个部分之间和人体与外环境之间的作用。运输物质是血液的基本功能，可运输$O_2$、$CO_2$、营养物质、激素和代谢产物等，以维持机体正常的新陈代谢。血液中含有多种缓冲物质，可调节酸碱平衡，维持机体内环境稳态。血液还具有重要的防御和保护功能，抵抗细菌、病毒和毒素等对机体造成的损害。

在人体内，血液总量或组织器官的血流量不足、血液成分或理化性质改变、血液循环障碍等，都可造成人体功能损害和组织损伤，严重时还可危及生命。与此同时，各器官功能改变或疾病，又往往会导致血液的成分或性质发生变化，因此血液检验在医学诊断上具有重要意义。

## 第1节 概　述

### 一、血液的组成

血液由血浆及悬浮于其中的血细胞组成。

#### （一）血浆

血浆中水占91%～92%，溶质占8%～9%。

**1. 无机盐**　约占血浆总量的0.9%，绝大部分以离子形式存在，其中以$Na^+$、$Cl^-$为主。无机盐在形成和维持血浆晶体渗透压、维持酸碱平衡和神经肌肉正常兴奋性等方面起着重要作用。

**2. 血浆蛋白**　是血浆中各种蛋白质的总称，正常含量为60～80g/L，分为白蛋白、球蛋白和纤维蛋白原3类，各自的正常值及生理功能见表4-1。

表4-1　血浆蛋白的分类和主要功能

| 分类 | 正常值（g/L） | 主要功能 |
| --- | --- | --- |
| 白蛋白 | 40～50 | 形成胶体渗透压 |
| 球蛋白 | 20～30 | 免疫防御作用 |
| 纤维蛋白原 | 2～4 | 参与血液凝固 |

**3. 其他**　血浆中还含有氨基酸、葡萄糖、脂类、酮体、乳酸、维生素、激素等有机化合物和尿素、尿酸、肌酐等代谢产物。此外，还有$O_2$和$CO_2$等气体分子。

### （二）血细胞

血细胞分为红细胞、白细胞和血小板3类。若将一定量的血液和抗凝剂混匀，置入比容管中，经离心沉淀，血细胞便与血浆分开，上部淡黄色的液体是血浆，下部不透明、深红色的是红细胞，中间一薄层灰白色的是白细胞和血小板。血细胞在血液中所占容积的百分比称为血细胞比容（图4-1）。正常成年男性为40%～50%，女性为37%～48%。血细胞比容可反映全血中血细胞（主要是红细胞）的相对值，如贫血患者可能会减小，而严重脱水患者则会增大。

考点：血液的组成

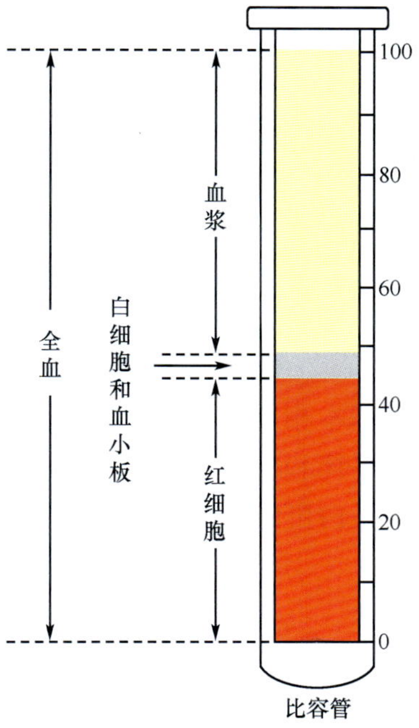

图4-1 血细胞比容示意图

## 二、血液的理化特性

### （一）颜色

血液呈红色，这是红细胞内含有血红蛋白的缘故。血浆因含胆色素而呈淡黄色；空腹血浆相对清澈透明，进食之后尤其是摄入较多的脂类食物后，会使血浆变得浑浊。因此，临床上做某些血液成分检验时，要求空腹采血。

### （二）相对密度

全血相对密度为1.050～1.060，其大小主要取决于红细胞数量及血浆蛋白含量。红细胞数量越多，全血相对密度越大；血浆相对密度为1.025～1.030，血浆蛋白含量越高，血浆相对密度越大。

### （三）黏滞性

液体黏滞性是由于其内部分子或颗粒之间的摩擦所引起的。血液黏滞性是水的4～5倍，全血的黏滞性主要取决于红细胞数量，血浆的黏滞性则取决于血浆蛋白的含量。血液的黏滞性是血流阻力的重要来源之一，血液的黏滞性增大，血流阻力便随之增大，会引起血压升高、微循环障碍、血管内凝血等，影响血液循环的正常进行。

### （四）酸碱度

正常人血浆的pH为7.35～7.45。血浆酸碱度的相对稳定主要依赖于血液中缓冲物质及正常的肺、肾功能。血液中最重要的缓冲对是$NaHCO_3/H_2CO_3$。当血浆pH低于7.35时称为酸中毒，高于7.45时称为碱中毒，酸中毒或碱中毒都会影响组织细胞的正常生理活动。若血浆pH低于6.9或高于7.8时，将危及生命。

### （五）血浆渗透压

**1. 渗透现象和渗透压** 渗透现象是指被半透膜隔开的两种不同浓度的溶液，水分子从低浓度溶液通过半透膜向高浓度溶液中扩散的现象。渗透现象发生的动力是渗透压。渗透压是指溶液中的溶质颗粒吸引水分子透过半透膜的吸引力。

**2. 血浆渗透压的正常值和组成** 血浆渗透压的大小与血浆的溶质颗粒数成正比，而与溶质颗粒的种类、化学性质和大小无关，其正常值为5790mmHg（相当于770kPa或300mOsm/L）。其中，由晶体物质（无机盐等）形成的渗透压称为晶体渗透压，为主要部分；由胶体物质（血浆蛋白）形成的渗透压称为胶体渗透压，仅为25mmHg（3.3kPa）。

在临床或生理实验中，将与血浆渗透压相等的溶液称为等渗溶液，如0.9%NaCl溶液（又称生理盐水）和5%葡萄糖溶液等。高于血浆渗透压的溶液称为高渗溶液，低于血浆渗透压的溶液称为低渗溶液。

**3. 血浆渗透压的生理作用** 由于细胞膜和毛细血管壁是具有不同通透性的半透膜，因此血浆晶体渗透压和胶体渗透压表现出不同的生理作用。

（1）血浆晶体渗透压的作用 正常情况下，细胞膜内、外的渗透压基本相等，血细胞在血浆中形态和功能可以保持正常。若将红细胞置于低渗溶液中，红细胞内液渗透压相对较高，水分吸入红细胞内，引起红细胞膨胀甚至破裂，血红蛋白逸出，称为溶血。将红细胞置于高渗溶液中，高渗溶液吸水力相对较强，将红细胞内的水分吸出，引起红细胞脱水、皱缩。因此，血浆晶体渗透压的相对稳定，对维持细胞内外的水平衡和保持红细胞正常形态具有重要作用（图4-2）。

（2）血浆胶体渗透压的作用 血浆晶体物质可以自由通过毛细血管壁，血浆和组织液的晶体渗透压基本相等。血浆蛋白则不易通过毛细血管壁，所以血浆胶体渗透压虽小，但在调节血管内、外水分的平衡和维持血浆容量相对稳定中起重要作用（图4-2）。例如，肝、肾疾病等引起机体血浆蛋白（主要是白蛋白）浓度降低，可导致组织水肿和血浆容量降低。

考点：血浆渗透压的组成及生理作用

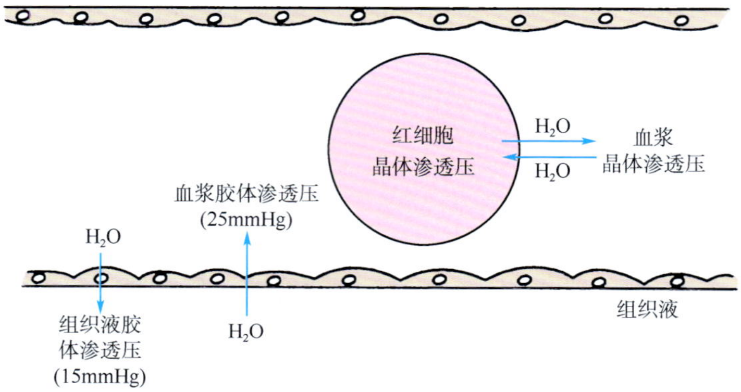


图4-2 血浆渗透压作用示意图

# 第2节 血 细 胞

## 一、红 细 胞

### （一）红细胞的数量、形态和功能

正常成熟的红细胞（red blood cell，RBC）无核，呈双凹圆盘形（图4-3），此形状增大了红细胞的表面积，有利于进行气体交换；同时增加了红细胞的可塑性，使其可顺利通过毛细血管。红细胞是血液中数量最多的血细胞，成年男性（4.0～5.5）×$10^{12}$/L，成年女性（3.5～5.0）×$10^{12}$/L，红细胞数可随外界条件和年龄的不同而有所变化。红细胞中含有丰富的血红蛋白，成年男性为120～160g/L，女性为110～150g/L。若血液中红细胞数量、血红蛋白浓度低于正常，称为贫血。

红细胞的主要生理功能是运输$O_2$和$CO_2$，并能缓冲血液酸碱度的变化，这些功能都是由红细胞内的血红蛋白实现的，一旦红细胞破裂，血红蛋白逸出，即失去其正常功能。若血红蛋白与CO结合，将丧失携带$O_2$和$CO_2$的能力，这便是煤气中毒的原因。

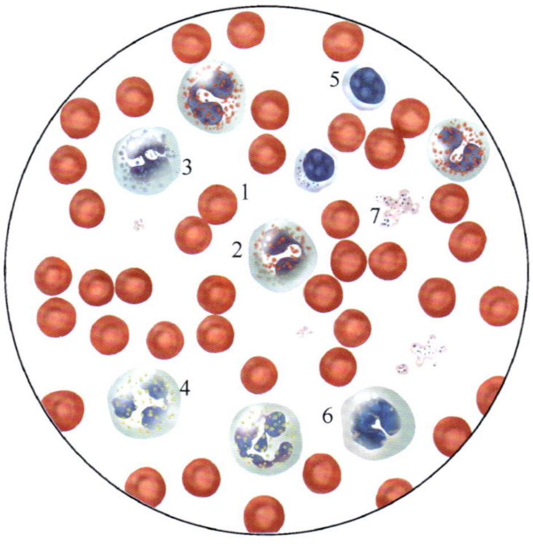


图4-3 各种血细胞

1. 红细胞；2. 嗜酸性粒细胞；3. 嗜碱性粒细胞；4. 中性粒细胞；5. 淋巴细胞；6. 单核细胞；7. 血小板

考点：红细胞的数量、形态和功能

### （二）红细胞的生理特性

**1. 渗透脆性** 是指红细胞膜对低渗溶液的抵抗力。正常情况下，红细胞在0.6%～0.8%NaCl溶液中，会膨胀成球形但并不破裂，当NaCl浓度降到0.42%时，开始有部分红细胞破裂而发生溶血，当NaCl浓度降到0.35%时，全部红细胞发生溶血。这一现象说明红细胞对低渗溶液具有一定的抵抗力，这种抵抗力的大小，用渗透脆性来表示。渗透脆性越大，表示红细胞对低渗溶液抵抗力越小，越容易发生溶血。一般来说新生的红细胞渗透脆性较小，衰老的红细胞渗透脆性较大。

**2. 悬浮稳定性** 是指红细胞相对稳定地悬浮于血浆中而不易下沉的特性。临床上常用红细胞沉降率（简称血沉，ESR）来表示，是将抗凝血加入血沉管中垂直静置，记录第1h末红细胞下沉的数值，即血沉管上部出现的血浆毫米数。用魏氏法测定，正常成年男性为0～15mm/h，女性为0～20mm/h。在月经期、妊娠或某些病理情况下（如活动性肺结核、风湿热等疾病时）会出现血沉加快。根据实验观察，血沉的快慢不在红细胞本身，而与血浆成分有关。若血浆中带正电荷的球蛋白、纤维蛋白原和胆固醇含量增多时，红细胞能较快地以凹面相贴，形成一叠红细胞，这种现象称为红细胞叠连。发生红细胞叠连会使血沉加快。若血浆中白蛋白、卵磷脂增多则可使血沉减慢。

**考点：**红细胞的生理特性

### （三）红细胞的生成与破坏

**1. 红细胞的生成**

（1）前提条件 红骨髓造血功能正常是红细胞生成的前提。红细胞在红骨髓内发育成熟的过程中，细胞体积逐渐由大变小，细胞核也由大变小、最后消失，细胞质中的血红蛋白从无到有，直至达到正常含量。当骨髓受到某些药物（抗癌药、氯霉素等）、射线等理化因素的作用时，其造血功能受到抑制，出现全血细胞减少，称为再生障碍性贫血。

（2）生成原料 铁和蛋白质是合成血红蛋白的基本原料。成人每天需20～30mg的铁用于红细胞生成，其中95%来自于衰老红细胞破坏后，血红蛋白分解释放的内源性铁，可以循环利用；其余5%（约为1mg）则每天由食物提供。铁需求量增大、摄入不足、吸收利用障碍和长期慢性失血等，会导致机体缺铁，从而使血红蛋白合成减少，引起临床上常见的缺铁性贫血（小细胞低色素性贫血）。

（3）成熟因子 在红细胞分裂和成熟过程中，需要叶酸和维生素$B_{12}$参与。叶酸是DNA合成酶的辅酶，维生素$B_{12}$可促进叶酸的转化与利用。当叶酸和维生素$B_{12}$缺乏时，红细胞分裂延缓甚至发育停滞，引起巨幼细胞贫血。

**考点：**再生障碍性贫血、小细胞低色素性贫血和巨幼细胞贫血

**2. 红细胞生成的调节** 红细胞生成主要受促红细胞生成素和雄激素调节。

（1）促红细胞生成素（erythropoietin，EPO） 主要在肾合成。其主要生理作用是与骨髓红系定向祖细胞膜上的受体结合，加速其增殖、分化，并促进网织红细胞的成熟与释放，使血液中成熟红细胞增多。当机体缺$O_2$时，该激素释放增加，刺激红骨髓，使红细胞生成增多。高原居民、长期从事强体力劳动和体育锻炼的人，红细胞数量较多。严重肾病患者，促红细胞生成素合成不足会引起肾性贫血。

（2）雄激素 既能直接刺激骨髓造血，又能促进肾合成促红细胞生成素，使红细胞生成增多。因此青春期后男性红细胞多于女性。

**3. 红细胞的破坏** 红细胞平均寿命120天。衰老的红细胞变形性差且脆性加大，在湍急的血流中受到碰撞而破损。衰老或破损的红细胞易滞留于肝、脾的血窦中，被巨噬细胞吞噬。脾功能亢进时，红细胞破坏增加，引起脾性贫血。

**考点：**促红细胞生成素的生理作用

**案例 4-1**

患者，男，36岁，农民。头晕、乏力4个月，近1个月症状加重并出现面色苍白，食欲不振。体格检查：皮肤黏膜苍白。Hb 45g/L，RBC $1.93\times10^{12}$/L，白细胞（WBC）$4.7\times10^{9}$/L，血小板（PLT）$120\times10^{9}$/L，铁蛋白3.5μg/L。大便隐血（+）。

问题：1. 根据所学的知识推断此患者可能为何病。

2. 该病发病的原因是什么？

## 二、白 细 胞

### （一）白细胞形态、数量和分类

正常成人白细胞（white blood cell，WBC）总数为（4.0～10.0）$\times10^{9}$/L，新生儿白细胞较多，一般在$15\times10^{9}$/L左右。饭后、运动、妊娠分娩及月经期等均可使白细胞增多。

根据细胞质中是否含有特殊颗粒，将白细胞分为有粒白细胞和无粒白细胞两类。有粒白细胞包括中性粒细胞、嗜碱性粒细胞和嗜酸性粒细胞；无粒白细胞包括淋巴细胞和单核细胞（图4-3）。白细胞分类百分比及主要生理功能，见表4-2。

表 4-2　白细胞分类计数及主要生理功能

| 分类 | 百分比（%） | 主要生理功能 |
|---|---|---|
| 中性粒细胞 | 50～70 | 吞噬细菌，尤其是入侵的化脓性细菌 |
| 嗜碱性粒细胞 | 0～1 | 与组织中的肥大细胞共同参与过敏反应 |
| 嗜酸性粒细胞 | 1～4 | 限制过敏反应，参与蠕虫免疫 |
| 淋巴细胞 | 20～40 | 参与特异性免疫 |
| 单核细胞 | 2～8 | 吞噬病原微生物及衰老细胞；识别杀伤肿瘤细胞 |

### （二）白细胞的生理功能

白细胞的主要功能是通过吞噬作用和免疫反应，实现对机体的防御和保护。

**1. 中性粒细胞**　是血液中主要的吞噬细胞，具有非特异性吞噬能力。当细菌侵入时，中性粒细胞在炎症区域产生的趋化性物质作用下，通过变形运动从血管壁渗出，并集中到病灶处将细菌吞噬，并在细胞内溶酶体酶的作用下将其消化分解。当中性粒细胞吞噬数十个细菌后，自身即解体，而释放的溶酶体酶又可溶解周围组织而形成脓液。因此，在非特异性免疫中，中性粒细胞是机体抵抗病原微生物，尤其是急性化脓性细菌入侵的第一道防线。临床上白细胞总数增多和中性粒细胞比例增高，常提示患有急性化脓性细菌感染。

**2. 嗜碱性粒细胞**　其胞质颗粒内含有肝素、组胺、过敏性慢反应物质等。肝素具有抗凝血作用；组胺、过敏性慢反应物质可使毛细血管壁通透性增加，局部充血水肿，并使支气管平滑肌痉挛，从而引起荨麻疹、哮喘等过敏反应。

**3. 嗜酸性粒细胞**　有一定的吞噬能力，但基本上无杀菌作用。嗜酸性粒细胞的主要作用是：①限制过敏反应。能抑制嗜碱性粒细胞合成和释放生物活性物质，并能释放组胺酶等将其破坏，还能吞噬嗜碱性粒细胞排出的颗粒物质。②参与对蠕虫的免疫反应。它可以黏附在蠕虫上，释放所含的某些酶类损伤虫体。

**4. 单核-巨噬细胞**　单核细胞吞噬能力较弱，进入组织后发育成巨噬细胞，吞噬能力大大提高，能吞噬各种病原微生物及衰老、死亡的细胞，识别和杀伤肿瘤细胞。此外，还参与其他细胞生长的调控，并在特异性免疫反应中起重要作用。

**5. 淋巴细胞** 又称免疫细胞，包括多种形态相似、功能不同的细胞群，能参与特异性免疫作用，攻击具有特异性抗原的异物（如肿瘤细胞、异体移植细胞等），杀灭病原微生物。它主要分为T淋巴细胞和B淋巴细胞两大类。血液中80%～90%的淋巴细胞属于T淋巴细胞，执行细胞免疫功能，如破坏肿瘤细胞及移植的异体细胞等；B淋巴细胞主要停留在淋巴组织内，在抗原的刺激下转化为浆细胞，产生抗体，执行体液免疫功能。

考点：白细胞的分类和生理功能

## 三、血 小 板

### （一）血小板的形态和数量

血小板（platelet）是骨髓中成熟的巨核细胞脱落下来的细胞质碎片（图4-3），体积小，无细胞核，平均寿命为7～14天。正常成人血小板数为（100～300）$\times10^9$/L。剧烈运动、妊娠、较大损伤后可使血小板增多；妇女月经期血小板减少。当血小板少于$50\times10^9$/L时，称血小板过少，人体可出现异常出血倾向。当血小板多于$1000\times10^9$/L时，称血小板过多，则易发生血栓。

### （二）血小板的生理特性

**1. 黏附、聚集和释放** 当血管损伤暴露内膜下的胶原纤维时，血小板便可黏附其上，这是血小板发挥作用的开始。血小板彼此黏着在一起的现象称为聚集。血小板受刺激后，将其颗粒内含物如5-羟色胺、腺苷二磷酸（ADP）、儿茶酚胺等排出的现象称为释放。引起血小板聚集的因素，大多能引起血小板释放反应，许多血小板释放的物质能进一步引起血小板活化、聚集，血小板的黏附、聚集和释放几乎同时发生。

**2. 收缩和吸附** 血小板内的收缩蛋白可发生收缩，使血凝块回缩变硬，牢固地堵塞血管破口，巩固止血过程。血小板表面可吸附许多凝血因子，当血管破损时，随着血小板的黏附与聚集，受损局部的凝血因子浓度升高，有利于血液凝固和生理性止血。

### （三）血小板的生理功能

**1. 维持血管内皮完整性** 血小板可随时沉着于毛细血管壁上，填补血管内皮细胞脱落留下的空隙，并融合入毛细血管内皮细胞，及时修补血管内皮，以维持毛细血管壁的正常通透性。

**2. 参与生理性止血** 生理性止血是指小血管损伤破裂，血液从小血管内流出后数分钟自行停止的现象。其过程是：首先，受损小血管收缩，这是由于损伤性刺激反射性地引起局部血管收缩和血小板释放5-羟色胺等缩血管物质而引起，以缩小或封闭血管伤口，产生暂时性止血；其次，血小板黏附、聚集形成松软的止血栓以堵塞血管伤口；最后，在血小板参与下促进血液凝固形成血凝块，并使血块回缩形成牢固的止血栓，达到有效的生理性止血的目的（图4-4）。

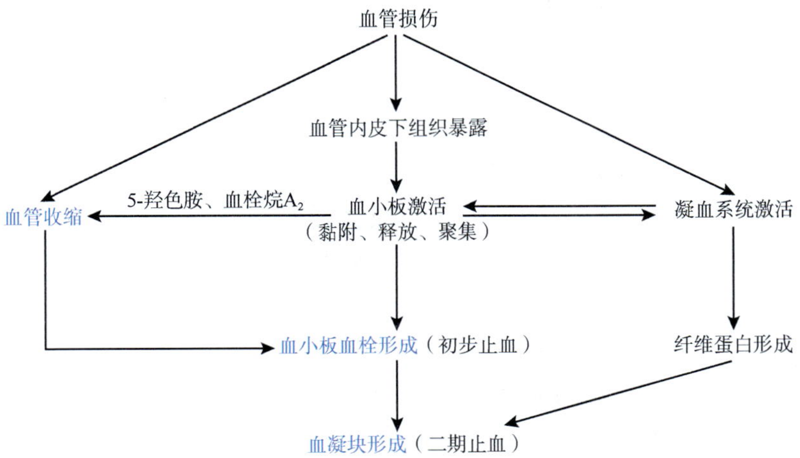


图4-4 生理性止血过程示意图

**3. 促进凝血** 血小板含有许多与凝血过程有关的因子，能较强地促进血液凝固。血小板所含的这些因子统称为血小板因子（PF），其中最主要的是$PF_3$，它所提供的磷脂表面，能使凝血酶原激活速度加快2万倍。

**考点：**血小板的生理特性和生理功能

# 第3节 血液凝固与纤维蛋白溶解

## 一、血液凝固

血液由流动的液体状态变为不能流动的凝胶状态的过程称为血液凝固，简称凝血。血液凝固后，血凝块逐渐回缩，析出的淡黄色液体称为血清。血清与血浆的主要区别在于血清中不含纤维蛋白原。

### （一）凝血因子

血浆与组织中直接参与血液凝固的物质统称为凝血因子。国际上依照凝血因子发现的先后顺序，按罗马数字排序的有12种（表4-3）。此外，还有前激肽释放酶、激肽原和血小板磷脂等。

表4-3 12种凝血因子

| 编号 | 中文名称 | 编号 | 中文名称 |
|---|---|---|---|
| 因子Ⅰ | 纤维蛋白原 | 因子Ⅷ | 抗血友病因子 |
| 因子Ⅱ | 凝血酶原 | 因子Ⅸ | 血浆凝血激酶 |
| 因子Ⅲ | 组织因子 | 因子Ⅹ | 斯图亚特因子 |
| 因子Ⅳ | $Ca^{2+}$ | 因子Ⅺ | 血浆凝血激酶前质 |
| 因子Ⅴ | 前加速素 | 因子Ⅻ | 接触因子 |
| 因子Ⅶ | 前转变素 | 因子XⅢ | 纤维蛋白稳定因子 |

上述凝血因子中：①除因子Ⅳ是$Ca^{2+}$外，其余均为蛋白质。②多数以酶原形式存在，激活后才具有酶的活性，活性形式以右下角加“a”表示。③除因子Ⅲ存在于组织中外，其余的凝血因子均存在于血浆中。④大部分凝血因子在肝合成，且因子Ⅱ、Ⅶ、Ⅸ、Ⅹ等在合成时需要维生素K参与。若肝功能障碍或维生素K缺乏，会因凝血障碍而发生出血倾向。

**考点：**凝血因子的种类和特点

### （二）血液凝固过程

血液凝固的本质是一系列复杂的酶促反应，最终使纤维蛋白原转变成纤维蛋白的过程，大致分为3个基本步骤（图4-5）。

**1. 凝血酶原激活物的形成** 其过程包括内源性凝血和外源性凝血两条途径。

（1）内源性凝血途径 是指参与凝血的因子全部存在于血液中，由因子Ⅻ启动。当血管内膜损伤暴露内膜下的胶原纤维或带有负电荷的异物附着时，因子Ⅻ与之接触并被激活成因子Ⅻa，因子Ⅻa可激活前激肽释放酶使之成为激肽释放酶，后者又可激活因子Ⅻ，通过这一正反馈可形成大量因子Ⅻa。因子Ⅻa可激活因子Ⅺ，在$Ca^{2+}$参与下，再激活因子Ⅸ，因子Ⅸa与因子Ⅷ被$Ca^{2+}$结合在血小板的磷脂表面形成复合物，共同激活因子Ⅹ生成Ⅹa。Ⅹa与因子Ⅴ、$Ca^{2+}$和$PF_3$形成凝血酶原酶复合物。因子Ⅷ本身不能激活因子Ⅹ，但是它的存在能使因子Ⅸa对因子Ⅹ的激活速度提高20万倍。如果缺乏因子Ⅷ，将造成血液凝固不易发生，微小创伤亦可出血不止，称为血友病。

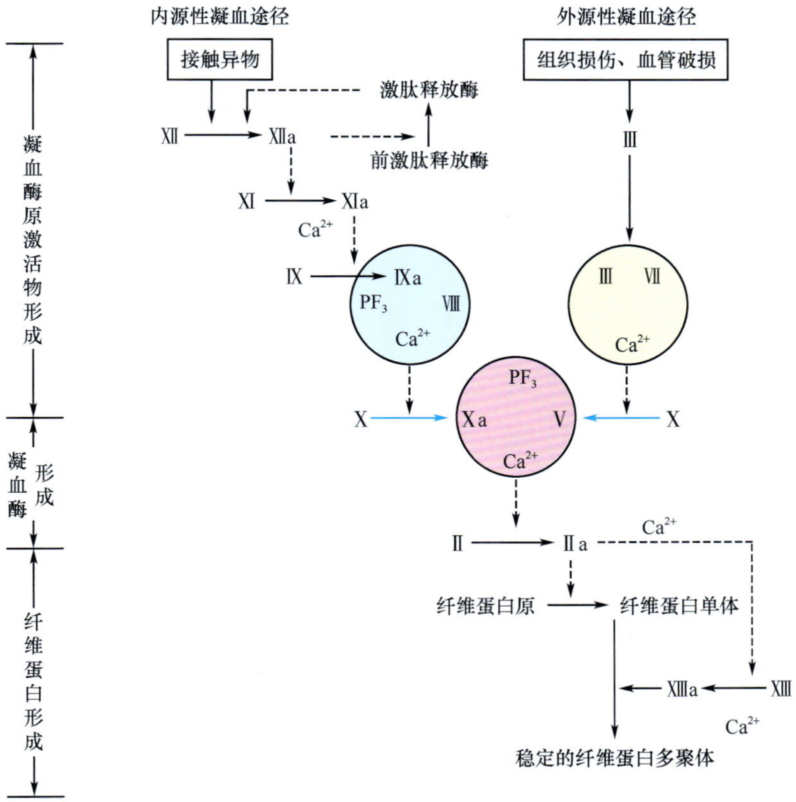


图4-5 血液凝固过程

→变化方向；- - -→催化作用

（2）外源性凝血途径 是指由血管外的因子Ⅲ与血液接触而启动的凝血过程。在组织损伤、血管破损的情况下，受损组织释放因子Ⅲ，与血浆中的因子Ⅶ、$Ca^{2+}$共同形成复合物，激活因子Ⅹ成为Ⅹa。

考点：内源性凝血途径和外源性凝血途径

**2. 凝血酶的形成** 由内源性和外源性凝血途径所产生的因子Ⅹa，在$Ca^{2+}$的存在下与因子Ⅴ在血小板磷脂表面形成凝血酶原激活物，可迅速将血浆中的凝血酶原激活成具有活性的凝血酶（Ⅱa）。

**3. 纤维蛋白的形成** 凝血酶能迅速催化纤维蛋白原，使之转变为纤维蛋白单体。同时，凝血酶还能将因子ⅩⅢ激活成因子ⅩⅢa。在$Ca^{2+}$参与下，因子ⅩⅢa使纤维蛋白单体互相聚合，形成牢固的、不溶性的纤维蛋白多聚体，即纤维蛋白。纤维蛋白交织成网，网罗血细胞形成血凝块，血液凝固过程全部完成。

凝血过程是一系列复杂的酶促连锁反应，一旦触发，凝血因子的相继激活就如瀑布样迅速进行，直到血液凝固。

### （三）抗凝系统

正常情况下，血管内皮完整，血液不会发生凝血，即使有损伤发生时，血液凝固也仅限于受损血管的局部，并不延及未损伤部位，全身血液循环不会受到影响，原因在于血液中存在抗凝物质。

血液中的抗凝物质主要有抗凝血酶Ⅲ和肝素。抗凝血酶Ⅲ主要由肝细胞和血管内皮细胞合成，抗凝血酶Ⅲ能与凝血酶结合使其失活，正常情况下，其抗凝作用弱而慢。肝素主要由肥大细胞产生，几乎存在于所有组织中，尤以血浆、肺、肝中含量最高，它能与抗凝血酶Ⅲ结合，使抗凝血酶Ⅲ与凝血酶的亲和力增加约100倍，从而显著加强抗凝血酶Ⅲ的作用。此外，肝素还能阻止血小板黏附、聚集和释放反应。

考点：血液中的主要抗凝物质

## 二、纤维蛋白溶解

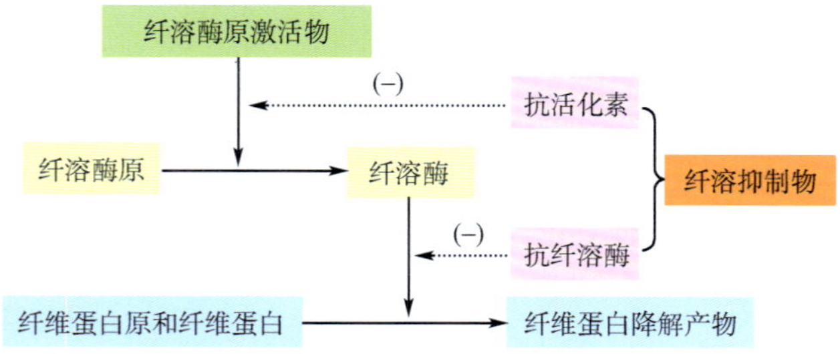


图4-6 纤维蛋白溶解过程

（-）表示抑制

正常情况下，组织损伤后所形成的止血栓在完成止血使命后将逐步溶解，从而保证血管通畅、血液循环正常，这也有利于受损组织的再生和修复。止血栓的溶解主要依赖于纤维蛋白溶解系统（简称纤溶系统）。

纤维蛋白被分解液化的过程称为纤维蛋白溶解（简称纤溶）。纤溶过程大致分两个阶段：第一阶段是纤溶酶原的激活，第二阶段为纤维蛋白的溶解（图4-6）。

### （一）纤溶酶原的激活

纤溶酶原是一种球蛋白。能使纤溶酶原激活的物质统称为纤溶酶原激活物，它主要包括以下几类：①由血管内皮细胞释放的血管激活物。②组织损伤时释放的组织激活物，以子宫、前列腺、甲状腺、肾上腺、淋巴结、卵巢和肺等组织中含量最高，因此，这些部位术后伤口易渗血。③依赖于因子Ⅻa的激活物，在正常血浆中以无活性的激活物原的形式存在，受到因子Ⅻa的激活后具有活性。如前激肽释放酶被因子Ⅻa激活后生成激肽释放酶就可以激活纤溶酶原。当血液与异物表面接触而激活因子Ⅻ时，一方面启动内源性凝血系统，另一方面也通过Ⅻa激活前激肽释放酶而激活纤溶系统，使凝血与纤溶相互配合，保持平衡。

### （二）纤维蛋白和纤维蛋白原溶解

纤溶酶可将纤维蛋白和纤维蛋白原分解为许多可溶性的小肽，总称为纤维蛋白降解产物（FDP）。纤维蛋白降解产物通常不再发生凝固，其中部分小肽还具有抗凝作用。

### （三）纤溶抑制物

血浆中存在许多对抗纤维蛋白溶解的物质，统称为纤溶抑制物，主要有两类：一类是抗活化素，能够抑制纤溶酶原的激活。另一类是抗纤溶酶，能与纤溶酶结合成复合物并使其失活。

正常情况下，机体的凝血与纤溶处于动态平衡状态，既保证出血时能有效止血，又能适时疏通血管，维持血流的正常流动。若凝血过强或纤溶过弱，易形成血栓；反之，纤溶过强或凝血过弱，易发生出血倾向。

**考点：**纤维蛋白溶解系统的作用过程

## 第4节 血型与输血

正常成人血量占体重7%～8%。足够的血量是维持动脉血压稳定、保证组织器官血液供应的必要条件。若急性失血达一定数量（如30%以上），可危及生命，应立即输血抢救。输血是对急性大失血患者进行救治的有效手段之一。

**链接** 无偿献血

到目前为止，血液不能人工合成，也无其他替代品。临床患者的急救、治疗等所需血液只能由健康公民献血提供。人的血液是不断新陈代谢的，一般每4个月红细胞便更新一次，献血200～400ml，仅占全身血量的5%～10%，人体内的“血库”可马上予以补充，故适量献血不影响健康。我国鼓励无偿献血的年龄是18～55周岁，实行无偿献血是“我为人人，人人为我”的社会共济行为，是中华民族团结、友爱、互助的传统美德。

## 一、血型与红细胞凝集

血型是血细胞膜上特异性抗原的类型，这些抗原是人体免疫系统识别“自我”与“异己”的标志。一般所说的血型是指红细胞膜上特异性抗原的类型。在临床上，血型鉴定是输血及组织器官移植成败的关键。

若将血型不同的两个人的血液滴加在玻片上并使之混合，则红细胞可凝集成一簇簇不规则细胞团，这个现象称为红细胞凝集。在补体参与下，可引起凝集的红细胞破裂，发生溶血。当给人体输入血型不相容的血液时，在血管内发生红细胞凝集和溶血，可危及生命。

红细胞凝集的本质是抗原-抗体反应。在凝血反应中起抗原作用的红细胞膜上的特异性糖蛋白或糖脂称为凝集原，能与红细胞膜上凝集原起反应的特异性抗体称为凝集素。发生抗原-抗体反应时，抗体上具有的抗原结合位点，便可以在带有相应抗原的红细胞之间形成桥梁，使它们聚集成簇。

考点：血型的概念

## 二、红细胞血型

2002年国际输血协会血型命名委员会确认红细胞血型系统有25个，其中与临床关系最密切的血型系统是ABO血型系统和Rh血型系统。

### （一）ABO 血型系统

ABO血型系统的分型是根据红细胞膜上A凝集原和B凝集原的有无和种类分为四型（表4-4）。凡红细胞膜上只含A凝集原者为A型；只含B凝集原者为B型；含有A和B两种凝集原者为AB型；A和B两种凝集原都没有者为O型。

ABO血型系统存在天然凝集素，主要是IgM，分子量大，不能通过胎盘。不同血型的人血清中含有不同的凝集素，但不会含有和自身凝集原相对抗的凝集素。故A型人的血清中只有抗B凝集素，B型人的血清中只有抗A凝集素，AB型人的血清中两种凝集素都没有，O型人的血清中两种凝集素都有。

ABO血型系统还有多种亚型，其中与临床关系密切的主要是A型中的$A_1$和$A_2$亚型，同样AB型血型中也有$A_1B$和$A_2B$两种亚型。ABO亚型的存在可能引起血型误判，因此在输血时应特别注意亚型的存在。

**表4-4 ABO血型系统中的凝集原与凝集素**

| 血型 | 凝集原 | 凝集素 |
|---|---|---|
| A型 | A | 抗B |
| B型 | B | 抗A |
| AB型 | A和B | 无 |
| O型 | 无 | 抗A和抗B |

考点：ABO血型系统的分型

### （二）Rh 血型系统

Rh血型系统是继ABO血型系统之后被发现的又一个红细胞血型系统。该血型系统红细胞膜上已发现有40多种抗原，与临床关系密切的有D、E、C、c、e五种抗原，其中以D抗原的抗原性最强。凡红细胞膜上含有D抗原者称为Rh阳性，无D抗原者称为Rh阴性。

Rh血型系统的特点是血清中不存在天然抗体，但Rh阴性者经D抗原刺激后可产生抗D抗体。当Rh阴性者第一次接受Rh阳性者的血液，不会发生凝集反应，但Rh阴性者经输血后会产生抗D抗体。

若再次接受Rh阳性者的血液，就可发生红细胞的凝集反应而溶血。同理，若Rh阴性的母亲怀有Rh阳性的胎儿，在分娩时胎儿的红细胞或D抗原可以进入母体，母体经刺激后产生抗D抗体（为获得性的，属于IgG，其分子量相对较小，能透过胎盘）。若再次孕育Rh阳性胎儿，母体内的抗D抗体就会通过胎盘与胎儿红细胞膜上的D抗原发生凝集反应，引起胎儿死亡或新生儿溶血。因此，对Rh阴性者的输血及多次妊娠应特别重视。

考点：Rh血型系统的特点

## 三、白细胞血型与血小板血型

白细胞和血小板除了存在一些与红细胞相同的血型抗原外，还有它们自己特有的血型抗原。白细胞上最强的同种抗原是人类白细胞抗原（HLA）。HLA系统是一个极为复杂的抗原系统，在体内分布广泛，是引起器官移植后发生免疫排斥反应的最重要的抗原。由于在无关个体间HLA表型完全相同的概率极低，因此HLA的分型成为法医学上用于鉴定个体或亲子关系的重要手段之一。人类血小板表面也有一些特异的血小板抗原系统，如PI、ZW和KO等。血小板抗原与输血后血小板减少症的发生有关。

## 四、输血原则

输血是治疗某些疾病、抢救失血伤员和保证手术顺利进行的重要手段。为了安全和有效地输血，必须遵守输血原则，输血的根本原则就是要避免发生凝集反应，首选同型输血。

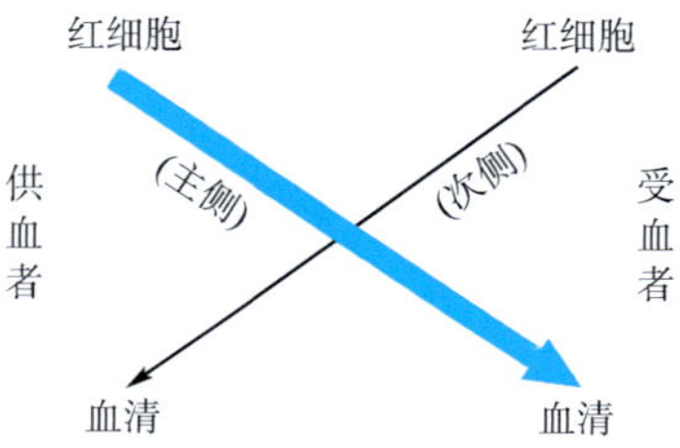

图4-7 交叉配血试验

由于血液中存在多种血型系统，即使是ABO血型系统，也存在着多个亚型，为避免亚型之间发生凝集反应，即便同型输血，也必须进行交叉配血试验。交叉配血试验分为主侧与次侧：主侧试验，即把供血者的红细胞与受血者的血清进行相混合；次侧试验，即把受血者的红细胞与供血者的血清相混合（图4-7）。配血结果有以下3种。

（1）配血不合　若主侧出现凝集反应为配血不合，绝对不能进行输血。

（2）配血相合　主侧、次侧均不凝集为配血相合，可以进行输血。只有输同型血才会配血相合。

（3）配血基本相合　若主侧不凝集，次侧凝集，为配血基本相合，见于异型输血，只能在紧急情况下，进行少量输血（一次不超过300ml），输血速度不宜过快，并应密切注意观察。异型输血时只考虑主侧不凝集，而不考虑次侧，原因在于异型输血量少、缓慢，所输入的血浆可被受血者的血浆所稀释，抗体浓度降低，与受血者红细胞发生凝集反应的危险性大大降低。

ABO血型之间输血关系如图4-8所示。以往曾把O型血的人称为万能供血者，AB型血的人称为万能受血者，这种说法是不可取的。因为O型血的红细胞上虽然没有A抗原和B抗原，不会被受血者的血浆凝集，但其血浆中的抗A抗体和抗B抗体能与其他血型受血者的红细胞发生凝集反应。当输入的血量较大时，供血者血浆中的抗体未被受血者的血浆足够稀释时，受血者的红细胞会被广泛凝集。同理，AB血型的人A抗原和B抗原可能与供血者的血清发生凝集反应。

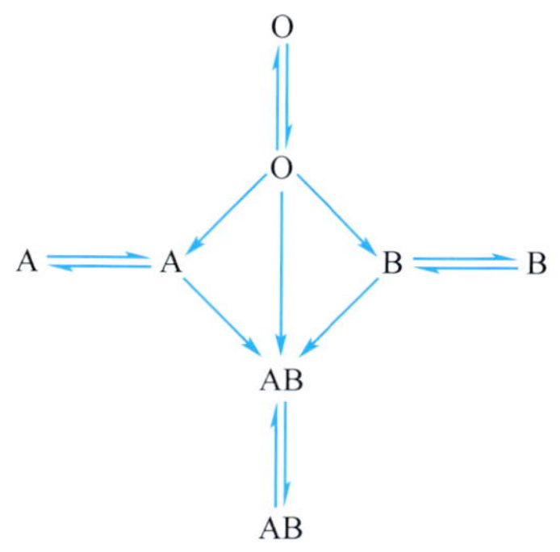

图4-8 ABO血型之间的输血关系

考点：输血原则

# 自测题

## 一、名词解释

1. 血细胞比容 2. 渗透脆性 3. 等渗溶液 4. 血液凝固 5. 血清 6. 血型

## 二、填空题

1. 血浆蛋白可分为________、________和________。
2. Rh 血型系统的特点是________。
3. 离心沉淀后的抗凝血液，离心管上段是________，下段是________。
4. 血液凝固的基本过程分为________、________和________三步。
5. 人体血液内的抗凝物质主要有________和________。

## 三、选择题

### A 型题

1. 形成血浆胶体渗透压的物质主要是（ ）
   A. NaCl B. 白蛋白
   C. 球蛋白 D. 血红蛋白
   E. 纤维蛋白原
2. 下列是等渗溶液的是（ ）
   A. 5% 葡萄糖溶液
   B. 10% 葡萄糖溶液
   C. 0.6% 的氯化钠溶液
   D. 5% 的氯化钠溶液
   E. 2.9% 尿素溶液
3. 当骨髓受到放射线、某些药物等理化因素破坏时，可能会造成（ ）
   A. 缺铁性贫血 B. 再生障碍性贫血
   C. 巨幼细胞贫血 D. 脾性贫血
   E. 肾性贫血
4. 某患者未受明显创伤皮肤却经常出现大片青紫色瘀斑，可能是（ ）
   A. 红细胞减少 B. 中性粒细胞减少
   C. 淋巴细胞减少 D. 血小板减少
   E. 嗜碱性粒细胞减少
5. 血液中抗凝物质主要有（ ）
   A. 枸橼酸钠 B. 草酸钙
   C. 抗凝血酶Ⅲ和肝素 D. 维生素 K
   E. 蛋白 C 系统
6. 子宫、肺等术后易渗血，主要因为这些组织中含有较多的（ ）
   A. 纤溶抑制物 B. 组织激活物
   C. 抗凝血酶 D. 纤溶酶
   E. 依赖因子Ⅻ的激活物
7. 与血液凝固密切相关的成分是（ ）
   A. 白蛋白 B. 球蛋白
   C. 纤维蛋白原 D. 肾素
   E. 醛固酮
8. 已知交叉配血试验中主侧不凝集，次侧凝集，且知受血者是 B 型血，则献血者血型是（ ）
   A. A 型 B. B 型
   C. AB 型 D. O 型
   E. Rh 血型

### B 型题

（9～13 题共用备选答案）

A. A 凝集原 B. B 凝集原
C. D 抗原 D. A 凝集原和 B 凝集原
E. 无 A 凝集原和 B 凝集原

9. A 型血红细胞膜上含有的凝集原是（ ）
10. B 型血红细胞膜上含有的凝集原是（ ）
11. AB 型血红细胞膜上含有的凝集原是（ ）
12. O 型血红细胞膜上含有的凝集原是（ ）
13. Rh 阳性血型红细胞膜上含有的凝集原是（ ）

### X 型题

14. 红细胞生成的原料主要是（ ）
    A. 维生素 $B_{12}$ B. 维生素 K
    C. 铁 D. 蛋白质
    E. 叶酸
15. 促进红细胞成熟的因素有（ ）
    A. 肝素 B. 叶酸
    C. 维生素 K D. 维生素 $B_{12}$
    E. 铁
16. 可与 B 型标准血清发生凝集反应的血型有（ ）
    A. A 型 B. B 型
    C. AB 型 D. O 型
    E. Rh 血型

## 四、简答题

1. 血浆渗透压是如何构成的？其相对稳定有何生理意义？
2. ABO 血型系统是如何分型的？有何特点？
3. 输血原则是什么？为什么输血前都必须做交叉配血试验？

（吴 俊）

# 第5章 循环系统

学习目标

**知识目标**：掌握心肌细胞跨膜电位及其形成机制；评价心泵血功能的指标和影响心泵血功能的因素；动脉血压的形成及其影响因素。熟悉心的形态结构；血液循环的主要途径；心肌的生理特性；心血管活动的神经和体液调节。了解体表心电图；微循环；组织液的生成与回流。

**能力目标**：能理解常见心血管疾病的生理学变化；能辨识正常心电图；能正确使用水银血压计。

**素质目标**：培育学生服务健康中国战略的职业意识；树立为国为民的信念；养成健康积极的生活习惯。

循环系统包括心血管系统和淋巴系统，以及在其中不断流动的血液和淋巴液。心血管系统是由心和血管组成的密闭管道系统，血液在其中不断循环流动，称为血液循环。血液循环的主要作用是运输，可将呼吸系统吸入的$O_2$和消化系统吸收的营养物质运输到全身各处利用，同时将组织代谢产生的$CO_2$和尿素、肌酐等代谢产物运送到肺、肾等排泄器官排出体外。淋巴系统中的淋巴管道参与回收部分组织液，可视为静脉的辅助管道。

血液由心射出，经动脉到毛细血管，再经静脉返回心，如此循环不止。根据其具体途径可分为体循环和肺循环。

体循环：左心室收缩时，将含有较多$O_2$和营养物质的鲜红色动脉血射入主动脉，经各级动脉分支，到达全身各部的毛细血管，在此与组织进行物质交换，交换后的血液变成含有较多$CO_2$和代谢产物的暗红色静脉血，经各级静脉属支，最后汇入上、下腔静脉流回右心房。血液沿上述路径进行的循环称为体循环，由于体循环路径较长，故又称大循环。

肺循环：体循环返回右心房的血液流入右心室。右心室收缩时，将血液射入肺动脉，经肺动脉各级分支到达肺泡毛细血管，在此与肺泡进行气体交换，使静脉血变成动脉血，最后经左、右肺静脉回流入左心房。血液沿上述路径进行的循环称为肺循环，由于其路径较短，故又称小循环。

## 第1节 循环系统的解剖结构

心血管系统由心、动脉、毛细血管和静脉组成。心是血液循环的动力器官，有四个腔，即左、右心房和左、右心室。动脉由心室起始，静脉连于心房。动脉是运送血液离开心至肺和身体各部的血管，动脉反复分支，越分越细，管壁逐渐变薄，最后移行为毛细血管。毛细血管是连于动脉、静脉末梢之间的微细血管，动脉血与组织液的物质交换以及静脉血与肺泡的气体交换过程就发生在毛细血管处。静脉是导血回心的管道，续于毛细血管，逐渐汇合成小、中、大静脉，最后连于心房（图5-1）。

### 一、心

心是中空的肌性器官，是循环系统的动力装置。

### （一）心的位置和毗邻

心位于胸腔中纵隔内，在胸骨体和第2～6肋后方、第5～8胸椎前方，约2/3居身体正中平面左侧，1/3在其右侧。心前方大部分被肺和胸膜遮盖，只下部很小的区域未被遮盖，该区域的位置大约在胸骨左缘第4肋间，临床上行心内注射，多在该处进针以免伤及肺和胸膜。心后方邻近支气管、食管、迷走神经和胸主动脉等；心两侧与胸膜腔和肺相邻；心下方为横膈，上方是连于心的大血管（主动脉、肺动脉和上腔静脉）。

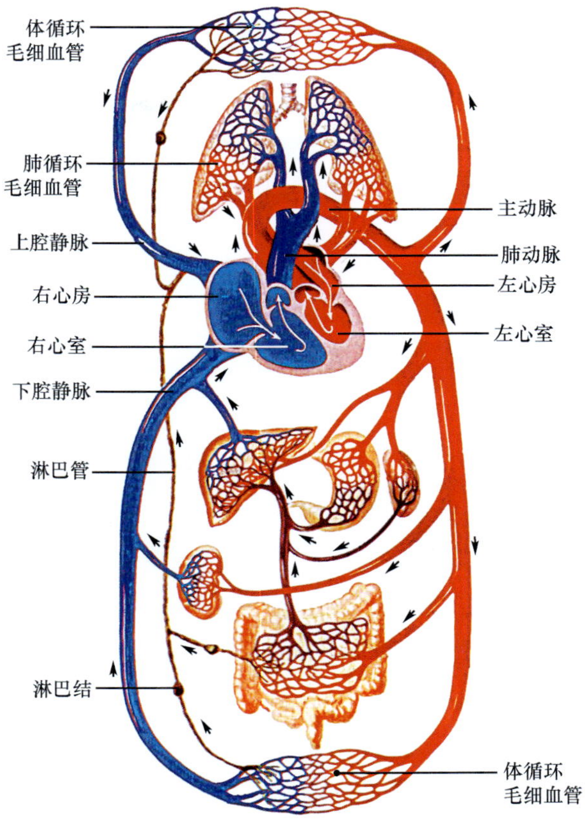

**图5-1** 循环系统示意图

### （二）心的外形

心的外形近似前后略扁的圆锥体，心尖向左前下方，心底向右后上方。近心底处有一环形的沟，称冠状沟，是心表面心房与心室的分界。上、下腔静脉与右肺静脉之间有房间沟，为左、右心房后面分界的标志。心尖圆钝、游离，属于左心室的一部分，位置在左侧锁骨中线内侧1～2cm处平第5肋间，由于心尖邻近胸壁，因此，常可在此处扪到甚至看到心尖搏动。心前壁朝向左前上方，此面上有一自冠状沟向下达心尖右侧的浅沟，称前室间沟，是左、右心室在前表面的分界。心后壁朝向后、下，隔着心包贴于膈，从冠状沟至心尖右侧的浅沟称后室间沟，是左、右心室在心后表面的分界（图5-2）。

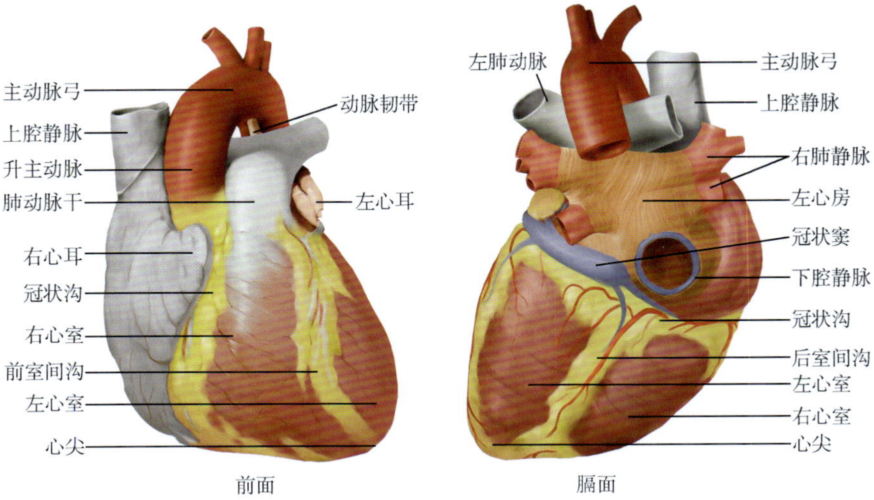

**图5-2** 心的外形

### （三）各心腔的形态结构

心分为左心房、左心室、右心房和右心室四个腔，左、右心房之间及左、右心室之间正常情况下互不相通，分别有房间隔和室间隔分隔。

**1. 右心房** 位于心的右上部，壁薄腔大。其向左前方呈锥体形的囊状突起称右心耳。右心房有3个入口，其中居上方的为上腔静脉口，居下方的为下腔静脉口，下腔静脉口前内侧有冠状窦口，后者是心内静脉血汇入右心房的部位。右心房的出口为右房室口，位于右心房前下部，此口通向右心室（图5-3）。

**2. 右心室** 位于右心房左前下方，是心最靠近胸前壁的部位。其入口即右房室口，后者周缘有3片瓣膜状结构，称三尖瓣（右房室瓣）。右心室的出口为肺动脉口，位于右心室左上部，通向肺动脉干，该口周缘也有瓣膜结构，称为肺动脉瓣（图5-4）。

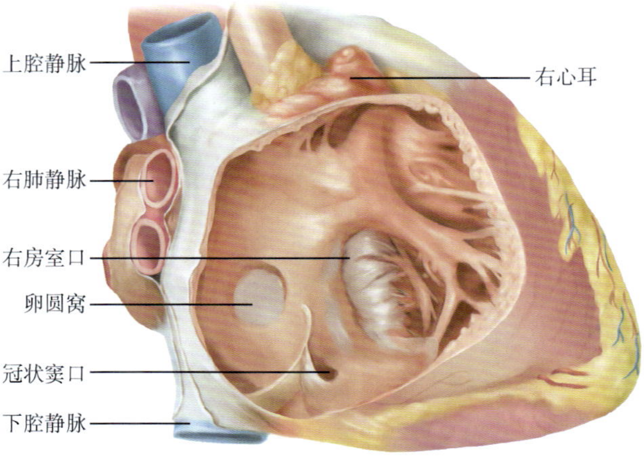


图5-3 右心房

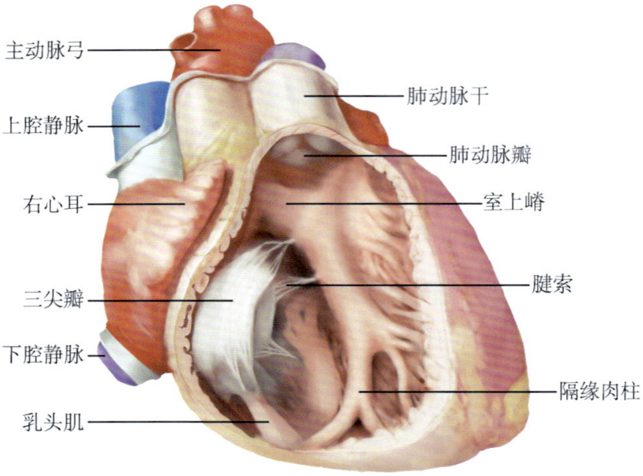


图5-4 右心室

**3. 左心房** 构成心底的大部分，为最靠后的心腔，其凸向前方的锥体形结构为左心耳。左心房有4个入口，1个出口。在左心房后部的两侧各有两个肺静脉口，即入口，其出口为左房室口，向下通向左心室（图5-5）。

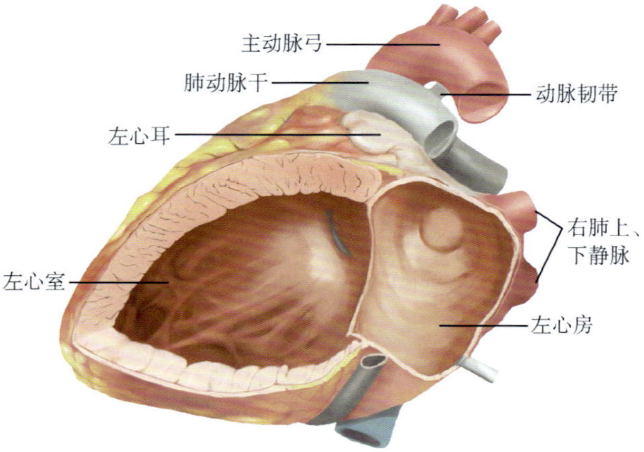


图5-5 左心房

**4. 左心室** 大部分位于右心室的左后下方，其左前下部构成心尖。左心室主要结构与右心室相似。其入口为左房室口，周缘的瓣膜结构称二尖瓣（左房室瓣）；左心室出口为主动脉口，位于左房室口的右前方，周缘有主动脉瓣（图5-6）。

心室出、入口处的瓣膜结构实质上是只能单向开放的可活动瓣膜，顺血流而开放，逆血流而关闭，从而保证血液在心血管系统中单向流动。

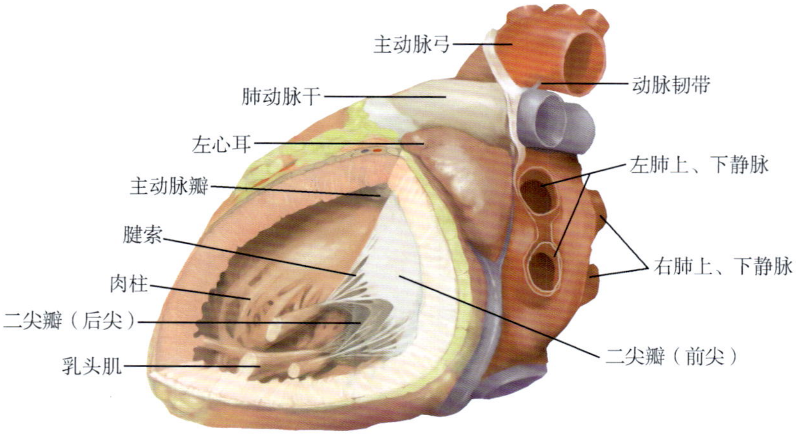


图5-6 左心室

左、右心房之间的分隔称房间隔，其下部有一浅窝，为卵圆窝，是胚胎时期的卵圆孔在出生时闭锁的遗迹，此处是房间隔缺损的好发部位。

左、右心室之间的分隔称室间隔，室间隔大部分由心肌构成，其上部靠近心房处有一卵圆形区域缺乏心肌，只有膜性结构，称为室间隔膜部，该处是室间隔缺损的好发部位。

**考点**：4个心腔的结构特点

**链接** 先天性心脏病

在胚胎发育时期（怀孕初期2～3个月内），由于心及大血管的形成障碍而引起的局部解剖结构异常，或出生后应自动关闭的通道未能闭合（在胎儿属正常），称为先天性心脏病。除个别小室间隔缺损在2岁前有自愈的机会，绝大多数需手术治疗。临床上以心功能不全、发绀及发育不良等为主要表现。国家为帮助患先天性心脏病的儿童及时得到救助，制定了相关资助政策和救助项目。

### （四）心壁的构造

心壁由心内膜、心肌层和心外膜3层构成，其中心肌层是心壁的主要组成部分。

**1. 心内膜** 是被覆在心房壁和心室壁内表面的一层光滑的薄膜，与血管内膜相延续。心的各瓣膜主要是由心内膜或血管内膜折叠而成。

**2. 心肌层** 主要由心肌细胞组成，大部分心肌细胞的功能是进行节律性收缩和舒张，有一小部分心肌细胞分化形成心的传导系统，这些细胞的舒缩功能基本退化，主要具有产生并传导兴奋的功能。

**3. 心外膜** 就是浆膜心包的脏层部分，被覆于心肌表面。

### （五）心的传导系统

心的传导系统由特殊分化的心肌细胞组成，包括窦房结、房室交界（房室结）、房室束、左右束支及浦肯野纤维网，其功能是产生并传导兴奋。

窦房结位于上腔静脉与右心房交界处前方的心外膜深面，呈长椭圆形，是心的正常起搏点；房室交界位于房间隔下部右心房侧的心内膜深面，呈扁椭圆形，其主要功能是将窦房结传来的兴奋传向心室；房室束起自房室交界，沿室间隔下行，约在室间隔膜部分为左右束支，分别沿室间隔两侧的心内膜深面下行，左右束支最后的细小分支即浦肯野纤维网分布于心室肌（图5-7）。

**考点**：心的传导系统

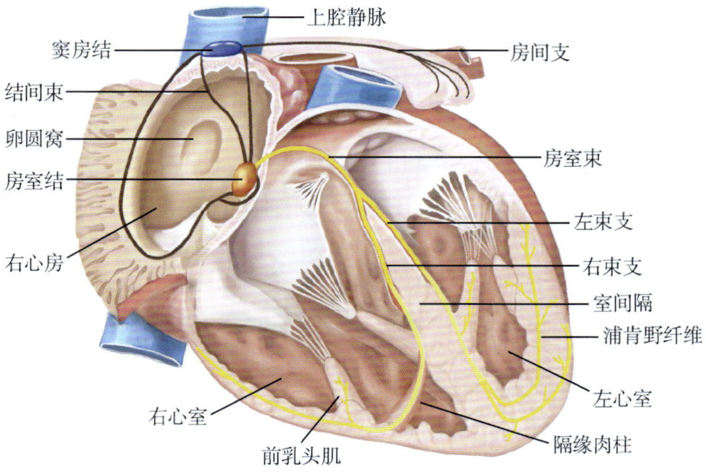


图5-7 心的传导系统

### （六）心的血管

心由左、右冠状动脉供血。心本身的血液循环称为冠状循环（图5-8）。虽然心的重量仅占体重的0.5%，但其血流量却占心输出量的4%～5%。因此，冠状循环占有十分重要的地位，冠状循环障碍导致心绞痛甚至出现心肌梗死，严重威胁患者的健康。

**1. 心的动脉** 左、右冠状动脉均由主动脉根部直接发出。

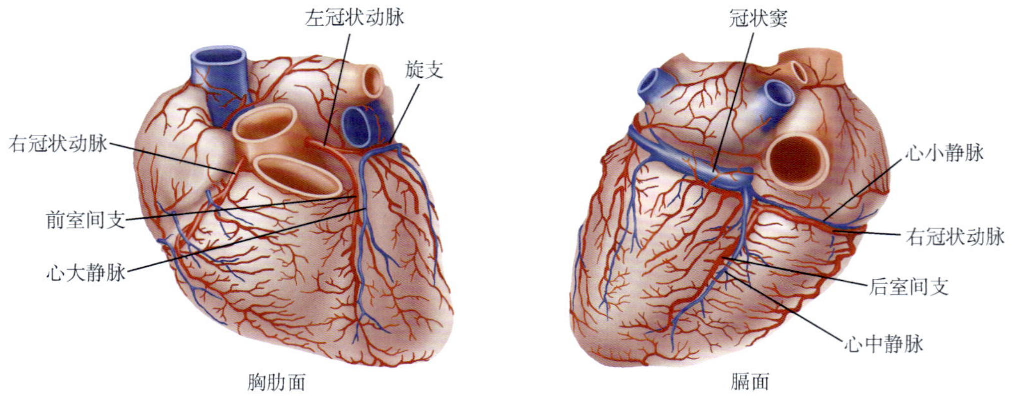


图5-8 心的血管

（1）右冠状动脉 于肺动脉起始部与右心耳之间沿冠状沟行向右后，绕过心右缘至心的膈面，移行为后室间支，后者沿后室间沟下行，在心尖稍右侧与左冠状动脉的前室间支末端吻合。该动脉主要分布于右心房、右心室、左心室后壁、室间隔的后下部及窦房结和房室交界区。由于窦房结和房室交界的营养来自右冠状动脉，临床上右冠状动脉阻塞常导致严重的心律失常。

（2）左冠状动脉 于左心耳与肺动脉根部之间左行，在冠状沟分为前室间支和旋支。前室间支沿前室间沟下行，与右冠状动脉的后室间支末端吻合，主要分布于左心室前壁、右心室前壁的小部分和室间隔前上部。临床上前室间支易发生阻塞，从而导致左室前壁及室间隔前部心肌梗死。旋支沿冠状沟向左行至膈面，主要分布于左心房和左心室的侧壁和后壁。

**2. 心的静脉** 心的静脉多与动脉伴行，绝大部分汇入冠状窦，经冠状窦口进入右心房。

**链接** 冠状动脉支架

冠状动脉支架的使用被视为心脏介入治疗的一个重大突破，它不需要开胸，而是通过从体外插入动脉的导管，进入冠状动脉内部对病变进行处理，所以具有创伤小、可以重复进行的特点，目前已被广泛用于冠心病的治疗。

### （七）心包

心包分为外层的纤维心包和内层的浆膜心包，浆膜心包又分为脏、壁两层，两层之间的狭窄间隙为心包腔，内含少量浆液，起润滑作用，可以减少心在搏动时脏、壁两层的摩擦。心包对心具有保护作用，能防止心腔过度扩大，以保持循环血量恒定。壁层伸缩性很小，若心包腔内大量积液时，不易向外扩张，却向内压迫心脏，限制心的舒张，并影响静脉血回流。

## 二、血 管

### （一）血管种类与结构

血管是运输血液的管道，包括动脉、静脉和毛细血管3类。

**1. 动脉** 外观圆柱状、壁厚，分为内膜、中膜和外膜3层：内膜主要由内皮细胞构成，薄且光滑，能减少血流阻力，且不易形成血栓。中膜最厚，主要由平滑肌和弹性纤维构成，大动脉以弹性纤维为主，故大动脉又被称为弹性血管；中动脉管壁平滑肌比较丰富，其舒缩决定器官、组织的血流量，故将中动脉称为分配血管；小动脉和微动脉，口径较小，管壁以平滑肌为主，在神经、体液因素作用下，平滑肌可以收缩或舒张，使动脉口径发生变化，从而影响血流阻力。血液循环遇到的阻力主要集中在小动脉和微动脉，故将小动脉和微动脉称为阻力血管。外膜主要由纤维结缔组织构成，特别是大动脉的外膜，抗张力能力很大，可以防止血管过度扩张。

**2. 静脉** 导血回心的血管均称为静脉。体循环的静脉运送静脉血回右心房，而肺循环的静脉运送动脉血至左心房。

静脉管壁较动脉管壁薄，也分内、中、外3层。静脉内压力较低、血流较慢，其中含血量较少时，外形呈缩扁状态。静脉管壁承受外加压力的能力比动脉要小些，因此，同样的外加压力，并不影响动脉血流，但可能使静脉血回流受阻。静脉的内径较相应的动脉要大，安静时，全身60%～70%的血液在静脉中，所以，静脉也称为容量血管。与动脉不同的是，多数静脉内有静脉瓣，这种结构与心的瓣膜结构类似，可以防止静脉血由于重力的作用倒流。

**3. 毛细血管** 互相连接成网，遍布全身各处，由内皮细胞构成，外有基膜，管壁极薄，通透性很高。管腔很小，内径平均在7～9μm，血流极慢。全身所有毛细血管切面面积总和约为主动脉切面面积的800倍，而毛细血管血流速度却为主动脉血流速度的1/800。这些特点非常有利于其中血液与组织液的物质交换，所以，毛细血管又称为交换血管。

**考点：** 动脉、静脉和毛细血管管壁的结构特点

## （二）体循环的血管

体循环的动脉从左心室发出，经主动脉及各级动脉分支延续为毛细血管，后者分布于全身；体循环的静脉起于毛细血管，经静脉各级属支及上、下腔静脉，返回右心房。

**1. 体循环的动脉**（图5-9、图5-10）

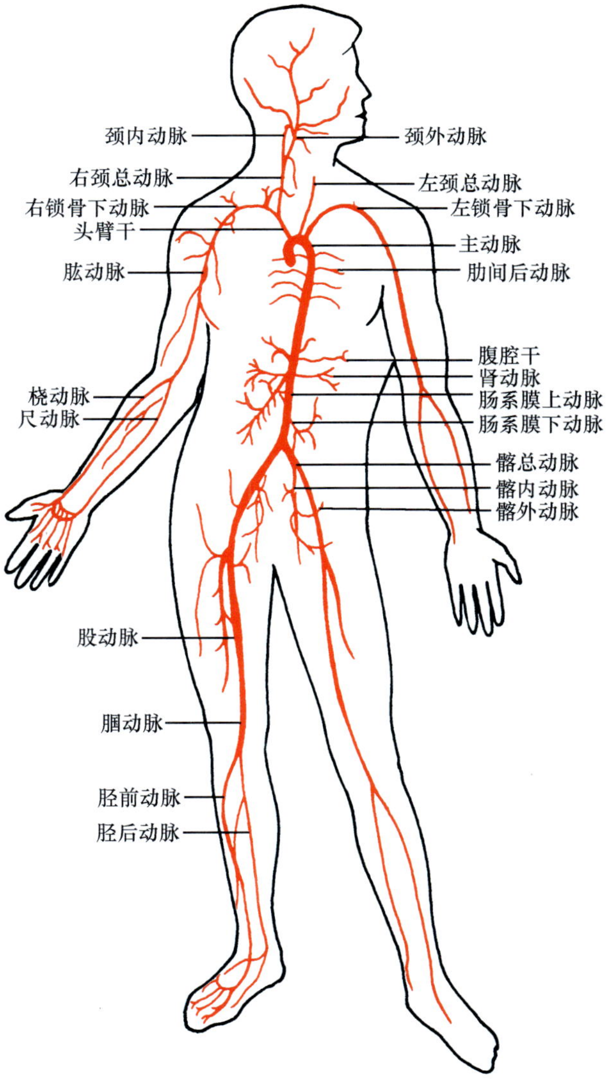


图5-9 体循环动脉模式图

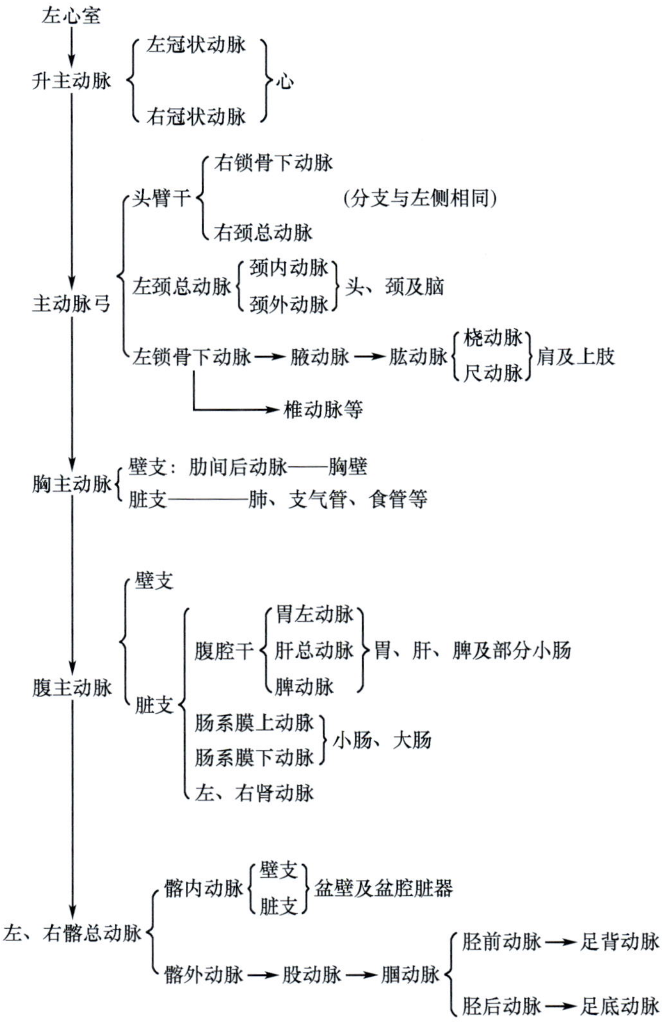


图5-10 体循环动脉的主要分支

（1）主动脉　是体循环动脉的主干，从左心室发出后，先向上行，然后向下弯成弓形，再沿脊柱下行，到第4腰椎处分为左、右髂总动脉（图5-9和图5-10）。左、右髂总动脉在骶髂关节前方又各分为髂内、髂外动脉。主动脉全长分为升主动脉（起始的一段）、主动脉弓（弯曲的一段）和降主动脉（下降的一段）3段。降主动脉又分为两段，即胸主动脉（膈以上的一段）和腹主动脉（膈以下的一段）。

从升主动脉（主动脉升部）的起始部发出左、右冠状动脉，分布于心。

由主动脉弓向上发出3支大动脉干，即头臂干、左颈总动脉和左锁骨下动脉。头臂干上升后再分为右颈总动脉和右锁骨下动脉。

（2）左、右颈总动脉　是营养头颈部的动脉主干，沿气管和喉的外侧上行，至甲状软骨上缘处分为颈外动脉和颈内动脉，前者营养头面部和颈部，后者为脑提供部分血液。

（3）锁骨下动脉　在其起始端首先分出椎动脉，后者上行入脑，与颈内动脉共同为脑组织提供营养；锁骨下动脉接着依次延续为腋动脉、肱动脉，营养肩部和上肢近端，肱动脉主要有两个分支，分别是桡动脉和尺动脉，营养上肢远端。

（4）胸主动脉　是营养胸壁和胸腔脏器的动脉主干，分支有壁支和脏支。壁支主要是肋间后动脉，营养胸壁；脏支营养胸腔内的肺、支气管、食管等。

（5）腹主动脉　是营养腹壁和腹腔脏器的动脉主干，分支有壁支和脏支。壁支分布于腹后壁、背部和脊髓等处；脏支主要为①腹腔干，营养胃、肝、脾及部分小肠；②肠系膜上动脉和肠系膜下动脉，营养小肠和大肠；③左、右肾动脉，营养肾。

（6）髂内动脉　是营养盆壁和盆腔脏器的动脉主干，亦有脏支和壁支之分。

（7）髂外动脉　是营养下肢的动脉主干，依次延续为股动脉、腘动脉，营养下肢近端；腘动脉又分为胫前动脉和胫后动脉，营养下肢远端。

**2. 体循环的静脉**　从全身各处的毛细血管网开始，逐渐汇合成较大静脉，最后经上腔静脉、下腔静脉和冠状窦，注入右心房。

体循环静脉可分为三大系统：上腔静脉系、下腔静脉系（包括门静脉系）和心静脉系。上腔静脉系收集头颈部、上肢和胸背部等处的静脉血。下腔静脉系收集腹部、盆部以及下肢的静脉血。下腔静脉系的门静脉系收集腹腔内消化管道、胰和脾的静脉血（收集除肝以外的所有不成对腹腔脏器的静脉血），门静脉进入肝，又分成毛细血管网，后者与肝动脉血一起注入肝内血窦，然后再由肝静脉经下腔静脉回流入右心房。心静脉系收集心的静脉血。

### （三）肺循环的血管

肺循环的动脉从右心室发出先后延续为肺动脉干、左肺动脉和右肺动脉。左、右肺动脉分别经左、右肺门入肺后沿支气管经多次分支后形成肺泡毛细血管并吻合成网。后者延续为静脉，静脉逐级汇合在两侧肺门处各形成两条肺静脉出肺，注入左心房。

## 三、淋巴系统

淋巴系统由淋巴管、淋巴结和淋巴组织共同组成，其中淋巴管可回收部分组织液，使之成为淋巴液。淋巴液沿淋巴管向心流动，最后归入静脉。

淋巴管道包括毛细淋巴管、淋巴管、淋巴干和淋巴导管。

毛细淋巴管遍布全身，呈网状，以盲端起于组织间隙，管壁由单层内皮细胞呈叠瓦状相互覆盖，这种结构只允许组织液进入毛细淋巴管，而不能向外反流。同时，毛细淋巴管外没有基膜，故通透性较毛细血管高，一些不易透过毛细血管的大分子物质，如蛋白质、细菌、异物、癌细胞等，较易进入毛细淋巴管。小肠绒毛内的毛细淋巴管尚可吸收脂肪，吸收脂肪后的淋巴呈乳白色糜状，故该处的淋巴管称乳糜管。

淋巴管由毛细淋巴管汇合而成，淋巴液在沿淋巴管向心回流途中，要经过一个或多个结节状膨大的淋巴结，淋巴结的主要作用是将淋巴液中的有害成分过滤掉，并能产生部分淋巴细胞，淋巴结与脾、胸腺等淋巴组织共同构成身体重要的防御装置。

多条淋巴管汇合成较大的淋巴干，后者再汇合成左、右淋巴导管（左淋巴导管又称胸导管），将淋巴液分别在左、右静脉角处导入静脉（图5-11）。

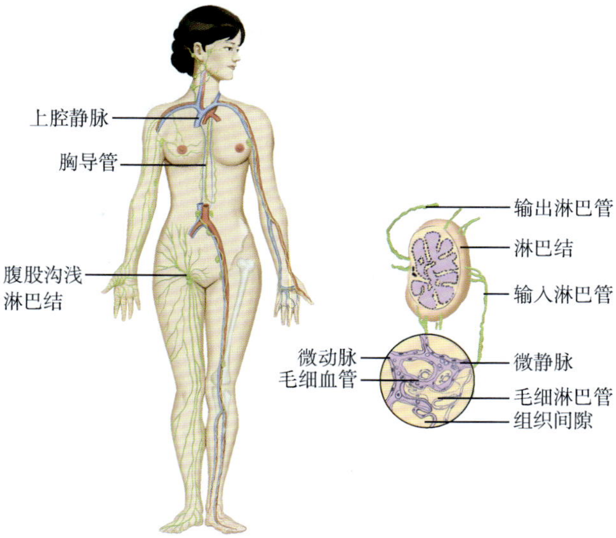


图5-11 淋巴系统示意图

# 第2节 心的生理

在整个生命过程中，心不停地进行节律性舒张与收缩，将血液先从静脉吸纳入心室，再射入动脉以实现其泵血功能。心的这种机械活动是以生物电现象为基础的，因此，有必要先对心肌细胞的生物电现象作一介绍。

## 一、心肌细胞的生物电现象

### （一）心肌细胞的分类

根据心肌细胞生物电现象的特点，将心肌细胞分为以下两类。

**1. 普通心肌细胞** 包括心房肌细胞和心室肌细胞，主要完成收缩功能，也称工作细胞。这类细胞不能自动产生节律性兴奋，属于非自律细胞。

**2. 特殊分化的心肌细胞** 主要包括窦房结、房室交界、房室束、左右束支及浦肯野纤维网，它们共同组成心的传导系统。这些细胞的收缩功能基本退化，主要执行产生并传导兴奋的功能。这类细胞能自动产生节律性兴奋，也称自律细胞。

### （二）心肌细胞的跨膜电位及其形成机制

与骨骼肌细胞和神经细胞类似，心肌细胞的跨膜电位也是由于离子的跨膜流动形成的。但心肌细胞跨膜电位有其显著特点，且不同心肌细胞跨膜电位也不完全相同。

**1. 普通心肌细胞的跨膜电位及离子机制**（以心室肌细胞为例说明）

（1）静息电位 约为–90mV，其形成机制与骨骼肌细胞及神经纤维相同，也是$K^+$外流的结果。

（2）动作电位 与骨骼肌细胞及神经纤维有明显不同，主要不同点是复极化时相明显延长。心室肌细胞动作电位可分0、1、2、3、4共计5个时相（图5-12）。

1）0时相：也称去极化时相，在有效刺激作用下，膜内电位由–90mV迅速上升到+30mV左右，即由安静时的内负外正的极化状态，迅速转变为内正外负的反极化状态，构成动作电位上升支。其产生是由于$Na^+$大量、快速内流所致。

2）1时相：也称快速复极初期，膜内电位由+30mV快速恢复到0mV左右，这是$K^+$快速外流的结果。

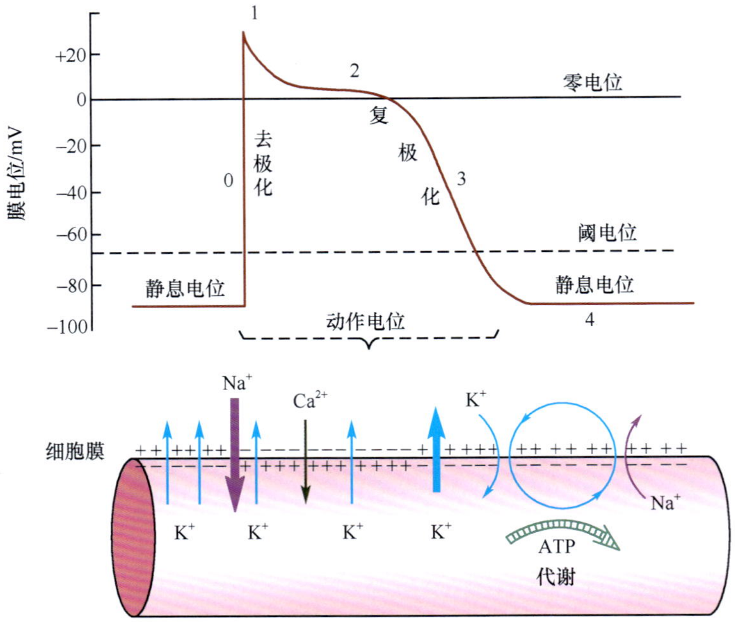


图5-12 心室肌细胞动作电位及其形成的离子基础

3）2时相：也称缓慢复极期，膜电位基本停滞于0mV左右，形似平台，称为平台期。平台期的形成是$K^+$外流和$Ca^{2+}$内流综合作用的结果。该期持续时间较长，这是心室肌细胞复极时间明显延长的主要原因，也是心室肌细胞与骨骼肌细胞、神经纤维动作电位的主要不同点。

4）3时相：也称快速复极末期，膜电位从0mV快速恢复到–90mV左右，也是由$K^+$外流形成。

5）4时相：也称恢复期，3时相结束时，膜电位虽然恢复到–90mV，但膜内、外离子的不均匀分布并未恢复。在此期，通过钠-钾泵及钙泵的活动，将动作电位期间进入细胞内的$Na^+$、$Ca^{2+}$泵出细胞，同时将动作电位期间从细胞内移出的$K^+$泵回细胞内，使细胞内、外离子的不均匀分布也完全恢复，这样细胞的兴奋性才恢复正常。

心房肌细胞的生物电现象及形成机制与心室肌细胞相似，只是心房肌细胞的动作电位历时相对较短。

### 2. 自律细胞的跨膜电位及离子机制

（1）浦肯野细胞　其动作电位的0、1、2、3时相的形态及离子机制与心室肌细胞基本相同，主要不同之处在于其4时相膜电位不稳定，要发生自动去极化，即没有稳定的静息电位。3时相末，膜电位的绝对值达到最大，称为最大复极电位，数值约为–100mV。4时相自动去极化的离子基础是随时间逐渐增强的$Na^+$内流和随时间逐渐衰减的$K^+$外流综合作用的结果。去极化一旦达到阈电位（–70mV）就会爆发下一个动作电位。

（2）窦房结细胞　动作电位的特点如下。①0时相去极化速度慢、幅度小，膜内电位只上升到0mV左右，由$Ca^{2+}$内流引起。②无明显的1、2时相，直接转为3时相，3时相也是由$K^+$外流形成，最大复极电位仅为–70mV左右。③4时相膜电位不稳定，发生自动去极化，一旦达到阈电位（–40mV），就会爆发动作电位。④4时相离子基础与浦肯野细胞相同，也是$Na^+$内流和$K^+$外流综合的结果，不同之处在于窦房结细胞4时相自动去极化的速度比浦肯野细胞快得多。所以，窦房结的自律性明显高于浦肯野细胞（图5-13）。

综上所述，自律细胞与非自律细胞的主要区别在于4时相是否发生自动去极化，能发生自动去极化的细胞为自律细胞，否则为非自律细胞。自律细胞自律性的高低则取决于4期自动去极化的速度，去极化速度越快，自律性越高。

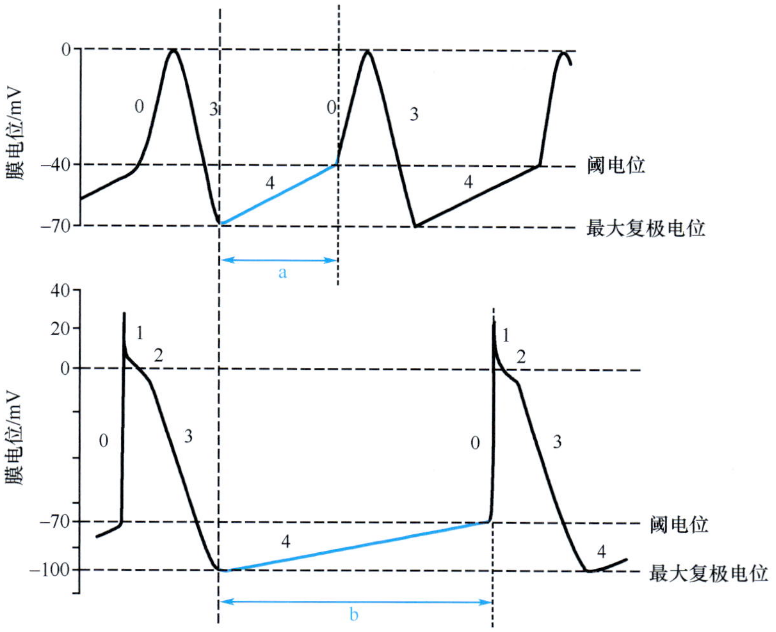


**图5-13 窦房结细胞与浦肯野细胞动作电位的比较**

a. 窦房结细胞去极化（从−70mV到−40mV）所需时间；b. 浦肯野细胞去极化（从−100mV到−70mV）所需时间

**考点：** 自律细胞和非自律细胞动作电位的不同

## 二、心肌的生理特性

心肌细胞的基本生理特性包括自律性、兴奋性、传导性和收缩性。前3种特性是以心肌细胞的生物电现象为基础的，称为电生理特性；收缩性是以心肌细胞收缩蛋白的机械收缩活动为基础的，称为机械生理特性。

### （一）自动节律性

心肌自律细胞能够在没有外来刺激的情况下自动产生节律性兴奋的特性，称为自动节律性，简称自律性。动作电位4时相自动去极化是自律性产生的基础。自律性的高低用单位时间（每分钟）内产生自动兴奋的次数衡量，次数越多，则自律性越高。

**1. 心的起搏点** 心的自律细胞主要分布于传导系统，传导系统中不同部位的自律性高低不同，其中，窦房结的自律性最高，约为100次/分，房室交界约为50次/分，浦肯野纤维最低，约为25次/分。由于窦房结的自律性最高，正常情况下，由窦房结控制心的搏动，故将窦房结称为心的正常起搏点，由窦房结控制的心跳节律称为窦性心律。其他部位自律细胞的自律性在正常情况下由于受窦房结的控制表现不出来，故称为潜在起搏点。异常情况下，如窦房结自律性降低、窦房结的兴奋传导受阻或其他自律细胞的自律性异常升高，某个潜在起搏点就会取代窦房结控制心跳活动，这种情况下，该潜在起搏点即变成异位起搏点，由异位起搏点控制的心跳节律称为异位心律。

**2. 影响自律性的因素**

（1）4时相自动去极化速度　是影响自律性的特征性因素，也是最重要因素。若4时相自动去极化速度快，达到阈电位所需要的时间短，则单位时间内自动兴奋的次数多，自律性高；反之，自律性低。窦房结细胞的自律性之所以高于其他自律细胞，就是因为窦房结细胞4时相自动去极化的速度最快。

（2）最大复极电位与阈电位的差距　若二者差距小，达到阈电位所需的时间短，单位时间内产生自动兴奋的次数多，故自律性高；反之，亦然。例如，心迷走神经兴奋时，细胞膜对$K^+$通透性增高，最大复极电位绝对值增大，导致其与阈电位差距增大，使窦房结的自律性降低，心率则减慢。

考点：影响自律性的因素

## （二）兴奋性

兴奋性指心肌细胞受到有效刺激时产生兴奋（动作电位）的能力。常用阈强度（阈值）来衡量，阈值越大，兴奋性越低，二者呈反变关系。

**1. 影响兴奋性的因素**

（1）$Na^+$通道的状态　$Na^+$通道有3种存在状态，包括备用状态、激活状态和失活状态。当其处于备用状态时，心肌细胞兴奋性正常，只要受到有效刺激，通道即可开放，产生动作电位；当其处于激活状态时，由于通道正处于开放状态，短期内不能再次开放，兴奋性降为0；当其处于失活状态时，通道不能开放，兴奋性也为0。

（2）最大复极电位（或静息电位）与阈电位的差距　若二者差距大，达到阈电位比较困难，则表示兴奋性降低；反之，则表示兴奋性增高。

**2. 心肌细胞兴奋时兴奋性的周期性变化**　心肌细胞在一次兴奋过程中（动作电位期间），兴奋性会发生周期性变化，这种变化主要是由于膜电位变化引起离子通道状态变化的结果。

心肌细胞兴奋时兴奋性周期性变化可分为以下几个时期（图5-14）。

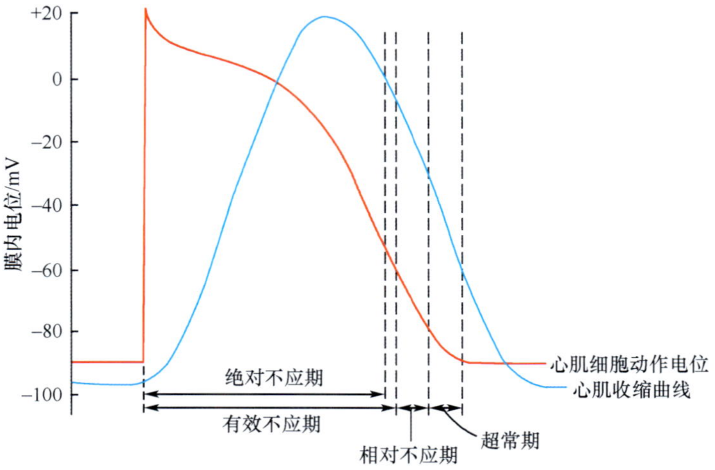


图5-14　心室肌细胞兴奋性变化

（1）有效不应期　从心肌细胞动作电位0期去极化开始，到3期复极化膜电位达−60mV为止。无论给予多么强大的刺激，心肌细胞不能再产生动作电位，即兴奋性为0。此期开始的短时间内（动作电位上升支期间），$Na^+$通道处于激活状态，以后大部分时间，$Na^+$通道都处于失活状态。

（2）相对不应期　从复极化膜电位达−60mV开始到膜电位恢复到−80mV为止。若给予强刺激，可以产生动作电位，但通常所说的阈刺激仍不能引起动作电位，兴奋性低于正常。此期$Na^+$通道部分恢复到备用状态。

（3）超常期　从复极化膜电位达−80mV开始到膜电位恢复到−90mV止。这段时间内，阈下刺激即可引起兴奋，即兴奋性高于正常，故称超常期。此期$Na^+$通道完全恢复到备用状态，从这方面讲，兴奋性正常；但此期膜电位与阈电位差距小，达到阈电位较容易，所以，兴奋性比正常时高。

动作电位4时相（恢复期）结束，膜电位及细胞内、外离子的不均匀分布都恢复到静息水平，兴奋性才恢复正常。

**3. 期前收缩和代偿间歇**　心肌细胞兴奋时兴奋性周期性变化的特点是有效不应期特别长，其持续时间包括心肌收缩的收缩期和舒张早期。也就是说，在心肌收缩的收缩期，绝对不能再产生兴奋和收缩，故心肌细胞不会产生完全强直收缩。但若有效不应期结束（心肌细胞进入舒张中、晚期），心肌细胞接受额外刺激，可以提前产生兴奋和收缩，称为期前收缩，临床上称作早搏。期前收缩实质上属于不完全强直收缩。由于引起期前收缩的动作电位也有有效不应期，若窦房结传来的正常兴奋刚好落在期前收缩的有效不应期内，就会出现一次兴奋的脱失，需待下一次窦房结传来的兴奋到来时，心肌才能再次兴奋和收缩。因此，在一次期前收缩之后，往往有较长一段时间心肌处于舒张期，这段时间称为代偿间歇（图5-15）。

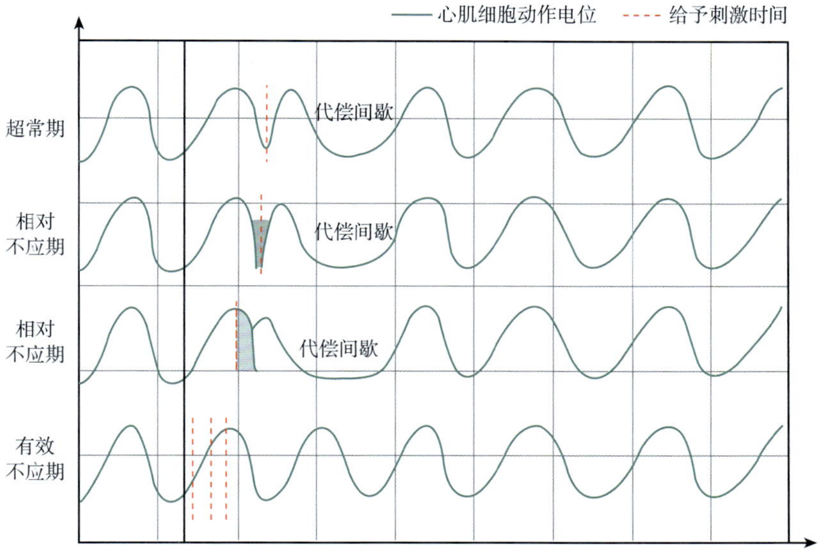


图5-15 期前收缩和代偿间歇

考点：心肌细胞兴奋时兴奋性周期性变化的特点

## （三）传导性

心肌细胞具有传导兴奋的能力，称为传导性。其高低用单位时间内传导的距离衡量，传导距离长，则传导性高。

**1. 心内兴奋传导途径** 心内最先产生兴奋的部位是窦房结。窦房结发出的兴奋先直接传至左、右心房，引起两心房兴奋和收缩。在窦房结和房室交界之间，有一些排列比较整齐的心房肌，其传导速度比普通心房肌细胞快得多，从而构成一条“优势传导通路”，将窦房结的兴奋快速传导到房室交界处。然后再经房室束、左右束支及浦肯野纤维网传导到左、右心室，引起心室肌的兴奋和收缩（图5-16）。

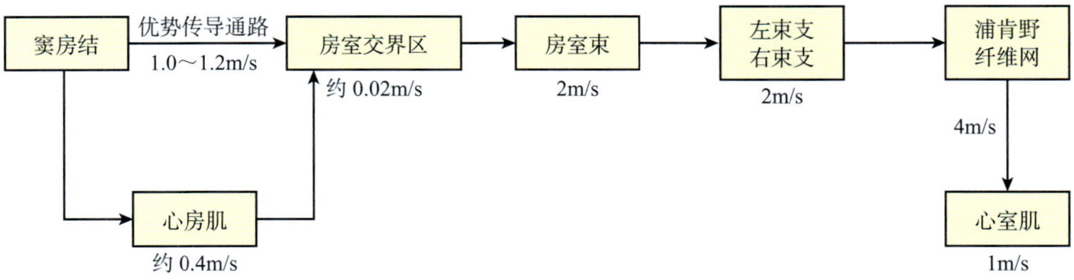


图5-16 心内兴奋传导途径示意图

**2. 心内兴奋传导的特点** 兴奋在心各部分传导的速度不同，其中房室交界处传导速度最慢，而该处是兴奋从心房传到心室的唯一通道，意味着兴奋从心房传到心室需要较长时间，这段时间称为房室延搁。房室延搁使心房兴奋和收缩结束后，心室才开始兴奋和收缩，这有利于心室的进一步充盈。传导速度最快的部位是浦肯野纤维网，该网分布于左、右心室，能将兴奋快速传遍心室肌细胞，使所有心室肌细胞几乎同步兴奋、同步收缩，这样可以产生更大的收缩力，使射血更有力。

### 3. 影响传导性的因素

（1）0时相去极化速度和幅度　心肌细胞兴奋的传导也是通过局部电流实现的。而局部电流是由已兴奋部位细胞膜0时相去极化引起的。若0时相去极化速度快，则局部电流形成快；0时相去极化幅度大，则局部电流强。局部电流形成越快越强，邻近细胞膜去极化达阈电位所需的时间越短，单位时间内传导的距离越长，传导性越高。例如，浦肯野细胞、心室肌细胞、心房肌细胞0时相去极化幅度大、速度快（0时相陡峭），传导性高；房室交界处细胞（动作电位0时相形态及离子基础同窦房结细胞）0时相去极化速度慢、幅度小（0时相平缓），传导性低。

（2）邻近部位细胞膜的兴奋性　兴奋的传导是细胞膜依次兴奋的过程，当邻近膜兴奋性正常时，兴奋的传导才有可能正常进行。若邻近膜正处于上次动作电位的有效不应期，则兴奋无法传到该处，称为完全传导阻滞；若邻近膜处于相对不应期，则兴奋传导至该处所需时间延长，传导速度减慢，称为不完全传导阻滞。在心的兴奋传播途中，房室交界传导速度最慢，最易发生传导阻滞，称为房室传导阻滞。

**考点**：影响传导性的因素

## （四）收缩性

心肌在发生兴奋时，外部表现为肌纤维的缩短，这一特性称为收缩性。其收缩原理与骨骼肌相同，但是，心肌细胞的收缩有其自身的特点。

**1. 不发生完全强直收缩**　这是由于心肌细胞动作电位的有效不应期特别长，一直持续到心肌收缩的舒张早期结束，这使心肌细胞始终保持舒张、收缩交替进行，从而保证心室有序地充盈和射血。

**2. 同步收缩**　即两心室所有心肌细胞几乎同时收缩，两心房所有细胞也几乎同时收缩。这主要是因为浦肯野纤维、心房肌细胞、心室肌细胞传导速度快，也与心肌细胞之间的低电阻闰盘结构使心肌成为机能合胞体有关。

**3. 收缩力大小依赖细胞外$Ca^{2+}$浓度**　兴奋-收缩的耦联因子是$Ca^{2+}$，骨骼肌细胞收缩时，$Ca^{2+}$主要由肌质网释放，心肌细胞肌质网不发达，$Ca^{2+}$的储存和释放量不足，兴奋-收缩耦联过程中，所需的$Ca^{2+}$有一部分要从细胞外液转运入细胞内（动作电位平台期的$Ca^{2+}$内流）。因此，一定范围内，细胞外液$Ca^{2+}$浓度增加，心肌收缩力增强；反之，收缩力减弱。当细胞外$Ca^{2+}$浓度显著降低时，心肌细胞虽可兴奋，但不发生收缩，称为兴奋-收缩脱耦联。

**考点**：心肌细胞收缩的特点

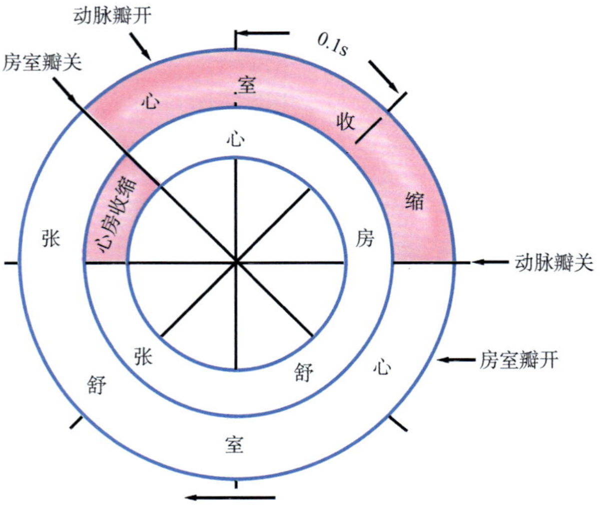

图5-17　心动周期中心房和心室活动的顺序及时间关系

# 三、心的泵血功能

## （一）心动周期

心房或心室收缩和舒张一次构成的机械活动周期称为心动周期（图5-17）。

一个心动周期即为一次心搏，每分钟心搏的次数称为心率。心动周期的长短与心率有关，心率越快，心动周期持续时间越短，即二者呈反比关系。按安静时平均心率75次/分计算，则每个心动周期历时0.8s，其中心房收缩持续0.1s，心房舒张持续0.7s；心房进入舒张期后，心室开始收缩，收缩期持续0.3s，随后进入心室舒张期，历时0.5s。可见，不论心房还是心室，都是收缩期短，舒张期长，这使心有足够的时间接纳由静脉回流的血液，既保证心室有足够的血液充盈，又能让心肌得到充分的休息。若心率加快，则心动周期持续时间缩短，收缩期和舒张期均缩短，但舒张期缩短更严重，这不仅不利于心室的充盈，也使心肌细胞得不到充分的休息。所以，长久的心率加快对人体不利。

### （二）心的泵血过程

在心的泵血过程中，心室起主要作用。左、右心室泵血过程相似，现以左心室为例说明。

#### 1. 左心室收缩与射血

（1）等容收缩期 左心室收缩，室壁肌肉的张力增高导致室内压升高，一旦超过房内压，则推挤二尖瓣关闭；此时，室内压虽在升高，但仍低于主动脉压，主动脉瓣尚未开放。这段时间内，心室成为一个密闭腔，加之心室内的血液几乎不可压缩，尽管心室强烈收缩，但心室容积不能缩小，故称为等容收缩期。

（2）射血期 室内压继续升高，一旦超过主动脉压，主动脉瓣被冲开，心室血液射入主动脉。射血初期，射血速度较快，称快速射血期；后期速度减慢，为缓慢射血期。此期末，心室内容纳血量降到最小，称为心室收缩末期容量。

#### 2. 左心室舒张与充盈

（1）等容舒张期 左心室舒张，室壁肌肉的张力下降导致室内压下降，一旦低于主动脉压，主动脉血液出现反流的趋势，恰好迫使主动脉瓣关闭；此时，室内压虽在不断降低，但仍高于房内压，二尖瓣尚未开放。心室再次成为密闭的腔，由于心室内血液体积也无法增大，导致心室舒张容积不能增大，故称等容舒张期。

（2）主动充盈期 左心室内压继续下降，一旦低于房内压，二尖瓣开放，静脉血通过正处于舒张期的心房被“抽吸”入心室。心室充盈的初期，充盈速度较快，称快速充盈期；以后，充盈速度减慢，为缓慢充盈期。该期心室的充盈量可达心室充盈总量的70%～90%。

（3）被动充盈期（心房收缩期） 在心室舒张的最后0.1s，心房收缩，房内压升高，心房血液被挤入心室，使心室进一步充盈。此期增加的心室充盈量仅为心室充盈总量的10%～30%。所以，若心房肌收缩异常（如心房颤动），心室充盈量虽有减少，但不致引起严重后果。此期结束，心室内容纳血量增至最大，称为心室舒张末期容量。

从心室射血与充盈过程不难看出，心室收缩与舒张引起的心室内压变化是造成室内压与房内压及室内压与动脉压之间压力差变化的主要原因。当压力差方向与血流方向相同时，相应瓣膜开放，反之则关闭，从而保证血液沿单一方向流动（图5-18）。

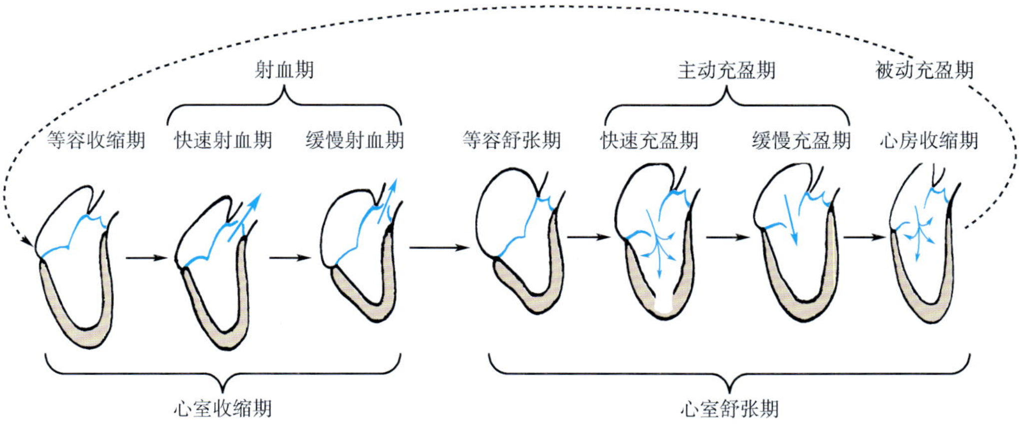


图5-18 心泵血过程

右心室的射血和充盈过程与左心室类似，但由于右心室将血液射入肺动脉，而肺动脉内血压只有主动脉血压的1/6，故右心室射血阻力较小，射血较容易，这是造成右心室壁比左心室壁薄的主要原因。

**考点：**心泵血过程中心房、心室和动脉之间的压力变化及瓣膜的关闭

### （三）心泵血功能的评价

心的主要功能是不断地将血液射入动脉以满足机体各部位对血液的需求。如果心泵血量严重不足则意味着心力衰竭。因此，正确评价心的泵血功能具有重要的临床意义。目前评价心泵血功能的指标较多，这里只介绍几种常用指标。

**1. 每搏输出量和每分输出量** 一侧心室一次收缩射出的血量称为每搏输出量，简称搏出量，正常成人安静状态下，搏出量约为70ml。一侧心室每分钟射出的总血量称为每分输出量，通常所说的心输出量指的就是每分输出量，它等于搏出量与心率的乘积。按平均心率75次/分计算，心输出量约为5L/min。心输出量是评价心泵血功能的最基本指标。通常情况下，心输出量越大，表明心的泵血功能越好。但如果被比较的不同个体身材相差太悬殊，则容易得出身材矮小的个体心功能不好的错误结论。因此，还需要其他更全面的评价指标。

**2. 心指数** 是心输出量与体表面积的比值。我国中等身材的成年人，体表面积约为1.6$m^2$，以心输出量5L/min计算，心指数的正常值约为3.0L/（min・$m^2$）。很显然，身材高大的人，心输出量大，体表面积也大；身材矮小的人，心输出量小，体表面积也小。只要心功能正常，心指数就会在正常范围内。

**3. 射血分数** 心室收缩时并不能将心室血液全部射入动脉。正常人安静情况下，左心室舒张末期容量约为125ml，而搏出量只有约70ml，即射血结束后心室内尚有约55ml的余血，这部分余血量其实是心泵血功能的储备。搏出量占心室舒张末期容量的百分比称为射血分数，健康成人射血分数约为56%。健康人当心室舒张末期容量一定程度增大时，心肌收缩力增大，搏出量也相应增加，射血分数不降低。而心肌出现病理性肥大的患者，由于心功能减退，当心室舒张末期容量增大时，搏出量不能同等程度增加，导致射血分数明显下降。因此，射血分数是评价心功能的一个较全面的指标。

### （四）影响心泵血功能的因素（影响心输出量的因素）

通常情况下，心泵血功能好坏主要体现为心输出量的多少。因此，影响心泵血功能的因素可以理解为影响心输出量的因素。心输出量等于搏出量和心率的乘积，因此，凡能影响搏出量和心率的因素都能影响心输出量。

**1. 搏出量** 如果心率不变，搏出量增加，则心输出量增加。影响搏出量的因素有3个方面。

（1）心室舒张末期容量（前负荷） 心室舒张末期容纳的血量，使构成心室的每个心肌细胞收缩前处于某种初长度。使肌肉收缩前处于某种初长度的负荷称为前负荷。所以心室舒张末期容量就是心肌收缩的前负荷。前负荷越大，心肌的初长度越长。一定限度内，初长度越长，心肌的收缩力越强，搏出量越大。心室舒张末期容量的大小主要取决于静脉回心血量，静脉回心血量越多，心室舒张末期容量越大。

（2）动脉血压（后负荷） 由于动脉血压的存在，心室射血遇到一定的阻力，该阻力可阻止心肌的缩短。而阻止肌肉缩短的负荷为后负荷，所以，动脉血压是心肌收缩的后负荷。后负荷越大，心室肌等容收缩期越长，射血期越短，搏出量越少。然而，搏出量的减少必然导致射血期末心室内余血量增加，若静脉回心血量不变，则心室舒张末期容量增加，初长度增加，使心肌收缩力增强，从而使搏出量很快得以回升。因此，短暂的动脉血压升高，只引起搏出量的暂时降低，几次心搏后，搏出量即可恢复。但若动脉血压持续保持在高水平，心室肌必须长时间加强收缩来保证搏出量不减少，将会出现心肌的病理性肥大而导致心肌的相对缺血。

（3）心肌收缩能力 是心肌细胞的一种内在特性，与前、后负荷的大小无关。兴奋-收缩耦联过程

中横桥活化的数量以及横桥ATP酶的活性等是影响心肌收缩能力的主要因素。活化的横桥数目越多，横桥ATP酶活性越强，心肌细胞的收缩能力越强，搏出量越大；反之，搏出量减少。神经、体液因素以及某些药物都可以通过改变心肌收缩力来调节搏出量。如心交感神经活动增强、血液中儿茶酚胺增多等都可以使心肌收缩力增强；心迷走神经活动增强则使心肌收缩力减弱。

**2. 心率** 是决定心输出量的另一因素。若搏出量不变，心率越快，心输出量越大。但心率过快（超过180次/分），心输出量反而减少，这是由于心率过快时，心动周期严重缩短，心室舒张期缩短更明显，致使心室充盈时间过短，充盈量严重不足，从而使搏出量明显减少。这种情况下，心率虽然加快，但搏出量的减少更为严重，最终导致其乘积（心输出量）减少。

考点：影响心泵血功能的因素

### （五）心力储备

心输出量随人体代谢增强而增加的能力称为心力储备。正常成年人安静时的心输出量约为5L/min，剧烈运动或重体力劳动时可达25～35L/min。说明健康人的心有足够大的储备力量。心力储备主要来自心率的加快和搏出量的增加两个方面。一般情况下，心率加快是提高心输出量的主要途径。健康成人安静时心率平均为75次/分，剧烈活动时可增至180次/分左右。动用心率储备可使心输出量达安静时的2～2.5倍。搏出量的增加主要通过增加心肌收缩力来实现。正常人安静时的搏出量约为70ml，剧烈活动时，可增至150ml左右（不仅由于心室收缩加强，而且心室舒张程度也加大，使心室舒张末期容量增大）。通过动用搏出量储备，又可使心输出量加倍。

心力储备可以在很大程度上反映心的功能。经常进行体育锻炼的人，心力储备会增大；反之，缺乏锻炼和心脏有疾病的人，心力储备较小，当体力活动增加时，心输出量不能相应增加，会出现心悸气短、头晕等症状。

## 四、心音和体表心电图

### （一）心音

在心动周期过程中，心肌收缩、瓣膜开闭等因素引起的机械振动，形成声音，通过周围组织的传导，用听诊器在胸壁上可以听到，称为心音。通常能听到两个心音，即第一心音和第二心音。第一心音发生在心室收缩期，音调较低、持续时间较长，标志着心室开始收缩，主要由房室瓣关闭引起的振动形成。第二心音发生在心室舒张期，音调较高、持续时间较短，标志着心室开始舒张，主要由动脉瓣关闭引起的振动形成。当血液通过狭窄或异常的通道时，会产生杂音，杂音若与第一心音伴随，称为收缩期杂音；若与第二心音伴随则为舒张期杂音。

心音听诊对心脏病的诊断有重要价值，临床上通过心音听诊可以帮助诊断风湿性心脏病、先天性心脏病及心律失常等。

### （二）体表心电图

心在每一次周期性活动中，都是由窦房结产生兴奋，依次传向心房、心室，引起心房、心室先后发生兴奋。心内兴奋产生和传播时发生的电位变化，可通过周围组织传到体表。将心电图机的测量电极放在体表一定位置，可记录到这些电位变化的曲线，称为心电图（electrocardiogram，ECG）。测量电极放置的位置及与心电图机的连接方式称为导联，常规心电图至少包括12个导联，即Ⅰ、Ⅱ、Ⅲ导联（标准肢体导联），aVR、aVL、aVF（加压单极肢体导联）和$V_1$、$V_2$、$V_3$、$V_4$、$V_5$、$V_6$（胸导联）。不同导联的心电图波形不完全相同，但基本上都包括P波、QRS波群、T波及各波之间代表时间的线段。其中Ⅱ导联心电图比较有代表性，下面以Ⅱ导联为例说明（图5-19）。

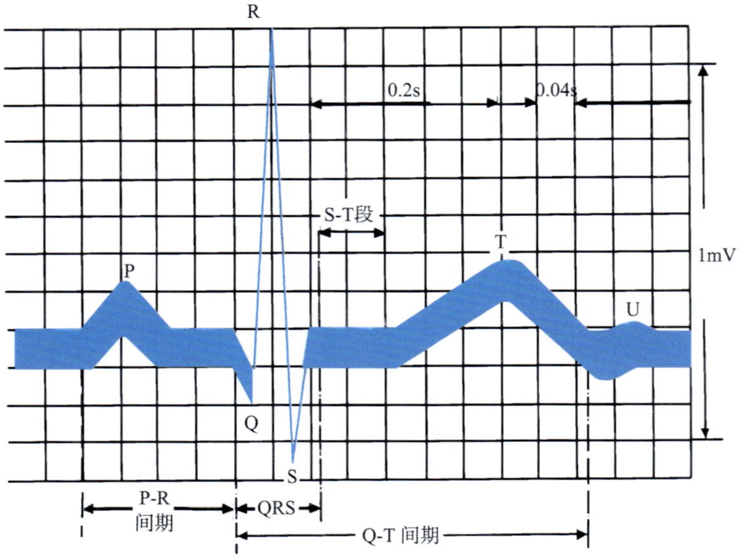


图 5-19　正常心电图示意图

**1. P 波**　反映左、右心房的去极化过程。波形小而圆钝，波幅0.05～0.25mV，历时0.08～0.11s。

**2. QRS 波群**　反映左、右心室的去极化过程。QRS波群的起点标志心室兴奋的开始，终点标志着左、右心室已全部兴奋。历时0.06～0.10s。

**3. T 波**　反映左、右心室的复极化过程。起点标志着心室复极化开始，终点表示左、右心室复极化结束。历时0.05～0.25s，波幅0.1～0.8mV。

**4. P-R 间期**　指从P波起点到QRS波群起点之间的时间。反映从心房开始兴奋到心室开始兴奋所需要的时间，即房室传导时间，历时0.12～0.20s。

**5. S-T 段**　指从QRS波群终点到T波起点之间的时间。此时间内所有心室肌细胞都处于去极化状态，尚没有心室肌细胞开始复极化。S-T段正常时为一等平线，上、下偏移不应超过0.5mV。

**6. Q-T 间期**　指从QRS波群起点到T波终点之间的时间。反映从心室去极化开始到心室复极化完全结束所需要的时间。

心电图检测在临床上主要用于帮助诊断心律失常等心脏疾病。

**案例 5-1**

患者，男，55岁，经常感觉胸闷气短、呼吸困难，尤其在平时走路、爬楼梯时气短加重，休息时得到缓解，平卧时加重、坐下时减轻。患者在劳累后或紧张时，胸骨后、心前区出现紧缩般疼痛，向左肩、左上臂放射，持续3～5min后能自行缓解。反复出现脉搏不齐、不明原因的心跳过速或过缓。

问题：根据以上描述推断此患者可能发生了什么病变？

# 第 3 节　血 管 生 理

血管是运送血液的管道，也是保证全身各器官获得所需血量的结构基础。

## 一、血流量、血流阻力和血压

### （一）血流量

器官的血流量多少与灌注该器官的动、静脉血压之差（$\Delta P$）成正比，而与该器官血管对血流的阻力（$R$）成反比。正常情况下，静脉血压很低，所以，器官血流量主要取决于动脉血压和血流阻力。实际上，灌注各器官的动脉血压相差并不大，故决定器官血流量的关键因素是器官内血管对血流的阻力。

### （二）血流阻力

血液在血管内流动所遇到的阻力来自血液内部各种成分之间的摩擦和血液与血管壁之间的摩擦。血流阻力的大小与血管内半径（$r$）、血液黏滞度（$\eta$）和血管长度（$L$）有关，用公式表示即：$R=8\eta L/\pi r^4$。

可见，血流阻力与血液黏滞度和血管长度成正比，与血管内半径（血管口径）的四次方成反比。由于血管长度和血液黏滞度一般很少变化，所以，血流阻力大小主要取决于血管口径。只要血管口径发生微小变化，即可引起血流阻力的显著变化。血管口径的大小受神经、体液因素的调节，通常交感缩血管神经活动增强或血液中儿茶酚胺类物质（肾上腺素、去甲肾上腺素等）增多，都可引起血管收缩，血管口径变小，从而使血流阻力增大。

### （三）血压

血压是血管内血液对单位面积血管壁的侧压力。在不同血管内分别称为动脉血压、毛细血管血压和静脉血压。血压的常用单位有毫米汞柱（mmHg）、千帕（kPa）和厘米水柱（$cmH_2O$），1mmHg =0.133kPa =1.36$cmH_2O$。

## 二、动脉血压

严格地说，动脉血压是动脉内血液对单位面积动脉壁的侧压力。但通常所说的动脉血压主要指的是主动脉的血压。由于主动脉血压不易测量，加之血压在大动脉内下降幅度很小（图5-20），通常通过测量肱动脉血压来代替主动脉血压。

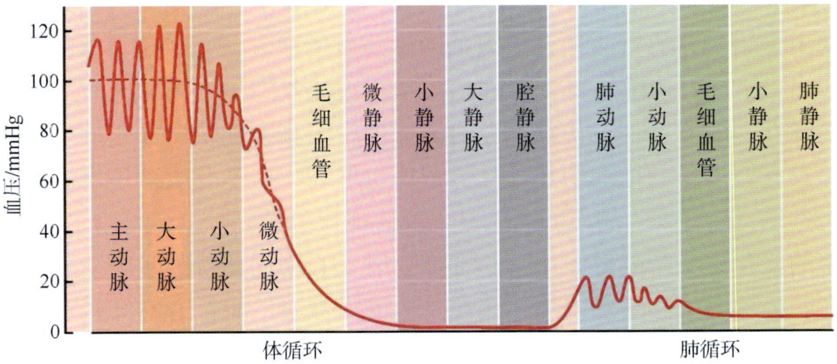


**图5-20** 身体各部分血管血压变化示意图

### （一）动脉血压的正常值

在一个心动周期中，动脉血压随心室的舒缩发生周期性变化。心室收缩期，向主动脉内射血，动脉内血量增多，血压升高，其最高值称为收缩压，正常值为90～130mmHg；心室舒张期，不再向动脉射血，动脉血压降低，其最低值称为舒张压，正常值为60～90mmHg；收缩压与舒张压的差值称为脉压，正常值为30～40mmHg。一个心动周期中每一瞬间动脉血压的平均值称为平均动脉压。由于心动周期中，心室舒张期长于心室收缩期，故计算平均动脉压时，舒张压所占比例大一些。平均动脉压约等于1/3收缩压+2/3舒张压，正常值约为100mmHg。血压是推动血液循环和保证各器官、组织正常血液供应的必要条件，血压过高增加心的射血阻力，血压过低则各器官、组织得不到足够血供，均对健康不利。

值得指出的是，动脉血压的数值是个相对值，是将大气压看作0时，比大气压高出的数值。血压的表示形式为：收缩压/舒张压mmHg。

考点：动脉血压的正常值

## （二）动脉血压的形成

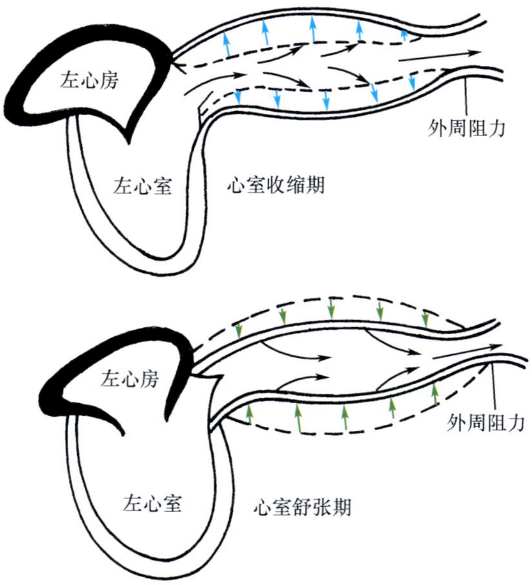


图5-21 大动脉管壁弹性作用示意图

**1. 动脉血压形成的几个要素** 动脉血压形成的前提是心血管系统内有足够的血液充盈；其基本条件包括心室收缩射血和外周阻力的存在；缓冲动脉血压的因素是大动脉的弹性贮器作用。

**2. 动脉血压的形成过程** 左心室收缩，射出约70ml血液进入主动脉，由于外周阻力的存在，在收缩期的0.3s内，只有约1/3流向外周，其余部分暂时储存于主动脉和大动脉内，使大动脉中血量增多，血压升高；同时，大动脉发生弹性扩张，对过高的血压进行一定程度缓冲，使血压不致升得太高。最终形成心室收缩期的动脉血压，其最高值即为收缩压。左心室舒张，不再向主动脉射血，致使大动脉内血量减少，血压下降；同时，大动脉发生弹性回缩，一方面将收缩期储存在大动脉管壁中的弹性势能转化为动能继续推动血液流动，另一方面对过低的血压进行缓冲，使血压不致降得太低。最终形成心室舒张期的动脉血压，其最低值即为舒张压（图5-21）。

## （三）影响动脉血压的因素

收缩压的大小取决于左心室收缩期主动脉中最高血量的多少，最高血量越多，收缩压越高；舒张压的大小取决于左心室舒张期末主动脉中存留血量的多少，存留血量越多，舒张压越高。

**1. 搏出量** 搏出量增大，心室收缩期射入主动脉的血量增多，血液对动脉壁的侧压增大，故收缩压增高；反之，搏出量减少，收缩压降低。在搏出量增大使收缩压增高的同时，大动脉扩张程度也增大，在心室舒张期弹性回缩力增加，使舒张期血流速度一定程度加快，舒张期末存留于大动脉中的血液虽有增多，但并没有搏出量的增加明显，故舒张压也增高，但不及收缩压增高明显。可见，搏出量的变化主要影响收缩压，或者说收缩压的高低可以反映搏出量的多少。

**2. 心率** 心率的变化主要影响舒张压。心率加快时，心动周期持续时间缩短，心室舒张期较收缩期缩短更明显，在明显缩短的心室舒张期，流向外周的血液量减少，心室舒张期末主动脉中存留的血量增多，舒张压增高明显。反之，舒张压降低明显。在舒张压变化的同时，下一个心动周期的收缩压也会发生同向变化，只是由于血流速度的调节，收缩压变化的幅度没有舒张压变化的幅度大。

**3. 外周阻力** 外周阻力的大小，可以影响血流速度，但在心室收缩期，由于心室收缩做功，有较强的动力推动血液流动，阻力对血流速度的影响变得比较次要。而在心室舒张期，心室不再收缩做功，这时，外周阻力对血流速度的影响凸显，所以外周阻力的变化通过影响血流速度而主要影响舒张压。若外周阻力增大，则在心室舒张期血液流向外周的速度减慢，心室舒张期末主动脉中存留的血量增多，舒张压明显增高。反之，舒张压明显降低。收缩压也发生同向变化，但变化幅度较小。所以，舒张压的高低主要反映外周阻力的大小。临床上常见的原发性高血压患者多是由于年龄增大，小动脉发生硬化，管腔变窄，因而使外周阻力增大，舒张压增高。

**4. 大动脉的弹性贮器作用** 是缓冲动脉血压的主要因素。随年龄增大，大动脉的弹性逐渐降低，缓冲血压的能力减弱，导致收缩压增高、舒张压降低。

值得注意的是，老年人舒张压并不降低，反而升高。这是由于老年人不仅有大动脉弹性的下降，还存在小动脉管壁的硬化，前者使舒张压减低，后者却使舒张压明显升高，综合的结果是舒张压升高。

**5. 循环血量与血管容量** 循环血量与血管容量之间适当的比例关系是维持血压的基本条件。如循环血量减少，而血管容量变化不大（大失血时），或血管容量增大，而循环血量没有明显增加（过敏时），都可引起血压降低。反之，应急时，由于交感神经兴奋，全身大部分血管发生收缩，使血管容量减少，而循环血量变化不明显，血压则升高。

上述对影响动脉血压各种因素的分析，都是在假设其他因素不变的前提下，分析其中某一因素对动脉血压的影响。实际上，在不同的生理情况下，各种影响因素可同时发生并相互影响，正常人体动脉血压的维持是多种因素综合作用的结果。

从另一个角度讲，血压的高低主要受3个方面因素的影响。①心活动强弱：若心活动强，则搏出量大、心率快，血压升高；反之，血压降低。②血管舒缩状态：血管收缩，血管容量减小，外周阻力加大，血压升高；反之，血压降低。③循环血量多少：循环血量多，血压高；反之，血压降低。

**考点**：动脉血压的形成及影响动脉血压的因素

## 三、静脉血压与血流

静脉血管不仅是导血回心的管道，而且由于其容量较大又能收缩，因此起着储血库的作用。安静情况下，全身60%～70%的血液容纳在静脉中；应急时，静脉收缩可以增加回心血量和心输出量，以使循环系统的功能适应当时组织器官对血量的需求。

### （一）静脉血压

当血液经过动脉和毛细血管到达微静脉时，血压已降得很低，而且已不受心室舒缩的影响，所以，静脉血压没有收缩压与舒张压之分。右心房可视为体循环的终点，血压降至最低。

**1. 中心静脉压** 指右心房和上、下腔静脉的血压。由于该处血压较低，习惯上用$cmH_2O$表示，正常值为4～12$cmH_2O$。中心静脉压的高低取决于心射血能力和静脉回心血量之间的关系。如心射血能力强，能将由静脉回流的血液及时射出，则中心静脉压维持于正常水平不致升高。若心射血能力不变，静脉回心血量增多，则中心静脉压增高，反之则降低。临床上通过输液救治危重的休克患者时，除需关注动脉血压的变化外，还应监测中心静脉压的变化。若动脉血压回升过快，且中心静脉压也快速升高（$>16cmH_2O$），提示输液过快、过多；若动脉血压回升不理想，则有两种情况：①中心静脉压偏低或有下降趋势时，常提示输液量不足或输液速度不够快；②中心静脉压升高，则说明心功能不良，应及时给予强心药物。

**2. 外周静脉压** 指各器官的静脉血压。通常以人平卧时的肘静脉压为代表，正常值为5～14$cmH_2O$。当中心静脉压升高时，外周静脉压也会逆行性升高。

### （二）静脉血流及其影响因素

静脉血流速度取决于外周静脉压和中心静脉压的差值，以及静脉对血流的阻力。因此，凡能影响外周静脉压、中心静脉压和静脉阻力的因素，都能影响静脉回心血量。

**1. 平均动脉压** 循环系统平均动脉压是反映血管充盈程度的重要指标，它取决于循环血量与血管容量之间的相对关系，对静脉回心血量有较大影响。当循环血量增加或血管容量减小时，循环系统平均动脉压升高，静脉回心血量增加；反之，静脉回心血量减少。

**2. 心肌收缩力** 心室收缩时将血液射入动脉，舒张时则可以从心房及大静脉“抽吸”血液。如果心室收缩力大，则射血较完全，射血结束后心室中余血量较少，当心室舒张时，室内压降得较低，对心房和大静脉血液的抽吸作用强，回心血量增多。心力衰竭时，由于不能及时、有力地射出血液，导致余血量增多，当心室舒张时，对心房及大静脉血液的抽吸作用减弱，导致回心血量减少，逆行性引起毛细血管压增高，出现水肿。

**3. 体位改变** 当人从卧位转为立位时，身体低垂部位的静脉由于重力的作用充盈扩张，比在卧位时多容纳约500ml血液，这一变化导致暂时的回心血量减少，继而引起心输出量减少及动脉血压的下降。

**4. 骨骼肌的挤压作用** 由于静脉内有静脉瓣，肌肉收缩时可以挤压静脉，迫使血液向心的方向回流而不能倒流；肌肉舒张时，对静脉的挤压作用消除，静脉内压力降低，有利于毛细血管内血液流入静脉，使静脉充盈。可见，骨骼肌的节律性收缩和舒张有利于静脉回流。如果长期缺乏肌肉活动或静脉瓣功能障碍，则使静脉血回流受阻，引起水肿甚至静脉曲张。

**5. 呼吸运动** 胸膜腔内压力比大气压小，若将大气压设为0，则胸膜腔内压为负值，称为胸内负压。胸内负压的抽吸作用可以使纵隔的容积有扩大的趋势，导致纵隔内压力降低，对胸腔大静脉的压迫作用减小，有利于静脉回流。吸气时，胸内负压的绝对值增大，抽吸作用增强，静脉回流增多；呼气时，胸内负压的绝对值减小，抽吸作用减弱，静脉回流减少。

**考点：** 影响静脉血回流的因素

## 四、微 循 环

微循环是微动脉到微静脉之间的血液循环。其主要功能是完成血液与组织液之间的物质交换。

### （一）微循环的组成

典型的微循环由七部分组成，包括微动脉、后微动脉、毛细血管前括约肌、真毛细血管网、通血毛细血管、动-静脉吻合支和微静脉（图5-22）。微循环的主要功能是完成血液与组织液之间的物质交换。

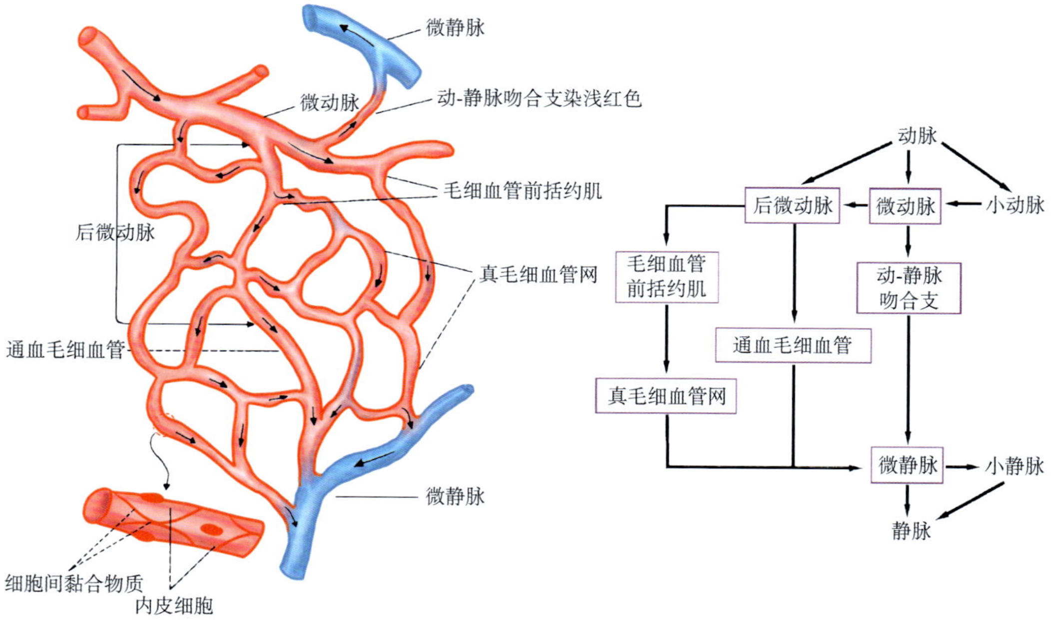


**图5-22** 微循环组成示意图

### （二）微循环的主要血流通路

**1. 迂回通路** 这是所有器官和组织共有的微循环通路。血液经微动脉、后微动脉、毛细血管前括约肌、真毛细血管网汇集到微静脉。该通路的关键结构是真毛细血管网，真毛细血管网的特点是口径小、血流慢、管壁的通透性很大，为血液与组织液之间进行物质交换提供了良好的条件，微循环的物质交换功能就是通过迂回通路实现的。

每个器官或组织中所有迂回通路并非同时开放，而是交替开放的，如安静时骨骼肌中大约只有20%的迂回通路开放。迂回通路的开放与关闭，取决于组织代谢水平的高低。当组织代谢旺盛时，局部氧气和营养物质缺乏，同时二氧化碳和其他代谢产物堆积，这些因素共同促使后微动脉和毛细血管前括约肌舒张，真毛细血管网开放，毛细血管内血流量增多，为组织提供所需物质，同时清除废物；反之，当组织代谢活动减弱时，迂回通路关闭。可见，迂回通路既是输送营养的通路，也是回收废物的通路。

**2. 直捷通路** 血液由微动脉经后微动脉和通血毛细血管进入微静脉。该通路的关键结构是通血毛细血管，其口径较大、血流较快，主要作用是使血液尽快通过微循环回心。这条微循环通路在骨骼肌中多见，安静情况下经常处于开放状态。因为安静情况下，骨骼肌需血量不多，大量血液要经过这条通路快速返回心。

**3. 动-静脉短路** 血液从微动脉经动-静脉吻合支返回微静脉。动-静脉吻合支管壁较厚、管腔较粗、血流较快，基本没有物质交换功能。这类通路在皮肤血管中较多，天气炎热时，该通路开放，经过皮肤的血流量增多，有利于散热。

**考点：** 迂回通路开放和关闭的决定因素

## 五、组织液的生成与回流

存在于血管外的细胞外液称为组织液。它是组织细胞与血液之间进行物质交换的媒介。组织液必须不断更新，才能保证组织细胞新陈代谢的正常进行。

### （一）组织液生成与回流的原理

当血液流经毛细血管时，其中的水分和小分子物质可以透过毛细血管壁进入组织间隙，此过程称为滤过，通过滤过生成组织液；同时，组织间隙中的液体也可以透过毛细血管壁返回血管内，此过程称为重吸收，通过重吸收实现组织液的回流。组织液生成的动力是有效滤过压，涉及四种力量，其中毛细血管血压和组织液的胶体渗透压是促进滤过的力量，而血浆胶体渗透压和组织液的静水压是阻止滤过的力量。促进滤过力量的总和减去阻止滤过力量的总和即为有效滤过压，可用下式表示。

有效滤过压=（毛细血管血压+组织液胶体渗透压）–（血浆胶体渗透压+组织液静水压）

若有效滤过压为正值，液体从毛细血管滤出，有组织液生成；反之，液体被重吸收入毛细血管，实现组织液回流。正常情况下，人体毛细血管动脉端的血压约为32mmHg，组织液胶体渗透压约为8mmHg，血浆胶体渗透压约为25mmHg，组织液静水压约为2mmHg，按上式计算，毛细血管动脉端的有效滤过压为+13mmHg。血液流经毛细血管至静脉端时血压降低，约为14mmHg，而其他三个因素基本不变，因此，毛细血管静脉端的有效滤过压等于–5mmHg。可见，在毛细血管动脉端有效滤过压为正值，有组织液生成；而在毛细血管静脉端，有效滤过压为负值，没有组织液生成，反而发生组织液的回流。从有效滤过压绝对值大小来看，在毛细血管动脉端为13mmHg，而在静脉端为5mmHg。意味着在毛细血管动脉端滤过的力量大于在毛细血管静脉端重吸收的力量，未被毛细血管重吸收的一部分组织液进入毛细淋巴管，形成淋巴液，经淋巴系统回流入血（图5-23）。

### （二）影响组织液生成与回流的因素

正常情况下，组织液的生成与回流总是保持动态平衡，以保证体液的正常分布。若组织液生成过多或回流减少，则导致组织间隙水分过多，称为水肿。前已述及，组织液生成的有效滤过压涉及四种力量。很显然，四种力量中任何一种力量发生变化都会影响组织液的生成，但通常情况下，组织液的胶体渗透压和组织液静水压较少发生变化，所以在这四种因素中影响组织液生成的因素主要是毛细血管血压和血浆胶体渗透压，同时，淋巴循环和毛细血管壁的通透性变化也能影响组织液的生成与回流。

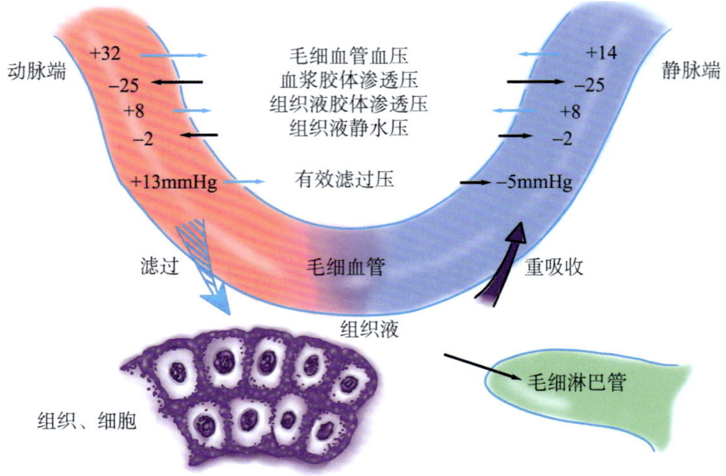


图 5-23　组织液生成与回流示意图

**1. 毛细血管血压**　是促进组织液生成的力量。若毛细血管血压增高，有效滤过压增大，组织液生成增多，引起水肿。如右心衰竭时，中心静脉压升高，上、下腔静脉回流受阻，逆行性地使体循环毛细血管血压升高，导致全身水肿。左心衰竭时，肺静脉回流受阻，逆行性地使肺循环毛细血管血压升高，引起肺水肿。同理，静脉内血栓形成或栓塞、静脉受压等都可引起毛细血管血压升高，导致水肿。

**2. 血浆胶体渗透压**　是阻止组织液生成的力量，当其减小时，组织液生成过多，导致水肿。血浆胶体渗透压的高低，取决于血浆蛋白的浓度。如患某些肾病时，由于血浆蛋白随尿排出，导致血浆蛋白浓度减小，血浆胶体渗透压减小，有效滤过压增大，引起水肿。患肝病时，血浆蛋白在肝中合成减少、营养不良患者合成血浆蛋白的原料不足及癌症患者蛋白质消耗过多等都可由于血浆胶体渗透压减小而引起水肿。

**3. 淋巴循环**　由于有一小部分（约20%）组织液需经淋巴系统回流入血，所以，淋巴循环受阻同样会导致水肿。最典型的例子就是丝虫病，其虫体阻塞淋巴管，导致淋巴循环障碍，引起局部水肿，这种水肿常发生于下肢，患者下肢皮肤粗糙如大象皮，称为象皮肿。乳腺癌患者手术时若进行腋窝淋巴结清扫，常导致组织液回流障碍，出现上肢水肿。

**4. 毛细血管壁的通透性**　正常情况下，血浆蛋白不易透过毛细血管壁，使血浆胶体渗透压维持在一定水平，可防止组织液生成过多。当毛细血管通透性异常增大时（如过敏、烧伤等），血浆蛋白透过毛细血管壁进入组织间隙，导致血浆胶体渗透压减低，而组织液胶体渗透压增高，有效滤过压明显增大而发生水肿。这种原因引起的水肿是由于组织液蛋白含量增加导致，按压时往往不出现明显凹陷，称为非凹陷性水肿。

**考点：**影响组织液生成与回流的因素

## 第 4 节　心血管活动的调节

在不同的生理情况下，机体各组织、器官的代谢水平不同，对血流量的需求也不同。例如，剧烈运动时，骨骼肌代谢水平增高，需血量增加；炎热夏天，皮肤散热活动加强，需血量增加；晚上睡眠时，全身各器官需血量都减少。机体能按需分配血流量，靠的就是心血管活动的调节，调节的方式主要有两种，即神经调节和体液调节。

## 一、神经调节

心肌和血管平滑肌均受自主神经支配。心血管活动的神经调节是通过心血管反射实现的。

### （一）心的神经支配

心接受心交感神经和心迷走神经的双重支配。

**1. 心交感神经** 心交感神经的节前纤维起自脊髓第1～5胸节灰质侧角，在颈交感神经节或星状神经节更换神经元，节后纤维组成心上、心中和心下神经，支配窦房结、房室交界、房室束、心房肌和心室肌。心交感神经节后纤维末梢释放的递质是去甲肾上腺素，其与心肌细胞膜上的$\beta_1$受体结合，使心的活动加强，主要表现为心率加快、心肌收缩力加强和房室兴奋传导加快，分别称为正性变时、正性变力和正性变传导作用。心交感神经对心活动的加强作用可被β受体阻断剂（如普萘洛尔等）阻滞。

**2. 心迷走神经** 支配心的副交感神经走行在迷走神经中，故称心迷走神经。心迷走神经的节前纤维起自延髓的迷走神经背核，于心内神经节换神经元，其节后纤维支配窦房结、房室交界、房室束、心房肌和少量心室肌。心迷走神经节后纤维末梢释放乙酰胆碱，与心肌细胞膜上M受体结合，抑制心的活动，表现为心率减慢、心房肌收缩力减弱和房室兴奋传导减慢，分别称为负性变时、负性变力和负性变传导作用。安静情况下，由于心迷走神经的作用占优势，致使心率不完全与窦房结本身的自律性相吻合，而是维持在75次/分左右。阿托品是M受体阻滞剂，能阻滞心迷走神经对心的抑制作用。

可见，心交感神经和心迷走神经共同调节心的活动，二者的作用互相拮抗。安静情况下，心迷走神经的作用占优势，心的活动维持在一定水平；应急时，心交感神经活动增强，使心的活动加强，以满足全身各器官对血流量的需求。

**考点：** 心交感神经和心迷走神经对心活动的调节作用

### （二）血管的神经支配

支配血管的神经称为血管运动神经，包括缩血管神经和舒血管神经两类。

**1. 缩血管神经** 都属于交感神经，故称交感缩血管神经。其节前纤维起自脊髓胸、腰节侧角，在椎旁或椎前神经节更换神经元，节后纤维末梢释放去甲肾上腺素，主要与血管平滑肌细胞上的α受体结合，引起缩血管效应。体内绝大多数器官、组织都受交感缩血管神经的单一支配，那是否意味着这些部位的血管只能收缩而无法舒张呢？其实，在安静状态下，交感缩血管神经有一定的基础活动，使全身大部分血管处于轻微的收缩状态，当交感缩血管神经活动增强时，血管进一步收缩；反之，当其活动比基础活动弱时，血管收缩程度减轻，可认为是血管舒张。

不同部位的血管中缩血管纤维的分布密度不同，其中皮肤、黏膜和内脏血管中缩血管纤维分布较密，而心、脑血管中极少有缩血管纤维分布。所以，交感神经兴奋时，皮肤、黏膜和内脏血管收缩，可优先保证心、脑的血供。在同一器官，动脉中缩血管纤维的密度高于静脉，微动脉中密度最高，这使得交感神经活动增强时，微动脉收缩程度远远大于微静脉收缩程度，致使微循环毛细血管内血量减少，毛细血管血压下降，有利于组织液回流入血，起到自身输液的作用。此外，由于静脉中也有交感缩血管纤维分布，故交感神经兴奋时，静脉也发生收缩。静脉由于其管壁较薄、口径较大，安静情况下，体内60%～70%的血液容纳在静脉中，静脉收缩时，可使回心血量增加，起到自身输血的作用。

**2. 舒血管神经** 体内少数血管除接受交感缩血管神经支配外，还接受舒血管神经支配，舒血管神经主要有以下两种。

（1）交感舒血管神经　骨骼肌血管除接受交感缩血管神经支配外，还受交感舒血管神经支配。交感舒血管神经节后纤维末梢释放的递质是乙酰胆碱，与血管平滑肌上的M受体结合，使血管舒张。在发生防御反应或情绪激动时，交感舒血管神经活动增强，使骨骼肌血管舒张，血流量增加。骨骼肌血流量增加可以满足骨骼肌活动增强的需要，但若情况太突然，则由于骨骼肌血流量的增加，使回心血量骤减，造成血压过低而影响脑部血供，会导致晕厥。

（2）副交感舒血管神经　消化腺和外生殖器等少数血管平滑肌上，除了有交感缩血管神经分布外，还有副交感舒血管神经分布。副交感舒血管神经节后纤维末梢释放乙酰胆碱，与血管平滑肌上的M受体结合，使血管舒张。其活动的主要意义是使局部血流量随组织器官功能的变化而作相应调整。例如，安静状态下，副交感神经活动占优势，使消化、生殖等活动增强的同时，这些部位的血管发生舒张，使该器官的血流量与其活动的增强相匹配。

### （三）心血管中枢

心血管中枢是控制心血管活动的神经元集中的部位，广泛分布在从脊髓到大脑皮质的各级水平，下面介绍几个比较重要的心血管中枢。

**1. 脊髓心血管中枢**　在脊髓胸、腰节的侧角内有支配心和血管的交感神经节前神经元，在脊髓骶节相当于侧角的部位还有支配血管的副交感神经节前神经元。正常情况下，这些神经元的活动完全受高位心血管中枢的控制，在各种心血管反射中，这些神经元仅起最后传出通路的作用。若将脊髓与高位中枢突然离断，在脊休克过后，血压虽可恢复到一定水平，但容易出现较明显波动，当患者由平卧位转为立位时，容易感觉头晕，说明脊髓心血管中枢不能单独对血压进行精细、快速的调节。

**2. 延髓心血管中枢**　动物实验证明，心血管活动的基本中枢位于延髓。其中，心交感中枢和交感缩血管中枢分别发出神经纤维控制脊髓内心交感神经和交感缩血管神经的节前神经元；心迷走中枢位于延髓的迷走神经背核，心迷走神经的节前纤维即由这里发出。

**3. 下丘脑心血管中枢**　是心血管活动的重要整合中枢，其主要作用是将心血管系统的活动与各器官的活动进行整合，为各器官活动提供合适的血供。例如，在体温调节、摄食、水平衡及发怒、恐惧等情绪反应中，将心血管系统的活动分别与皮肤、消化系统、泌尿系统及骨骼肌等器官组织的活动进行整合。

**4. 大脑皮质心血管中枢**　是心血管活动的最高级中枢，其主要作用是参与心血管活动的条件反射。例如，听到或看到某则消息，引起心跳加快、血压升高；到达游泳场馆尚未进入游泳池即引起心血管活动的改变等都是在大脑皮质心血管中枢的参与下完成的。

### （四）心血管反射

心血管反射包括颈动脉窦-主动脉弓压力感受器反射（减压反射）、颈动脉体-主动脉体化学感受器反射及心肺感受器引起的心血管反射等。这里着重介绍最重要的心血管反射——减压反射。

当动脉血压突然升高时，可反射性引起心率减慢、心肌收缩力减弱、血管舒张，结果使血压回降；而当动脉血压突然降低时，则引起相反的效应。这种由于动脉血压的突然升降引起的使动脉血压恢复到原先水平的反射，称为颈动脉窦-主动脉弓压力感受器反射。此反射增强时，可以使血压回降，所以习惯上将此反射称为减压反射（图5-24）。

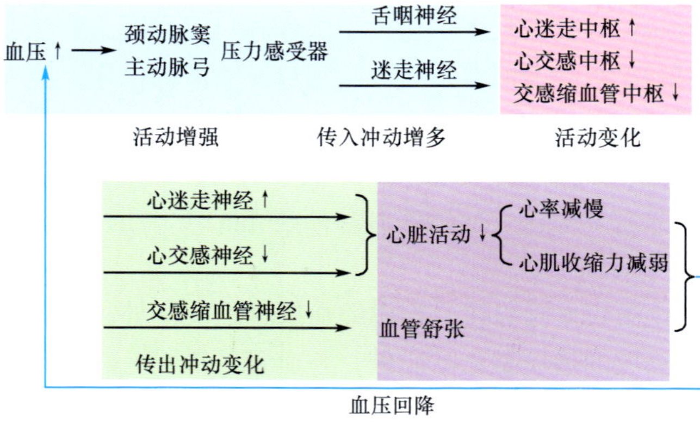


图5-24　减压反射过程

减压反射是维持动脉血压相对稳定的最重要反射。其感受器包括两部分：即颈动脉窦和主动脉弓压力感受器，前者位于颈总动脉分叉处的血管壁外膜下，后者位于主动脉弓血管壁上，主要感受血液对血管壁的牵张刺激。颈动脉窦压力感受器的传入神经为窦神经，后并入舌咽神经；主动脉弓压力感受器的传入神经为主动脉神经，走行在迷走神经中（图5-25）。家兔的主动脉神经自成一束，在颈部与迷走神经相伴随，该神经活动增强时，可以引起血压下降，故称为减压神经。减压反射的基本中枢位于延髓，包括心迷走中枢、心交感中枢和交感缩血管中枢3部分；传出神经分别是心迷走神经、心交感神经和交感缩血管神经；效应器是心和血管。

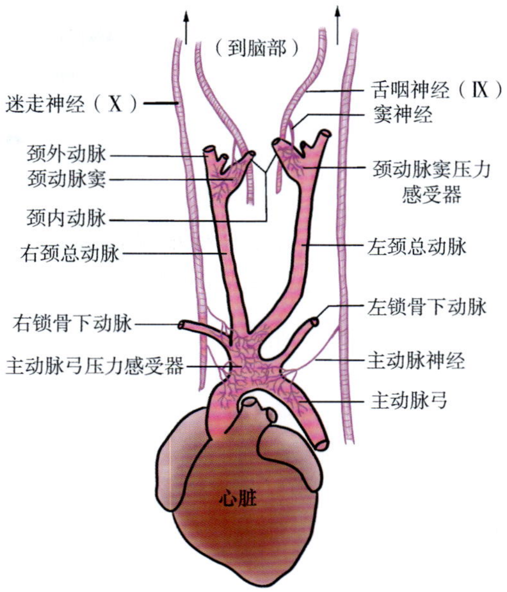

图5-25 颈动脉窦和主动脉弓压力感受器反射示意图

当血压升高时，动脉管壁被牵张的程度增大，颈动脉窦和主动脉弓压力感受器活动增强，舌咽神经和迷走神经的传入冲动增加，到达延髓后，使心迷走中枢的活动增强，心交感中枢和交感缩血管中枢的活动减弱，通过心迷走神经、心交感神经和交感缩血管神经传出冲动的变化，使心的活动减弱、血管舒张，最终使血压回降。反之，当血压下降时，以上环节发生相反的变化，其结果是血压回升。可见，减压反射的调节是双向的，其调节意义是缓冲动脉血压的急剧变化，使动脉血压维持稳定，是典型的负反馈调节过程。

减压反射的调节特点如下：①对血压的突然变化（如体位改变等）进行快速、准确的调节；②由于感受器位于心、脑供血的起始部，所以，该反射对于监测心、脑血供有重要意义；③当平均动脉压在100mmHg左右变动时，压力感受器最敏感。

**考点**：减压反射的作用过程

## 二、体液调节

心血管活动的体液调节由内分泌系统分泌的激素来完成，其中比较重要的有肾上腺素和去甲肾上腺素、肾素-血管紧张素-醛固酮系统、心房钠尿肽等。

### （一）肾上腺素和去甲肾上腺素

血液中的肾上腺素和去甲肾上腺素是由肾上腺髓质分泌的，其中肾上腺素约占80%，去甲肾上腺素约为20%，由于其分子中都含有儿茶酚和乙胺，所以属于儿茶酚胺。

肾上腺素和去甲肾上腺素的受体分为α和β两种，β受体又有$\beta_1$和$\beta_2$两种亚型。α受体和$\beta_2$受体主要存在于血管壁上，当肾上腺素或去甲肾上腺素与血管壁上的α受体结合时，引起血管收缩，而与$\beta_2$受体结合时，则引起血管舒张。皮肤、黏膜及内脏血管上以α受体分布为主，骨骼肌血管上则以$\beta_2$受体居多。皮肤、黏膜和内脏的血管总量与骨骼肌的血管总量相当。$\beta_1$受体存在于心肌细胞上，当肾上腺素或去甲肾上腺素与心肌上的$\beta_1$受体结合时，心活动增强，表现为心率加快、心肌收缩力增强。

肾上腺素和去甲肾上腺素都可调节心和血管的活动，但由于它们与受体的结合能力不同，导致其作用各有侧重。肾上腺素与α和$\beta_2$受体的结合能力都较强，它使皮肤、黏膜及内脏血管收缩的同时，又使总量相当的骨骼肌血管舒张，总的血管容量没有发生大的变化，所以，从血管方面对血压没有明显影响；但其与心肌$\beta_1$受体结合能力特别强，可以使心活动明显加强，所以临床上常作为强心药使用。去甲肾上腺素与血管平滑肌上α受体的结合能力较强，也可与心肌$\beta_1$受体结合，但与血管平滑肌

$β_2$受体的结合能力较弱。静脉注射去甲肾上腺素可使全身血管广泛收缩，动脉血压升高；血压升高又使减压反射活动加强，减压反射引起的心率减慢效应超过去甲肾上腺素对心的直接兴奋效应，故心率减慢。去甲肾上腺素主要作用是使血管收缩，血压升高，所以临床上常用作升压药。

考点：肾上腺素和去甲肾上腺素的作用特点

### （二）肾素-血管紧张素-醛固酮系统

肾素是由肾的球旁细胞分泌的一种蛋白水解酶，可将血浆中的血管紧张素原（angiotensinogen）水解转化为血管紧张素Ⅰ（angiotensin Ⅰ，Ang Ⅰ），后者在血管紧张素转换酶的作用下继续水解，生成血管紧张素Ⅱ，血管紧张素Ⅱ在氨基肽酶的作用下，生成血管紧张素Ⅲ。3种血管紧张素中，血管紧张素Ⅱ的作用比较重要，它一方面可引起血管收缩，另一方面还可促使肾上腺皮质的球状带分泌醛固酮。醛固酮的主要作用是保钠排钾，在保钠的同时还可以保水，使循环血量回升。由于肾素-血管紧张素-醛固酮三者关系密切，故将它们联系起来称为肾素-血管紧张素-醛固酮系统。该系统活动强弱取决于肾素的多少，肾素的分泌主要受循环血量的影响，各种原因使循环血量减少并导致肾血流量减少时，肾素分泌增多。此外，血浆中$Na^+$浓度降低及交感神经活动增强时，肾素分泌也会增多（图5-26）。

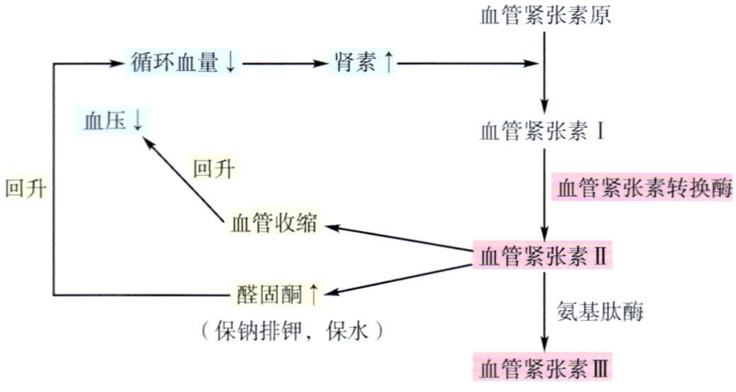


图5-26 肾素-血管紧张素-醛固酮系统

### （三）心房钠尿肽

心房钠尿肽是心房肌细胞合成和释放的多肽激素。该激素主要作用于肾，具有强大的排钠利尿作用，同时还可以舒张血管，总的效应是降低血压，它是体内少有的使血压降低的激素。

## 自测题

### 一、名词解释

1. 心输出量 2. 正常起搏点 3. 房室延搁 4. 自动节律性

### 二、填空题

1. 心率加快时，心动周期________，其中________更为严重。
2. 心输出量等于________与________的乘积，左右心室的输出量________。
3. 在体内，心室肌的前负荷指的是________，后负荷指的是________。
4. 额外的刺激落在心肌兴奋过程兴奋性变化的________中，不会产生第二次兴奋和收缩。
5. 心电图的P波反映________的去极化过程，QRS波群代表________的去极化过程。
6. 在人体皮肤和皮下组织中，动静脉短路较多，其主要功能是________。
7. 组织液在毛细血管的________端生成，其中约80%在毛细血管的________端被重吸收回血液，其余的20%进入________。
8. 心交感神经节后纤维兴奋时，其末梢释放________，和心肌细胞膜上的________受体结合，导致心率________，心肌收缩力________。
9. 在家兔实验中，短暂夹闭一侧颈总动脉，则该侧颈动脉窦压力感受器的活动________，舌咽神经的传入冲动________，可使延髓心迷走中枢活动________，而心交感中枢和交感缩血管中枢的活动________，通过相应传出神经活动的改变，通过使心率________、心肌收缩力________、血管________，最终引起血压________。
10. 老年人除大动脉弹性减弱外，小动脉常发生硬化。这种情况下，收缩压________，舒张压________。

### 三、选择题

A型题

1. 心动周期中，心室血液充盈主要是由于（　　）
   A. 血液的重力作用
   B. 心房收缩的挤压作用
   C. 胸内负压的作用
   D. 心室舒张的“抽吸”作用
   E. 骨骼肌的挤压作用
2. 心肌不产生完全强直收缩的原因是（　　）

A. 心肌属于功能合胞体
B. 肌质网不发达，$Ca^{2+}$储存量少
C. 有自律性
D. 呈“全或无”特性
E. 有效不应期特别长

3. 心室肌细胞动作电位平台期的形成与下列哪种因素有关（　　）
A. $Na^{+}$内流和$Ca^{2+}$内流
B. $Na^{+}$内流和$K^{+}$外流
C. $Ca^{2+}$内流和$K^{+}$外流
D. $Cl^{-}$内流和$Ca^{2+}$内流
E. $Cl^{-}$内流和$K^{+}$外流

4. 心室肌细胞不具有下列哪一种性质或特点（　　）
A. 兴奋性　B. 自律性
C. 传导性　D. 收缩性
E. 有效不应期长

5. 窦房结能成为心正常起搏点的原因是（　　）
A. 4期自动去极化速度慢
B. 最大复极电位与阈电位的差距大
C. 0期去极化速度慢
D. 自律性高
E. 动作电位无明显平台期

6. 超常期内心肌兴奋性高于正常，所以（　　）
A. 兴奋传导速度高于正常
B. 动作电位幅度大于正常
C. 0期去极化速度高于正常
D. 阈值低于正常
E. 自律性高于正常

7. 主动脉在维持舒张压中起重要作用，主要是由于（　　）
A. 口径大　B. 管壁厚
C. 管壁有可扩张性和弹性　D. 压力大
E. 血量多

8. 右心衰竭导致水肿的主要原因是（　　）
A. 血浆胶体渗透压降低
B. 毛细血管血压增高
C. 组织液胶体渗透压增高
D. 心脏射血减少
E. 淋巴回流减少

9. 生理情况下，影响舒张压的主要因素是（　　）
A. 心输出量　B. 阻力血管的口径
C. 容量血管的大小　D. 大动脉管壁的弹性
E. 循环血量

10. 患者的动脉血压降低而中心静脉压增高表示（　　）
A. 左心功能不全　B. 右心功能不全
C. 全心功能不全　D. 重度静脉回流障碍
E. 轻度静脉回流障碍

11. 在同一器官血管，交感缩血管纤维分布最密集的是（　　）
A. 微动脉
B. 毛细血管前括约肌
C. 毛细血管
D. 微静脉
E. 以上都不是

12. 下列有关颈动脉窦、主动脉弓压力感受器反射，错误的是（　　）
A. 又称为减压反射
B. 是一种负反馈调节机制
C. 维持动脉血压相对稳定
D. 平时经常起作用
E. 通常动脉血压快速降低时，该反射不发挥作用

13. 浦肯野细胞和心室肌细胞动作电位的主要区别是（　　）
A. 0期去极化速度不同
B. 1期形成的机制不同
C. 有没有明显的平台期
D. 3期复极化速度不同
E. 4期是否发生自动去极化

14. 第一心音的产生主要是由于（　　）
A. 半月瓣关闭　B. 半月瓣开放
C. 房室瓣关闭　D. 房室瓣开放
E. 心室射血入大动脉，引起动脉管壁振动

15. 支配全身大部分血管，调节血管口径和动脉血压的主要传出神经是（　　）
A. 交感缩血管神经
B. 交感舒血管神经
C. 副交感舒血管神经
D. 交感缩血管神经和交感舒血管神经
E. 交感缩血管神经和副交感舒血管神经

**B型题**

（16～18题共用备选答案）
A. 窦房结　B. 心房肌
C. 房室交界　D. 浦肯野纤维
E. 心室肌

16. 传导速度最慢的部位是（　　）
17. 传导速度最快的部位是（　　）
18. 窦性心律时兴奋起始的部位是（　　）

（19～21题共用备选答案）
A. 弹性贮器血管　B. 阻力血管
C. 交换血管　D. 容量血管
E. 分配血管

19. 小动脉属于（　　）
20. 主动脉属于（　　）
21. 毛细血管属于（　　）

（22～25题共用备选答案）
A. 收缩压　B. 舒张压
C. 脉压　D. 平均动脉压
E. 中心静脉压

22. 在一个心动周期中，动脉血压的最高值是（ ）
23. 在一个心动周期中，动脉血压的最低值是（ ）
24. 右心房和胸腔大静脉的压力称为（ ）
25. 收缩压与舒张压的差值称为（ ）

X型题

26. 窦房结动作电位的特征是（ ）
    A. 0期去极化速度快、幅度大
    B. 4期膜电位不稳定
    C. 无明显平台期
    D. 最大复极电位绝对值较小
    E. 4期自动去极化速度快
27. 在下列心动周期的哪些时期，心室肌对外来刺激不发生反应（ ）
    A. 心房收缩期　B. 心房舒张后期
    C. 心室舒张期　D. 心室收缩期
    E. 心房舒张早期
28. 影响心输出量的因素有（ ）
    A. 后负荷　B. 前负荷
    C. 心率　D. 心肌收缩力
    E. 心室舒张末期容量
29. 长期卧床或体弱多病者，由平卧突然转为直立引起的直立性低血压，其主要原因是（ ）
    A. 小动脉扩张，外周阻力降低
    B. 静脉管壁被动扩张，容纳较多血液
    C. 心肌收缩力减弱
    D. 重力对静脉回流的影响加强
    E. 贫血
30. 和骨骼肌相比，心室肌细胞动作电位的特征包括（ ）
    A. 动作电位时程长
    B. 存在明显的平台期
    C. 参与活动的离子种类多
    D. 有效不应期长
    E. 4期发生自动去极化

## 四、简答题

1. 简述心泵血功能的评价指标及影响因素。
2. 简述动脉血压的形成及影响因素。
3. 试述组织液生成与回流的原理，并根据此原理解释引起水肿的常见原因。
4. 比较肾上腺素和去甲肾上腺素对心血管作用的异同点。
5. 当人从卧位突然转为立位时，机体主要通过何种反射使血压维持稳定，请解释反射过程。

（王志辉）

# 第6章 呼吸系统

## 学习目标

**知识目标：** 掌握肺的微细结构；肺通气的动力及阻力；肺泡表面活性物质的作用；$O_2$和$CO_2$的运输；血氧饱和度的概念；呼吸运动的调节。熟悉呼吸的概念和呼吸的3个环节。了解胸膜腔负压形成的原理。

**能力目标：** 能理解人工呼吸的原理；能根据氧气运输的相关知识理解高原反应和一氧化碳中毒的原因。

**素质目标：** 具有珍爱生命、无私奉献和大爱无疆的职业素养。

机体与环境之间的气体交换过程称为呼吸。呼吸过程包括3个环节（图6-1）：①外呼吸，包括肺通气和肺换气；②气体在血液中的运输；③内呼吸，包括组织换气和组织细胞内的氧化代谢。各环节相互衔接并同时进行，其中肺通气是整个呼吸过程的基础。肺通气的动力来源于呼吸运动，因此，狭义的呼吸通常仅指呼吸运动。

完成外呼吸的器官共同组成呼吸系统，其由呼吸道和肺两部分组成（图6-2）。呼吸道包括鼻、咽、喉、气管和各级支气管，是传送气体的通道，其中，鼻兼有嗅觉功能，喉兼有发音功能。肺包括肺内各级支气管和肺泡，为气体交换的场所。临床上常将鼻、咽、喉称为上呼吸道；气管及其各级支气管称为下呼吸道。

**考点：** 呼吸的3个环节

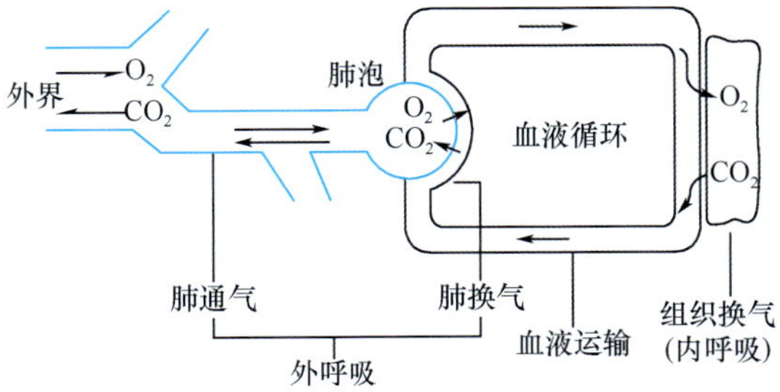

图6-1 呼吸全过程

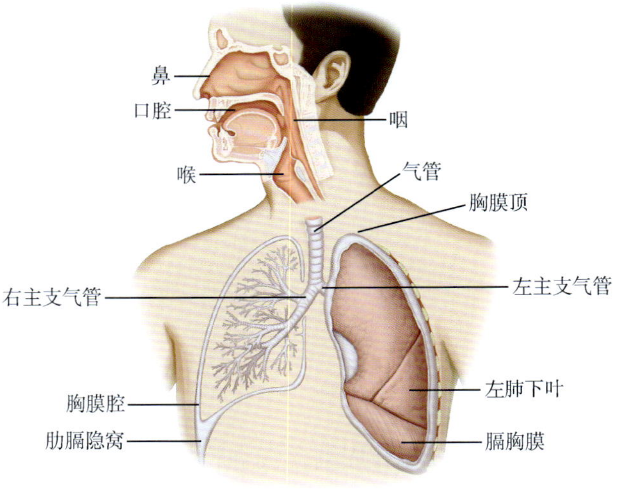

图6-2 呼吸系统

## 第1节 呼吸系统的解剖结构

### 一、呼 吸 道

#### （一）鼻

**1. 外鼻** 以骨和软骨为支架，外覆皮肤，自上而下分为鼻根、鼻背、鼻尖，下方有一对鼻孔。鼻尖两侧的弧形隆起，称鼻翼。鼻翼向外下至口角的浅沟称鼻唇沟。

**2. 鼻腔** 以骨和软骨为支架，内覆黏膜或皮肤，前通外界，后借鼻后孔通鼻咽部。鼻中隔将其分为左右二腔，每侧鼻腔分：①鼻前庭，指鼻翼围成的空间，内衬皮肤，生有鼻毛。鼻毛有滤过灰尘和净化空气的作用。②固有鼻腔，为鼻腔的后上部，其外侧壁有上、中、下鼻甲及各鼻甲下方的上、中、下鼻道（图6-3），上鼻甲的后上方有蝶筛隐窝，下鼻道有鼻泪管开口。固有鼻腔上鼻甲以上和与其对应的鼻中隔上部的黏膜区，称为嗅区；嗅区以外的黏膜区，称为呼吸区。鼻中隔前下部黏膜较薄，毛细血管丰富，为易出血区，临床上称Little区。

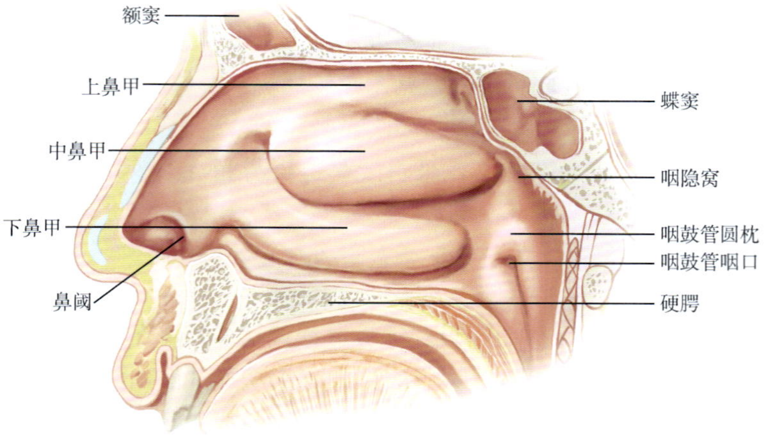


图6-3 鼻腔外侧壁（右侧）

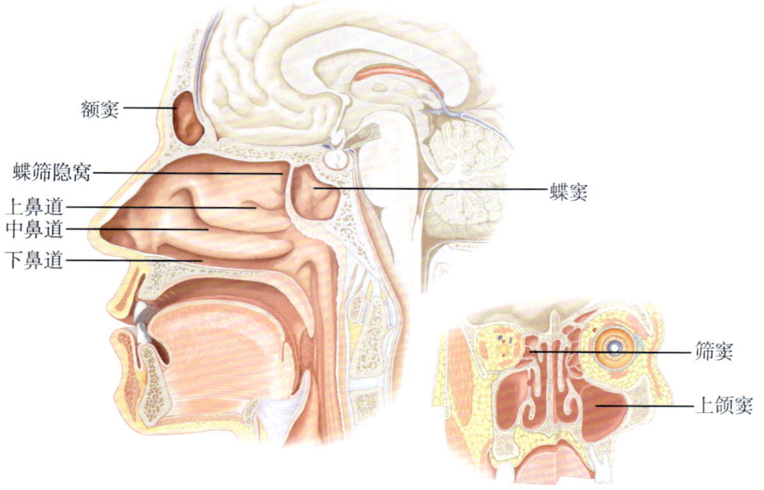


图6-4 鼻旁窦

**3. 鼻旁窦** 为鼻腔周围含气空腔的总称，内衬黏膜，与鼻腔黏膜相续。鼻旁窦包括上颌窦、额窦、筛窦（筛小房）和蝶窦四对，均有开口通固有鼻腔（图6-4），具有发音共鸣、调温、湿润空气等作用。

### （二）咽

见消化系统。

### （三）喉

**1. 位置** 喉（larynx）位于颈前部正中，与颈部大血管、神经和甲状腺相邻，并可随吞咽或发音而上下移动。

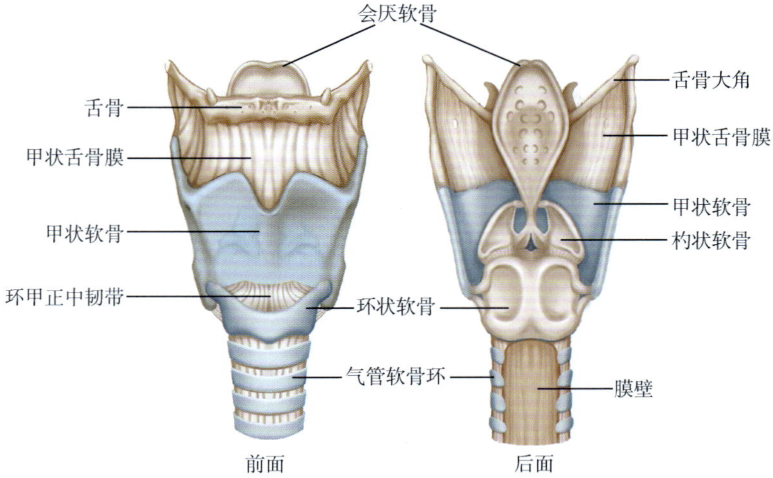


**图6-5** 喉的软骨及其连结

**2. 构造** 喉主要以甲状软骨、环状软骨、杓状软骨、会厌软骨及其相互的连结为支架（图6-5），外附与发声密切相关的喉肌，内衬黏膜构成喉腔。

**3. 喉腔** 上经喉口通喉咽，下通气管。其入口，称喉口。喉腔中部的两侧壁有上、下两对矢状位的黏膜皱襞，并将喉腔分为喉前庭、喉中间腔和声门下腔3部分（图6-6）。上、下黏膜皱襞分别称为前庭襞和声襞，上、下皱襞之间的裂隙分别称为前庭裂和声门裂，声门裂是喉腔最狭窄的地方。声带由喉黏膜、声韧带和声带肌构成。声门为声带和声门裂的总称。

考点：喉腔的结构

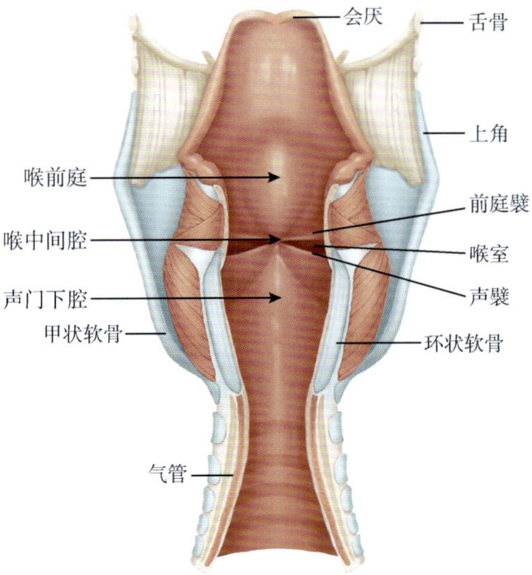


**图6-6** 喉腔冠状面（后面观）

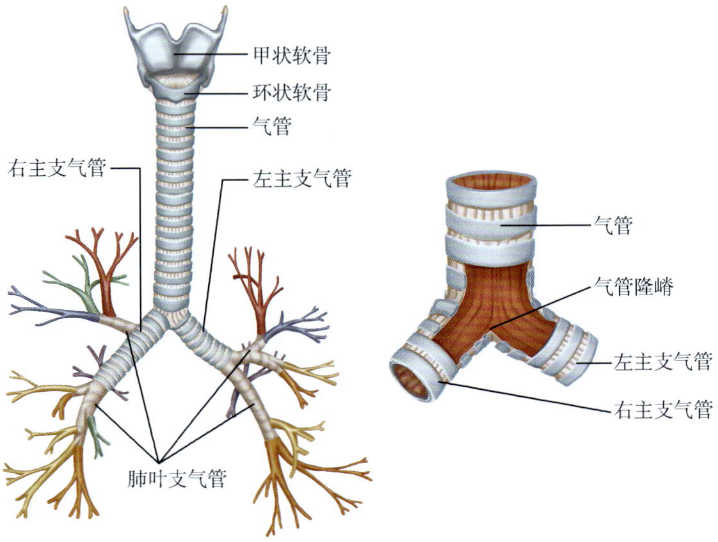


**图6-7** 气管和主支气管

## （四）气管与主支气管

**1. 气管**（trachea） 为后壁略扁平的圆筒形管道，位于颈前正中，上接环状软骨与喉相连，下端入胸腔，至胸骨角平面分为左、右主支气管，其分叉处称气管杈（图6-7）。在气管杈偏左侧内面有一向上凸的半月状嵴，称气管隆嵴，是气管镜检查的定位标志。

气管由14～17个C形软骨环及连接各环间的平滑肌和结缔组织构成。气管软骨环后壁的缺口由平滑肌和结缔组织构成的膜所封闭，称为膜壁，有利于食管的吞咽运动。

**2. 主支气管** 左、右主支气管分出后，各自向外下行，分别经左、右肺门入肺。左主支气管细长，走行近似水平；右主支气管短粗，走行近似垂直。临床上经气管坠入的异物多入右主支气管。

**考点**：左、右主支气管的结构特点

## 二、肺

肺为气体交换的器官，是呼吸系统最重要的部分。

### （一）肺的位置和形态

肺（lung）位于胸腔内，膈的上方，纵隔的两侧，左、右各一。肺质软而轻，呈海绵状，富有弹性。右肺呈半圆锥体形，短粗，被斜裂和水平裂分为上、中、下三叶；左肺狭长，被斜裂分为上、下两叶。肺有一尖、一底、两面和三缘（图6-8）。肺尖钝圆，高出锁骨内侧1/3上方2～3cm；肺底凹陷，与膈相邻，故称膈面；外侧面圆隆，邻贴肋内面，故称肋面；内侧面邻贴纵隔，故称纵隔面。其中部凹陷处，称肺门，是支气管、血管、淋巴管和神经等出入肺之处（图6-9）。这些出入肺门的结构被结缔组织包绕，总称肺根。肺的下缘和前缘较薄锐，后缘钝圆。左肺前缘下部有一弧形的心切迹。

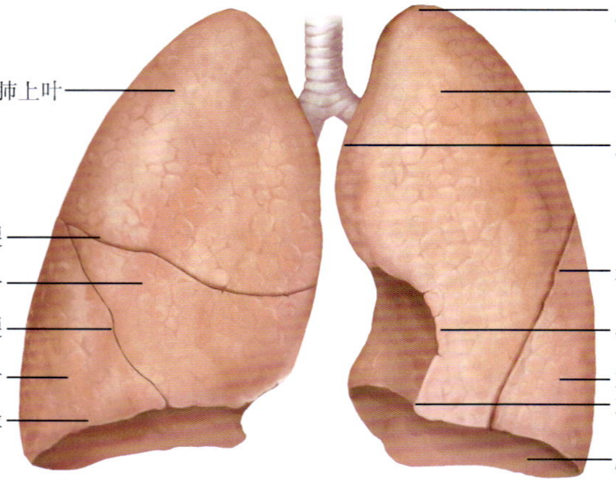


图6-8 肺（前面观）

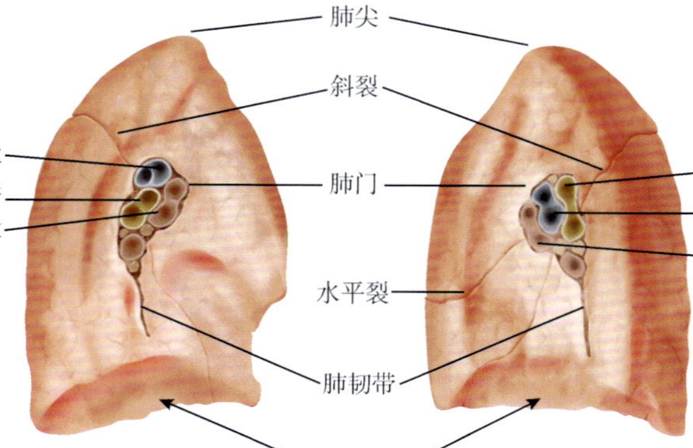


图6-9 肺（内侧面）

**考点**：肺的位置、形态和分叶

### （二）肺的微细结构

肺表面被覆浆膜（胸膜脏层），肺组织分实质和间质两部分。

**1. 肺实质** 由肺内各级支气管和肺泡构成，按功能不同分为导管部和呼吸部。

（1）导管部 仅传送气体，不能进行气体交换。依次包括叶支气管、段支气管、小支气管、细支气管（管径＜1mm）、终末细支气管（管径＜0.5mm）。这些肺内各级支气管反复分支呈树枝状，故称气管-支气管树（图6-10）。每条细支气管及其各级分支和肺泡组成的结构，称肺小叶。临床上小叶性肺炎即指肺小叶的炎症。

随着支气管树的逐级分支，管径渐细，管壁渐薄，结构渐趋简单。其主要变化规律为：黏膜渐薄，杯状细胞、腺体和软骨逐渐减少至消失，平滑肌则相对增多。至终末细支气管时，上皮已移行为单层纤毛柱状上皮；平滑肌相对增多，并形成完整环形肌层，而平滑肌的舒缩，可影响管径的大小，从而影响进出肺泡的气量。临床上支气管哮喘引起的呼吸困难，即为环形平滑肌痉挛致使管腔变窄的缘故。

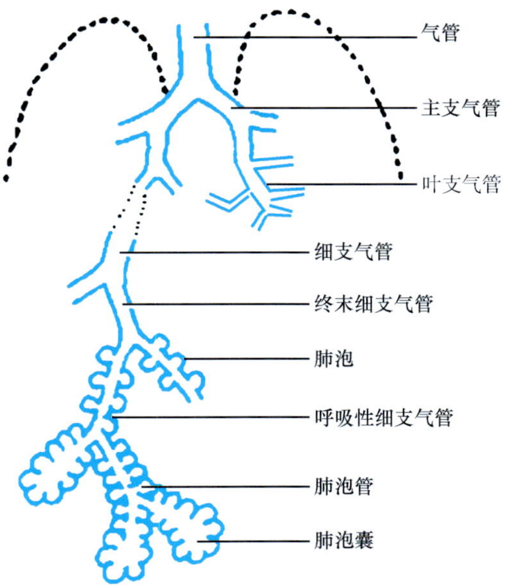


图6-10 气管-支气管树

（2）呼吸部 是进行气体交换的部分，包括呼吸性细支气管、肺泡管、肺泡囊和肺泡（图6-10，图6-11）。

1）呼吸性细支气管：为终末细支气管的分支，管壁内衬单层立方上皮，上皮下有少量结缔组织和平滑肌，管壁有少量肺泡开口，故管壁不完整。

2）肺泡管：为呼吸性细支气管的分支，管壁有大量肺泡和肺泡囊的开口。

3）肺泡囊：为数个肺泡共同开口构成的囊腔。

4）肺泡（pulmonary alveolus）：由肺泡上皮围成的多面形薄壁囊泡，成人数量达3亿～4亿个，总面积达100$m^2$。肺泡上皮由Ⅰ型肺泡细胞和Ⅱ型肺泡细胞共同组成（图6-12）。

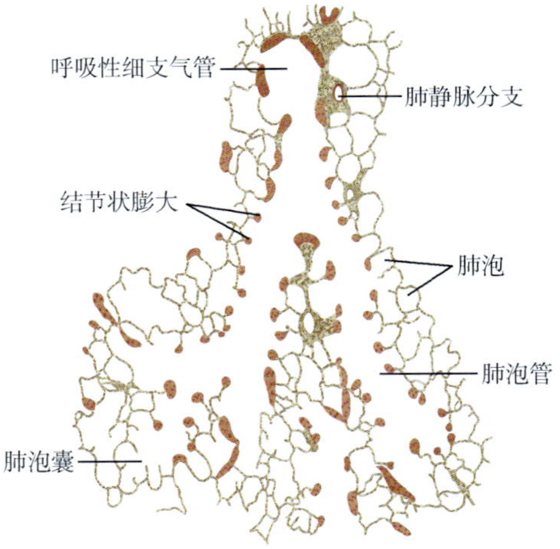


图6-11 肺的微细结构

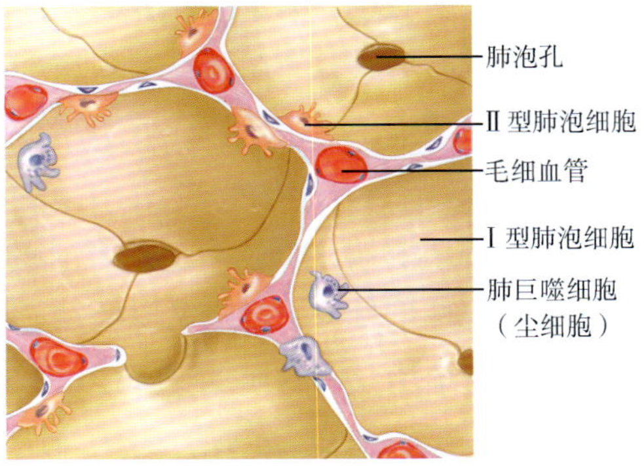


图6-12 肺泡结构

Ⅰ型肺泡细胞的数量多，为扁平细胞，构成广而薄的气体交换面。Ⅱ型肺泡细胞夹在Ⅰ型细胞之间，数量少，呈立方形或圆形。Ⅱ型肺泡细胞能分泌一种复杂的脂蛋白混合物，称表面活性物质，以单层分子分布于肺泡腔内表面的液-气界面上，并随肺泡的张缩而改变其密度。该物质具有降低肺泡表面张力的作用，以防止肺泡塌陷及过度扩张。

**2. 肺间质** 即肺内结缔组织、血管、淋巴管及神经等。相邻肺泡之间的间质，称肺泡隔，内含毛细血管、弹性纤维和巨噬细胞等，其内的毛细血管紧贴肺泡上皮，弹性纤维有助于呼气时肺泡回缩。巨噬细胞能吞噬吸入的尘粒异物、细菌和渗出的红细胞等。吞噬尘粒后的巨噬细胞，称尘细胞。

肺泡腔与肺毛细血管腔之间气体交换所通过的结构，称为呼吸膜。它由肺泡表面液体层、Ⅰ型肺泡细胞层、肺泡上皮基膜层、肺泡与毛细血管之间的间质、毛细血管基膜层和毛细血管内皮层等六层

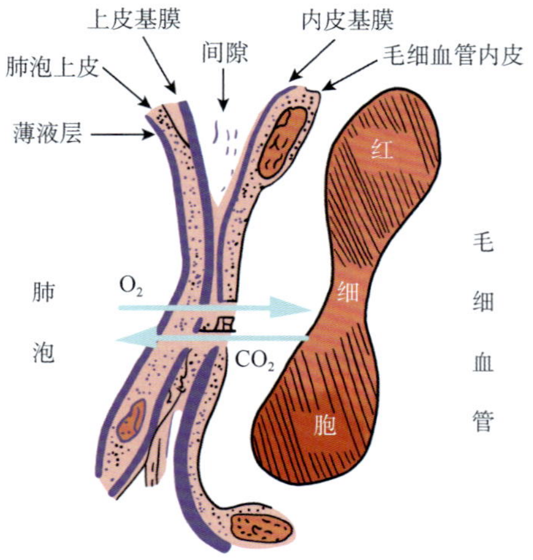


图6-13 呼吸膜

构成（图6-13）。

考点：呼吸膜的构成

### （三）肺的血管

肺的血管有两类：一类是肺循环的血管，包括肺动脉及其分支、肺泡毛细血管、肺静脉及其属支，其主要作用是完成肺换气；另一类是体循环的血管，包括支气管动脉及其分支、毛细血管、支气管静脉及其属支，其主要作用是为肺本身的活动提供营养。

## 三、胸膜与纵隔

### （一）胸膜

胸膜属浆膜，分脏、壁二层。脏胸膜紧贴于肺表面，并陷入肺裂内；壁胸膜衬覆于胸壁内面、膈的上面、纵隔的侧面，按部位分为四部分（图6-14）：①肋胸膜，贴于胸壁内表面；②膈胸膜，贴于膈上面；③纵隔胸膜，贴于纵隔两侧；④胸膜顶，由肋胸膜和纵隔胸膜向上延续而形成穹隆状圆顶，并突出于胸廓上口。

脏、壁胸膜在肺门处相互移行，共同形成的潜在性密闭腔隙，称胸膜腔。胸膜腔左右各一，互不相通，腔内呈负压。肋胸膜和膈胸膜相互转折处，形成一半环形较深的间隙，称肋膈隐窝，此处是胸膜腔最低的部位，胸膜腔积液常首先积存于此。

考点：胸膜腔的概念及壁胸膜的分部

**案例6-1**

患者，女，50岁，1个月以来自觉胸闷、气短，近1周加重而不能平卧，遂来我院就诊，体格检查：体温37.8℃，脉搏90次/分，呼吸为24次/分，血压135/85mmHg，听诊右肺呼吸音减弱，叩诊右肺呈实音，胸部X线正位片示右肺大片高密度阴影，余未见异常。临床诊断：右侧胸膜腔积液。

**问题**：对其进行胸膜腔穿刺抽液时应注意什么？

### （二）纵隔

纵隔是两侧纵隔胸膜之间所有组织器官的总称。纵隔以胸骨角和第4胸椎体下缘的平面为界，分为上纵隔和下纵隔两部分。下纵隔又以心包为界，分为前纵隔、中纵隔和后纵隔3部分（图6-15）。

纵隔内主要有连接心的大血管、食管、气管、主支气管和胸导管等。

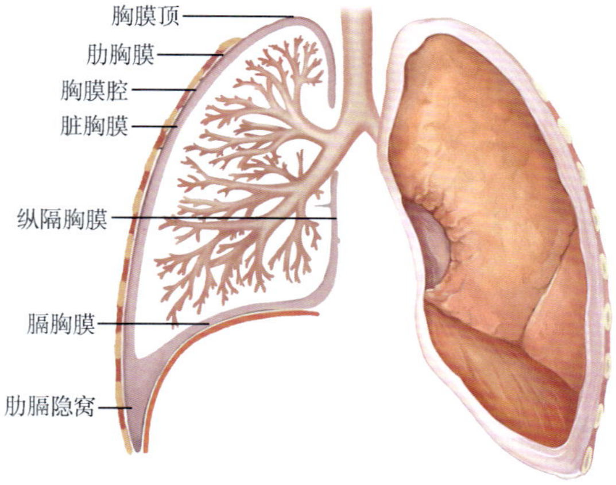


图6-14 胸膜与胸膜腔

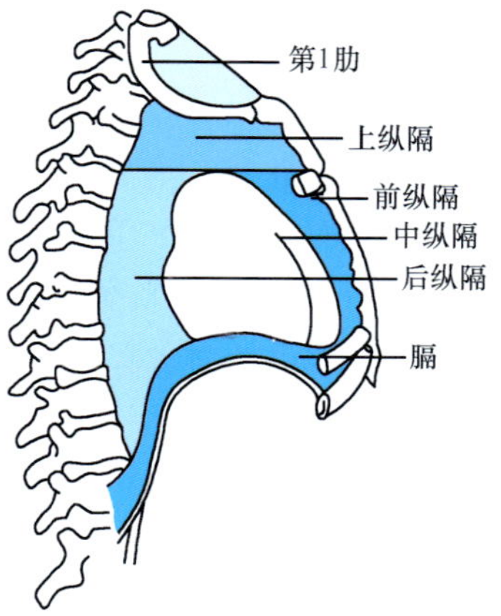


图6-15 纵隔的分部

# 第2节 肺 通 气

## 一、肺通气的原理

气体进出肺取决于两方面因素的相互作用：一是推动气体流动的动力；二是阻止气体流动的阻力。只有动力克服阻力，建立肺泡与外环境之间的压力差，方可实现肺通气。

### （一）肺通气的动力

呼吸肌的舒缩引起的呼吸运动是肺通气的原动力，肺内压与大气压之间的压力差是肺通气的直接动力。

**考点：**肺通气的原动力和直接动力

**1. 呼吸运动** 呼吸肌的节律性收缩与舒张引起的胸廓扩大和缩小，称为呼吸运动。根据呼吸深度不同可分为平静呼吸和用力呼吸；按参与呼吸运动的呼吸肌的主次不同又可分为胸式呼吸和腹式呼吸。

（1）平静呼吸和用力呼吸 平静呼吸是指人体在安静状态下，平稳而均匀的自然呼吸，正常成人呼吸频率为12～18次/分。平静吸气时，膈肌与肋间外肌收缩，使胸腔容积扩大，肺容积增大，肺内压下降至低于大气压，气体入肺；平静呼气时，没有呼气肌的收缩，只是膈肌与肋间外肌舒张回位，使胸腔容积与肺容积均缩小，肺内压升高至超过大气压，气体出肺。平静呼吸的特点是，吸气是主动的，呼气是被动的。用力呼吸是指人体在运动或缺氧等情况下用力而加深的呼吸，又称深呼吸。用力吸气时，除膈肌和肋间外肌加强收缩外，胸锁乳突肌等辅助肌群也收缩，使肺内压更低，吸入气体更多；用力呼气时，除上述吸气肌舒张外，肋间内肌、腹肌等呼气肌也收缩，使肺内压更高，呼出气体更多。用力呼吸的特点是：呼气和吸气均是主动的，故耗能大。

（2）胸式呼吸和腹式呼吸 以膈肌舒缩为主，主要表现为腹壁起伏明显的呼吸运动，称腹式呼吸；以肋间外肌舒缩为主，主要表现为胸壁起伏明显的呼吸运动，称胸式呼吸。正常成人多为混合式呼吸。

**考点：**呼吸的类型

**2. 肺内压** 是指肺泡腔内的压力，可随呼吸运动而发生周期性变化。吸气初，吸气运动促使肺容积随胸廓逐渐增大，肺内压下降至低于大气压时，大气进入肺泡。至吸气末，肺内压与大气压相等，气流停止。呼气初，呼气运动使肺容积随胸廓逐渐减小，肺内压升高至超过大气压时，肺内气体呼出体外。至呼气末，肺内压与大气压相等，气流又停止。正是肺内压交替升降，使肺内压与大气压之间产生压力差，导致气体进肺（吸气）或出肺（呼气）。

**3. 胸膜腔内压** 正常情况下，胸膜腔内没有气体，只含少量浆液，浆液分子内聚力使两层胸膜贴附一起，不易分开，从而保证肺随胸廓运动而运动。胸膜腔内的压力称胸膜腔内压，通常比大气压低而为负压，故又称胸内负压。其形成与作用于胸膜腔内的两种力有关：一是肺内压，使肺泡扩张；二是肺的回缩力，使肺泡缩小。胸膜腔内压是这两种方向相反的力的代数和，即胸膜腔内压=肺内压−肺回缩力。在吸气末和呼气末，肺内压等于大气压，若假设大气压为零，则胸膜腔内压=−肺回缩力。可见，胸膜腔内压是由肺的回缩力造成，故其值也随呼吸运动的转换而发生周期性的变化。吸气时，肺扩张，肺回缩力增大，胸内负压增大；呼气时，则相反。

胸内负压的存在具有重要的生理意义。它不仅能维持肺扩张，防止肺萎缩，还使肺与胸廓一起产生耦联运动，并能促使上、下腔静脉和淋巴管扩张而有利于静脉血和淋巴回流。

**考点：**胸内负压的形成及生理意义

### （二）肺通气的阻力

肺通气的阻力包括弹性阻力和非弹性阻力。平静呼吸时，弹性阻力约占总阻力的70%。

**1. 弹性阻力（elastic resistance）** 是指外力使弹性组织变形时，弹性组织产生的对抗变形的回位力。弹性阻力包括肺的弹性阻力和胸廓的弹性阻力。

（1）肺的弹性阻力　包括肺泡表面张力（约占2/3）和肺弹性组织的回缩力（约占1/3）。肺的弹性阻力是吸气的阻力，呼气的动力。肺泡表面张力是由肺泡内表面覆盖的液体层与肺泡内的气体形成的液-气界面上的液体分子相互吸引而产生的，它是促使肺泡缩小的力。肺弹性组织的回缩力是由肺弹性纤维的自然回缩形成的。

（2）胸廓的弹性阻力　胸廓处于自然位置时，不存在弹性阻力。小于自然位置时，弹性阻力向外，是吸气的动力、呼气的阻力；大于自然位置时，情况相反。

**2. 非弹性阻力**　包括惯性阻力、黏滞阻力和气道阻力。其中最重要的是气道阻力，占非弹性阻力的80%～90%，它是指气体流经呼吸道时产生的摩擦力。影响气道阻力的因素有气道口径、气流速度和气流形式等。由于气道阻力与气道半径的4次方成反比，故气道口径是影响气道阻力的主要因素。气道口径大小又受自主神经和儿茶酚胺等体液因素的影响。交感神经兴奋使气道口径增大，阻力减小；副交感神经兴奋时，气道口径减小，阻力增大；儿茶酚胺可使气道平滑肌舒张，气道阻力减小，过敏反应时由肥大细胞释放的组胺和慢反应物质使气道平滑肌收缩，气道阻力增大。

**链接**　人工呼吸

在日常生活中，一些意外诸如溺水、触电、煤气中毒等因素会使人体的自主呼吸暂时停止，此时必须采取及时有效的人工呼吸。人工呼吸是通过徒手或某些机械装置使空气有节律地进入患者肺内，然后利用胸廓和肺组织本身的弹性回缩力使进入肺内的气体呼出，如此周而复始以代替自主呼吸。人工呼吸正是运用了肺内压与大气压之间压力差的原理，使呼吸骤停者获得被动式呼吸，从而获得机体代谢所需要的$O_2$，并排出多余的$CO_2$。现场急救多采用口对口人工呼吸或使用简易呼吸囊，在医院内对呼吸骤停者还可使用结构复杂、功能完善的呼吸机。

## 二、肺通气功能的评价

肺容量和肺通气量是评价肺通气功能的重要指标。

### （一）肺容量

肺容量是指肺能够容纳气体的量。在呼吸过程中，肺容量随呼吸的深度不同而变化，可用肺量计测定和描记（图6-16）。

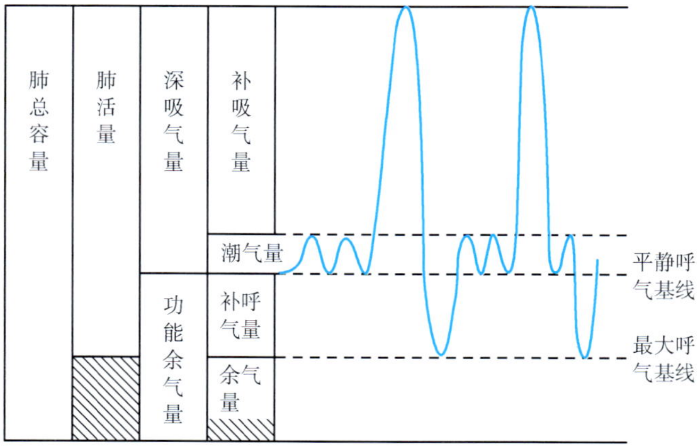


**图6-16**　肺容量变化描记图

**1. 潮气量**（tidal volume，TV）　是指每次吸入或呼出的气体量。正常成人平静呼吸时潮气量平均为0.5L。

**2. 补吸气量**（inspiratory reserve volume，IRV） 是指平静吸气末再尽力吸气所能吸入的气体量。正常成人为1.5～2.0L。潮气量与补吸气量之和等于深吸气量（inspiratory capacity，IC），是评价最大通气潜力的一个重要指标。

**3. 补呼气量**（expiratory reserve volume，ERV） 是指平静呼气末再尽力呼气所能呼出的气体量。正常成人为0.9～1.2L。

**4. 余气量**（residual volume，RV） 又称残气量，是指最大呼气后肺内存留的气体量，正常成人为1.0～1.5L。平静呼气末，存留于肺内的气体量称为功能余气量（functional residual capacity，FRC），为余气量与补呼气量之和，正常成人约为2.5L，可缓冲呼吸过程中肺泡内氧分压（$PO_2$）和二氧化碳分压（$PCO_2$）的变化幅度，有利于肺换气。

**5. 肺活量和用力呼气量** 肺活量（vital capacity，VC）是指最大吸气后尽力呼气所能呼出的最大气体量，为潮气量、补吸气量及补呼气量之和。正常成年男性约为3.5L，女性约为2.5L。肺活量的大小反映了肺一次通气的最大能力，可作为评价肺通气功能的指标。但因测定肺活量时不限制呼气时间，故一些通气功能障碍者测出的结果仍正常。为此，提出用力呼气量概念，最深吸气后再尽力尽快呼气，在一定时间内所能呼出的气量，称为用力呼气量（forced expiratory volume，FEV），用力呼气量过去称为时间肺活量，通常用呼气的最初1s、2s、3s时间内所呼出气体量占肺活量的百分比来表示。正常成人第1s、2s、3s末所呼出气体量分别占肺活量的83%、96%、99%，其中，第1s用力呼气量最有意义（图6-17）。该指标不仅能反映肺活量大小，还能反映呼吸所遇阻力的变化情况，是评价肺通气功能较合适的指标。

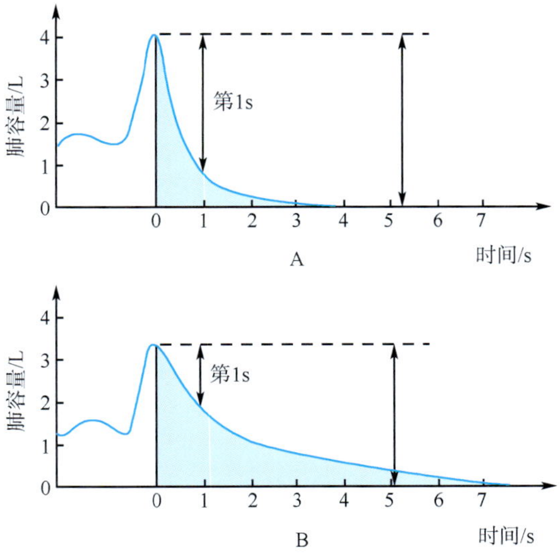


**图6-17 用力呼气量示意图**

A. 正常时；B. 气道狭窄时

**6. 肺总量**（total lung capacity，TLC） 指肺所能容纳的最大气体量。它是肺活量与余气量之和。正常成年男性约为5.0L，女性约为3.5L。其大小有较大的个体差异。

**考点：**潮气量和肺活量

## （二）肺通气量

**1. 每分通气量**（minute ventilation volume） 是指每分钟进或出肺的气体量，为潮气量与呼吸频率的乘积。正常成人平静呼吸时为6～9L/min。

**2. 无效腔和肺泡通气量** 从上呼吸道到呼吸性细支气管以前的呼吸道内，没有气体交换功能，称为解剖无效腔（anatomical dead space），正常成人约为0.15L。进入肺泡内的气体，也可因血液在肺内分布不均而未能都与血液进行气体交换，未能发生气体交换的这部分肺泡容量称为肺泡无效腔。肺泡无效腔与解剖无效腔一起合称生理无效腔（physiological dead space）。每分钟吸入肺泡且能与血液进行气体交换的气体总量，称为肺泡通气量（alveolar ventilation）。每分通气量=（潮气量−无效腔气量）×呼吸频率。因无效腔容积相对恒定，故肺泡通气量主要受潮气量和呼吸频率影响（表6-1）。

**表6-1 不同呼吸形式时的每分通气量和肺泡通气量**

| 呼吸形式 | 呼吸频率（次/分） | 潮气量（ml） | 每分通气量（ml/min） | 肺泡通气量（ml/min） |
|---|---|---|---|---|
| 平静呼吸 | 16 | 500 | 8000 | 5600 |
| 浅快呼吸 | 32 | 250 | 8000 | 3200 |
| 深慢呼吸 | 8 | 1000 | 8000 | 6800 |

由表6-1所示，浅快呼吸时，真正有效的通气量（肺泡通气量）减小；适当的深慢呼吸可增大肺泡通气量。

考点：肺通气量和肺泡通气量

# 第3节 气体交换

气体交换包括肺换气和组织换气。肺换气指肺泡与肺毛细血管血液之间$O_2$和$CO_2$的交换过程；组织换气指组织毛细血管血液与组织细胞之间$O_2$和$CO_2$的交换过程。

## 一、气体交换的原理

气体交换是以扩散方式进行的，气体分压差是气体交换的动力。气体分子在分压差的作用下总是从分压高处向分压低处扩散。正常情况下不同部位的$PO_2$和$PCO_2$分压值，见表6-2。

表6-2 正常情况下不同部位的$PO_2$和$PCO_2$ 单位：mmHg（kPa）

| 分压 | 空气 | 肺泡气 | 静脉血 | 动脉血 | 组织 |
|---|---|---|---|---|---|
| $PO_2$ | 102（13.6） | 104（13.9） | 40（5.3） | 100（13.3） | 30（4.0） |
| $PCO_2$ | 0.3（0.04） | 40（5.3） | 46（6.1） | 40（5.3） | 50（6.7） |

## 二、气体交换的过程

### （一）肺换气

在呼吸膜两侧，肺泡气的$PO_2$高于静脉血，而$PCO_2$则低于静脉血（表6-2）。故$O_2$由肺泡向静脉血扩散，$CO_2$则自静脉血向肺泡腔扩散，是为肺换气。通常血液流经肺毛细血管的时间约为0.7s，而肺换气仅需约0.3s。故当血液流经肺毛细血管全长的1/3时，肺换气已基本完成，结果静脉血变成动脉血（图6-18）。

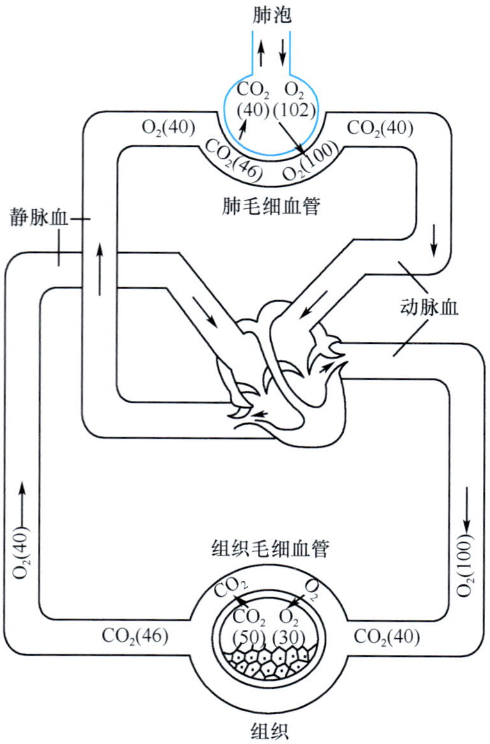


图6-18 气体交换示意图（单位为mmHg）

### （二）组织换气

组织换气机制与肺换气相似，不同的是发生于血液、组织液及细胞内液之间。由于组织代谢不断消耗$O_2$，产生$CO_2$，致使组织内$PO_2$低于动脉血，$PCO_2$高于动脉血（表6-2）。故$O_2$由血液向组织内扩散，$CO_2$则由组织内向血液扩散，形成组织换气，通过组织换气动脉血变成静脉血。

## 三、影响气体交换的因素

### （一）呼吸膜的面积和厚度

气体的扩散速率与扩散面积成正比，与扩散距离成反比。因此，任何增加呼吸膜厚度（如肺水肿、肺纤维化等）或减少呼吸膜面积（如肺气肿、肺不张等）的因素，均可使气体交换效率降低。

### （二）通气/血流比值

通气/血流比值（V/Q）是指每分钟肺泡通气量（V）与肺血流量（Q）之间的比值。要达到高效率的气体交换，通气量和血流量之间应有适宜的比值。正常成人平静呼吸时通气/血流约为4.2/5=0.84，此种情况下，肺换气效率最高。无论比值增大或者减小，均会导致换气效率下降。当通气过剩或血流不足时，比值增大，多见于部分肺泡血流量减少（如部分肺血管痉挛或栓塞等），相当于增大了无效腔；当通气不足或血流过剩时，比值减小，多见于肺泡通气不良（如支气管痉挛等），相当于出现了功能性动-静脉短路。

**考点**：通气/血流比值及生理意义

# 第4节 气体在血液中的运输

气体在血液中的运输是实现肺换气和组织换气的重要环节。$O_2$和$CO_2$均以物理溶解和化学结合两种形式进行运输。

## 一、氧的运输

### （一）物理溶解

血液中，$O_2$以物理溶解形式存在的量极少，仅占血液总$O_2$含量的1.5%。

### （二）化学结合

**1. $O_2$与血红蛋白（Hb）的结合** 是血液运输$O_2$的主要形式，占血液总$O_2$含量的98.5%。血浆中的$O_2$扩散入红细胞主要与Hb分子的$Fe^{2+}$结合，并以氧合血红蛋白（$HbO_2$）形式运输。Hb与$O_2$结合的过程称为氧合，而非氧化。这是一种疏松、可逆、无酶催化、无电荷转移的结合。$HbO_2$解离为Hb与$O_2$的过程称为氧离。结合或解离取决于$PO_2$的高低。1个Hb分子可以结合4个$O_2$分子。$HbO_2$呈鲜红色，去氧Hb呈紫蓝色。若体表毛细血管床血液中Hb达50g/L以上，则皮肤、黏膜呈青紫色，称发绀或紫绀（cyanosis）。

**2. 血红蛋白氧饱和度** 1L血液中Hb所能结合的最大$O_2$量称为Hb氧容量（oxygen capacity）。1L血液中Hb实际结合的$O_2$量称为Hb氧含量（oxygen content）。Hb氧含量占Hb氧容量的百分比称为Hb氧饱和度（oxygen saturation）。通常血液中物理溶解的$O_2$极少，可忽略不计。因此，Hb氧容量、Hb氧含量、Hb氧饱和度可分别视为血氧容量、血氧含量、血氧饱和度。

**考点**：氧饱和度

**3. 氧解离曲线（oxygen dissociation curve）** 是表示$PO_2$与Hb氧饱和度关系的曲线（图6-19），即表示不同$PO_2$下，氧合或氧离的情况。曲线呈S形，可分为：①上段，$PO_2$介于60～100mmHg（8.0～13.3kPa），为Hb与$O_2$结合部，曲线较平坦，表明$PO_2$的变化对氧饱和度影响不大；②中段，$PO_2$介于40～60mmHg（5.3～8.0kPa），为$HbO_2$与$O_2$解离的部分，曲线较陡峭，表明$PO_2$稍有变化，氧饱和度就出现明显变化；③下段，$PO_2$介于15～40mmHg（2.0～5.3kPa），也是$HbO_2$与$O_2$解离的部分，曲线最陡峭，可代表氧的贮备。

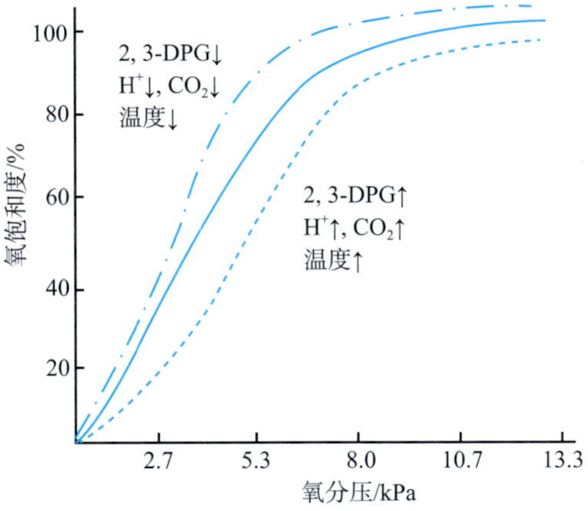

图6-19 氧解离曲线及主要影响因素

**4. 影响氧解离曲线的因素** 主要有血液的pH、$PCO_2$、温度和2, 3-二磷酸甘油酸（2, 3-DPG）等。

（1）pH、$PCO_2$、温度 当血液中pH减小、$PCO_2$升高、温度升高时，氧解离曲线右移，意味着相同的氧分压下，Hb氧饱和度下降，有利于$HbO_2$向组织释放$O_2$，这种情况常出现在组织代谢增强时。反之，当组织代谢水平降低时，氧解离曲线左移，不利于$O_2$的释放。

（2）2, 3-DPG　是红细胞无氧糖酵解的产物，能使氧解离曲线右移，有利于$O_2$的释放。慢性缺氧、贫血、高山缺氧等情况下，2, 3-DPG生成量增多，有利于$O_2$的释放。库存血因糖酵解停止而不利于$O_2$解离。

考点：氧解离曲线的影响因素

## 二、二氧化碳的运输

### （一）物理溶解

血液中，$CO_2$以物理溶解形式存在的量仅占血液总$CO_2$含量的5%。

### （二）化学结合

血液中，$CO_2$以化学结合形式存在的量占血液总$CO_2$含量的95%。化学结合形式有碳酸氢盐和氨基甲酰血红蛋白（HHbNHCOOH）两种。

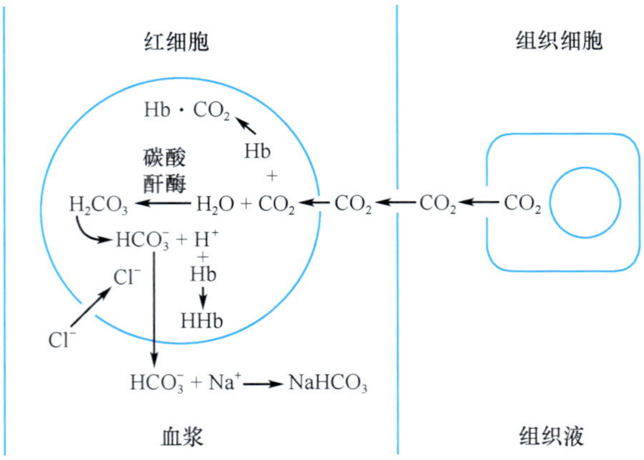


图6-20　$CO_2$以碳酸氢盐形式运输示意图

**1. 碳酸氢盐的形式**　以碳酸氢盐形式运输的$CO_2$占总量的88%。组织细胞代谢产生的$CO_2$扩散入血液，溶解于血浆后绝大部分进入红细胞内。进入红细胞内的$CO_2$和$H_2O$在碳酸酐酶催化下，生成$H_2CO_3$，继而解离成$HCO_3^-$和$H^+$。红细胞膜对负离子如$HCO_3^-$、$Cl^-$有极高通透性，$HCO_3^-$顺浓度差出红细胞而进入血浆，并主要以与$Na^+$结合成$NaHCO_3$的形式进行运输（图6-20）。$H_2CO_3$解离所生成的$H^+$，因不能透出红细胞，大部分与Hb结合，使Hb的酸性增强而有利于氧离。在肺部，由于$PCO_2$较低，以碳酸氢盐运输的$CO_2$则逸出血液，扩散入肺泡。

**2. 氨基甲酰血红蛋白的形式**　约占$CO_2$运输总量的7%。一部分进入红细胞内的$CO_2$，与Hb的氨基结合生成氨基甲酰血红蛋白。该反应无须酶的催化，且迅速、可逆，主要调节因素是氧合作用，反应式为：

$$HbNH_2O_2+H^++CO_2 \underset{\text{肺}}{\overset{\text{组织}}{\rightleftharpoons}} HHbNHCOOH+O_2$$

在组织毛细血管处，$PCO_2$高，反应向右进行，血红蛋白结合$CO_2$，同时释放$O_2$；在肺毛细血管处，$PCO_2$低，反应向左进行，血红蛋白结合$O_2$，同时释放$CO_2$，使其排出体外。

考点：$CO_2$在血液中的运输形式

# 第5节　呼吸运动的调节

## 一、呼吸中枢

呼吸中枢是指中枢神经系统中与产生和调节呼吸运动有关的神经细胞群。它们分布于脊髓、延髓、高位脑等部位，并在呼吸节律的产生和调节中发挥各自不同的作用。

### （一）脊髓

脊髓有支配呼吸肌的运动神经元，位于脊髓第3～5颈段（支配膈肌）和胸段（支配肋间肌和腹肌等）的前角。脊髓属于联系高位脑和呼吸肌的中继站，以及整合某些呼吸反射的初级中枢。在延髓与脊髓之间横断，呼吸会立即停止，说明呼吸节律不是脊髓产生的。

### （二）延髓——基本呼吸中枢

动物实验观察到，如果在脑桥和延髓之间横断脑干，动物的呼吸节律会变得不规则，说明节律性的呼吸运动是由延髓产生的。还有实验证明，如果延髓受损，则呼吸停止，可见，延髓是呼吸运动的基本中枢。血液循环系统曾提到，延髓也是心血管活动的基本中枢。呼吸停止、心脏停搏往往意味着死亡，因此可以说延髓是生命中枢。

### （三）脑桥——呼吸调整中枢

动物实验观察到，如果在脑桥上、中部之间横断，动物的呼吸将变得深慢，如果再切断双侧迷走神经，吸气时间大大延长；这一结果说明，脑桥能调整延髓呼吸神经元的活动，其主要作用是抑制吸气，使吸气及时转化为呼气，通常将脑桥呼吸中枢称为呼吸调整中枢。

### （四）高位脑

脑桥以上的中枢部位（如大脑皮质、边缘系统、下丘脑等）也影响呼吸运动。其中，大脑皮质一定限度内可随意控制呼吸运动的活动，以保证其他重要呼吸相关活动的完成，如说话、唱歌、咳嗽、吞咽和排便等活动。

## 二、呼吸的反射性调节

呼吸的反射性调节起源于各种感受器的传入冲动，重要的有以下几种。

### （一）化学感受性反射

机体内环境中$PO_2$、$PCO_2$和$H^+$浓度的变化，可通过化学感受性反射调节呼吸的深浅和快慢，使这几种化学物质在血液中的浓度维持相对稳定。

**1. 化学感受器** 根据参加呼吸运动调节的化学感受器所在部位不同，可分为外周化学感受器和中枢化学感受器。

（1）外周化学感受器 包括颈动脉体和主动脉体。前者作用强于后者。动脉血中$PO_2$降低，$PCO_2$、$H^+$浓度升高均可刺激外周化学感受器，反射性地加强呼吸运动。

（2）中枢化学感受器 位于延髓腹外侧浅表部位。脑脊液和局部脑组织细胞外液中的$H^+$浓度升高是对其有效刺激。

**2. $CO_2$对呼吸的影响** $CO_2$是调节呼吸最重要的体液因素。动脉血中$PCO_2$升高，引起呼吸加深、加快。但$PCO_2$超过一定水平时，则抑制呼吸运动，发生呼吸困难、头痛、头昏，甚至昏迷。若$PCO_2$明显降低可发生呼吸暂停。因此，一定水平的$PCO_2$对维持呼吸和兴奋呼吸中枢是必要的。$CO_2$兴奋呼吸是通过两条途径来实现的：一是通过刺激中枢化学感受器再兴奋呼吸中枢，因为血液中的$CO_2$能迅速透过血脑屏障，在脑部与水反应，生成碳酸，继而解离出$H^+$，使脑脊液中$H^+$浓度升高；二是直接刺激外周化学感受器，反射性地使呼吸加深、加快。两条途径以前者为主，约占总效应的80%。

**3. $H^+$对呼吸的影响** 动脉血中$H^+$浓度升高，可引起呼吸加快、加深，肺通气量增加。反之，呼吸抑制。血液中的$H^+$因不易透过血脑屏障，对中枢化学感受器的直接作用不大，主要通过外周化学感受器来实现对呼吸的调节。

**4. 低$O_2$对呼吸的影响** 中枢化学感受器对低$O_2$的变化不敏感，低$O_2$加强呼吸完全通过外周化学感受器来实现。低$O_2$对呼吸中枢有直接抑制作用，并随程度加深而加强。一般程度的低$O_2$通过兴奋外周化学感受器来加强呼吸的效应强于直接抑制中枢的作用，表现为呼吸加强，通气量增加。但在严重低氧（$PO_2$＜40mmHg）时，外周化学感受器的反射效应不足以抵抗低$O_2$对中枢的直接抑制作用，反而会导致呼吸障碍。

**考点：**$CO_2$对呼吸的影响

### （二）肺牵张反射

由肺扩张或肺萎陷引起的呼吸反射性活动，称为肺牵张反射（pulmonary stretch reflex）或黑-伯反射（Hering-Breuer reflex），包括肺扩张反射和肺萎陷反射两种。

**1. 肺扩张反射** 是肺扩张时抑制吸气活动的反射。感受器为牵张感受器，存在于气道平滑肌中。肺扩张可致该感受器兴奋，冲动经迷走神经传入延髓，抑制吸气，引发呼气。其生理意义是阻止吸气过长过深，促使吸气及时转为呼气。该反射与脑桥呼吸调整中枢共同调节呼吸的频率和深度。

**2. 肺萎陷反射** 是肺萎陷时引起吸气活动的反射。它在平静呼吸时意义不大，只有在肺明显缩小时起作用。对阻止肺过度缩小或肺不张起一定作用。

*考点：肺牵张反射的概念和生理意义*

## 自测题

### 一、名词解释

1. 平静呼吸 2. 胸膜腔内压 3. 肺活量 4. 通气/血流比值 5. 肺牵张反射

### 二、填空题

1. 呼吸系统由________和________两部分组成。呼吸过程包括________、________和________3个环节。
2. 肺实质按功能分________和________两部分。
3. 肺通气的直接动力是________，而原动力则为________。
4. 平静吸气时，________肌和________肌收缩，胸廓和肺容积扩大，肺内压________，外界气体被吸入肺内。
5. 气体运输形式有________和________两种。其中，$CO_2$最主要的运输形式是________。
6. 氧解离曲线反映________与血$PO_2$的关系，$PCO_2$升高可使氧解离曲线________移，表明Hb和$O_2$亲和力________。
7. 呼吸运动的调节中，支配呼吸肌的神经元在________；产生基本呼吸节律的是________；呼吸调整中枢在________；大脑皮质起________作用。
8. 外周化学感受器包括________和________，其适宜刺激是动脉血中________、________和________的改变。
9. $CO_2$兴奋呼吸是通过刺激________和________两条途径实现的。
10. 动脉血中$PO_2$降低，能兴奋________感受器，反射性地引起呼吸加深加快，而低$O_2$对________的直接作用是抑制。

### 三、选择题

A型题

1. 下列关于呼吸系统的叙述，正确的是（　　）
   A. 呼吸系统的功能仅是进行气体交换
   B. 各级支气管称为下呼吸道
   C. 呼吸道的壁内均以骨作为支架
   D. 肺由肺泡组成
   E. 肺不属于呼吸道
2. 喉腔最狭窄的部位在（　　）
   A. 前庭裂　B. 声门裂
   C. 喉室　D. 喉口
   E. 梨状隐窝
3. 下列对左肺形态的叙述，错误的是（　　）
   A. 只有两叶　B. 比右肺短
   C. 比右肺窄　D. 前缘下部有心切迹
   E. 后缘圆钝
4. 下列关于肺泡表面活性物质生理作用的叙述，错误的是（　　）
   A. 稳定肺泡内压
   B. 降低肺泡表面张力
   C. 增加肺的回缩力
   D. 维持肺泡于适当的扩张状态
   E. 防止肺泡过度扩张
5. 肺总容量等于（　　）
   A. 肺活量+潮气量
   B. 肺活量+余气量
   C. 肺活量+功能余气量
   D. 潮气量+功能余气量
   E. 补呼气量+余气量
6. 肺泡回缩力主要来自（　　）
   A. 肺的弹性纤维
   B. 肺泡膜的液体分子层表面张力
   C. 胸内负压
   D. 胸廓弹性回缩
   E. 肺泡表面活性物质
7. 影响气道阻力最重要因素是（　　）
   A. 气流形式　B. 气流速度
   C. 呼吸道长度　D. 呼吸道口径
   E. 呼吸时相
8. 正常成人用力呼气量在第1s末所呼出气体量占肺活量的

百分比为（　　）

A. 60%　　B. 83%

C. 96%　　D. 99%

E. 100%

9. 肺通气的原动力是（　　）

A. 呼吸运动

B. 肺的弹性回缩力

C. 肋间内肌与外肌的收缩

D. 胸内负压的变化

E. 大气压与肺内压之差

10. 体内$PCO_2$最高的部位是（　　）

A. 细胞内液　　B. 组织液

C. 静脉血液　　D. 毛细血管血液

E. 动脉血液

11. 下列关于表面活性物质的叙述，错误的是（　　）

A. 有降低表面张力的作用

B. 由肺泡Ⅱ型细胞合成

C. 降低肺的顺应性

D. 具有维持肺泡适当扩张状态的作用

E. 主要成分是二棕榈酰卵磷脂

12. 下列关于通气/血流比值的描述，不正确的是（　　）

A. 安静时正常值为0.84

B. 通气/血流比值减少，意味着生理无效腔增大

C. 肺动脉栓塞时，比值增大

D. 肺尖部比值较大

E. 肺下部部分血流得不到充分气体交换，比值减少

13. 下列为缺氧引起呼吸加深加快的原因的是（　　）

A. 刺激中枢感受器

B. 刺激吸气神经元

C. 直接刺激呼吸肌

D. 刺激外周化学感受器

E. 刺激膈肌

14. 调节呼吸运动最重要的生理性化学因素是（　　）

A. 二氧化碳　　B. 高氧

C. 低氧　　D. $[H^+]$

E. 迷走神经

15. 在氧解离情况下曲线发生右移的是（　　）

A. 肺通气阻力减小

B. 代谢性碱中毒

C. 2，3-二磷酸甘油酸增多

D. 血温降低

E. $PCO_2$下降

16. $CO_2$在血液中运输的主要形式是（　　）

A. 物理溶解　　B. 形成碳酸

C. 形成碳酸氢盐　　D. 形成氨基甲酰血红蛋白

E. 与血浆白蛋白结合

## 四、简答题

1. 从鼻腔吸入空气依次通过哪些组织、器官到达肺泡隔毛细血管内（可用箭头表示）？

2. 胸膜腔内负压有何生理意义？

3. 何谓呼吸？呼吸全过程包括哪些环节？

4. 气体交换的动力是什么？影响气体交换的因素有哪些？

5. $CO_2$在血液中是如何运输的？

6. 血液中$CO_2$增多，低$O_2$、$H^+$增多对呼吸有何影响？作用途径有何异同？

（秦从军）

# 第7章 消化系统

## 学习目标

**知识目标：**掌握胃、小肠、大肠、肝和胰的位置、形态和主要结构；胃液和胰液的主要成分及作用；几种主要营养物质吸收的方式。熟悉上、下消化道和消化、吸收的概念；胆汁排出的途径；唾液和小肠液的主要成分及作用。了解胃和小肠的运动形式；牙和舌的结构；消化器官活动的调节。

**能力目标：**在活体、标本或模型上指出主要消化器官的位置与结构；简述食物消化和吸收的基本过程。

**素质目标：**培养仁爱之心和良好医德；树立为医药事业奋斗的信念。

## 第1节　消化系统的解剖结构

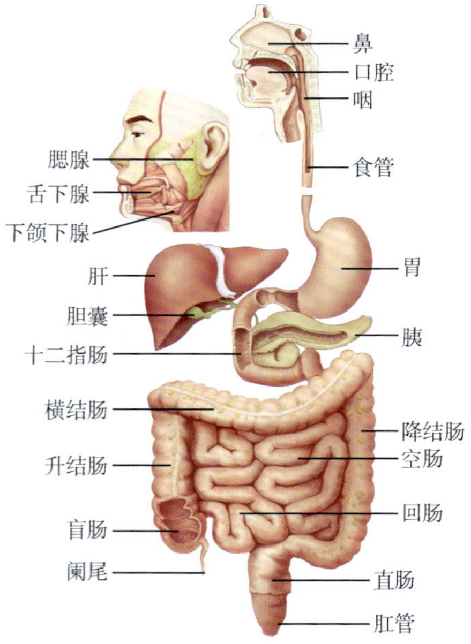

图7-1　消化系统

消化系统由消化管和消化腺两大部分组成。消化管是指口腔至肛门的管道，包括口腔、咽、食管、胃、小肠（分十二指肠、空肠和回肠）和大肠（分盲肠、阑尾、结肠、直肠和肛管）。临床上，将十二指肠及其以上的消化管称上消化道，空肠至肛门的消化管称下消化道。消化腺分两种：小消化腺位于消化管壁内，如胃腺、肠腺等；大消化腺位于消化管壁外，如肝、胰等（图7-1）。

消化系统的主要功能是摄取、消化、分解食物，吸收营养物质，排出食物残渣。

**考点：**消化系统的组成，上、下消化道的区分

### 一、消　化　管

#### （一）消化管壁的一般结构

消化管壁由内向外依次分为黏膜、黏膜下层、肌层和外膜（图7-2）。

**1. 黏膜**　由内向外由上皮、固有层和黏膜肌层组成。固有层内含有上皮陷入所形成的腺体，可分泌消化液和黏液。

**2. 黏膜下层**　内含血管、神经、淋巴管和淋巴组织。

**3. 肌层**　分内层环形肌、外层纵行肌两层。其收缩与舒张使消化管蠕动。

**4. 外膜**　为致密结缔组织，位于最外层。

#### （二）口腔

**1. 口腔的结构**　口腔为消化管的起始部，其前壁为上、下唇，两侧壁为颊，下壁为口腔底，上壁为腭。腭的前2/3为硬腭，后1/3为软腭。软腭后缘中央向下有一突起称腭垂。腭垂两侧向下有两条黏

膜皱襞，前方的为腭舌弓，连于舌根两侧；后方的为腭咽弓，连于咽侧壁。腭垂、两侧的腭舌弓和舌根共同围成咽峡（图7-3），为口腔与咽的分界，也是口腔通向咽的通道。

**考点：**咽峡的定义

**2. 舌** 位于口腔底，分上、下两面。上面称舌背，分前2/3的舌体和后1/3的舌根，舌体的前端称舌尖。舌下面正中有一连于口腔底的舌系带。舌系带根部两侧各有一小的丘状隆起，称舌下阜。舌下阜向口腔底后外延伸的黏膜皱襞称舌下襞（图7-4）。舌表面覆盖舌黏膜，舌体上面的黏膜形成许多小的突起，称舌乳头。部分舌乳头内有味觉感受器（味蕾）。舌根背部黏膜内有淋巴组织，形成舌扁桃体。

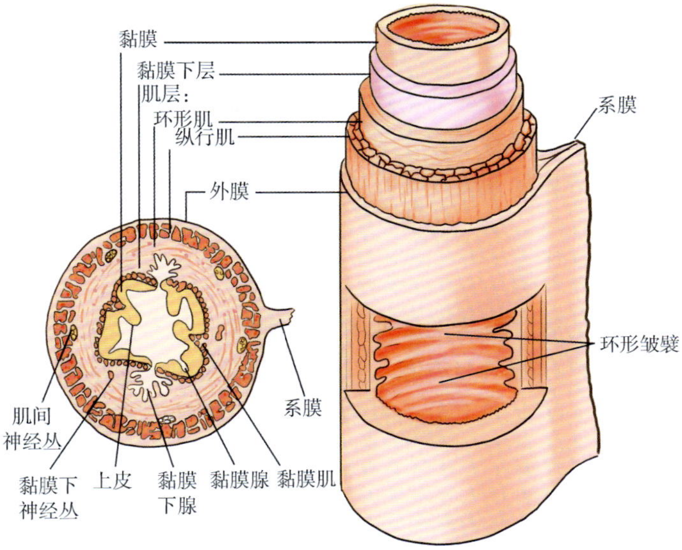


图7-2 消化管壁的一般结构

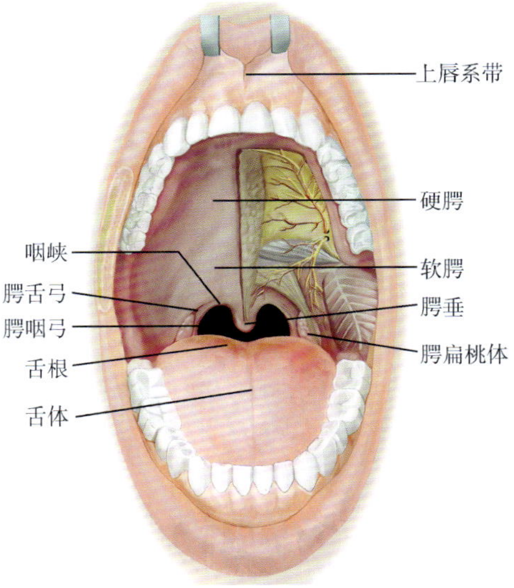


图7-3 口腔及咽喉

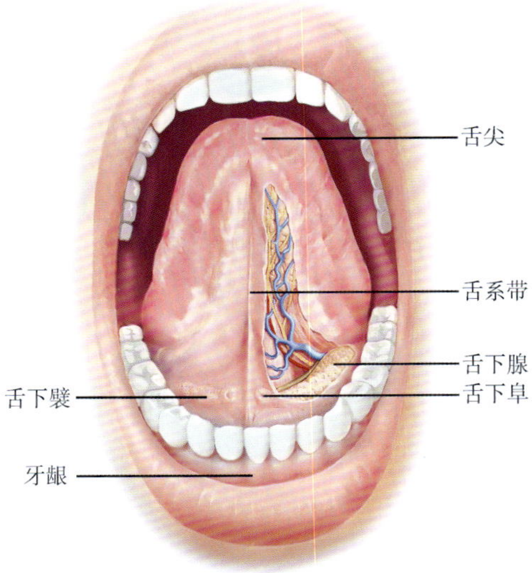


图7-4 口腔底（舌下面）

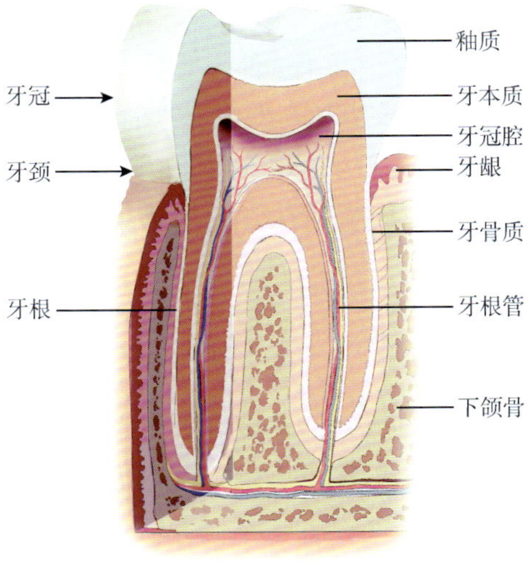


图7-5 牙构造模式图（纵切面）

**3. 牙** 嵌于上、下颌骨的牙槽内，是人体最坚硬的器官，具有咀嚼食物和辅助发音等作用。

（1）牙的名称和排列 正常人的一生中有两套牙，第一套为乳牙，第二套为恒牙。乳牙在出生后约6个月开始萌出，3岁左右出齐，共20个。6岁左右，乳牙开始脱落，恒牙萌出，恒牙约14岁出齐（但第三磨牙在18～25岁萌出或终生不出）。一般情况下，恒牙共28～32个。

（2）牙的形态和构造 牙分为牙冠、牙颈和牙根三部分（图7-5）。牙冠是露于口腔的部分；牙根嵌入牙槽内；牙颈是牙冠与牙根之间缩窄的部分，有牙龈覆盖。

牙由牙本质、釉质、牙骨质和牙髓构成。牙本质是构成牙的主要成分，位于牙的内部。釉质覆盖于牙冠处牙本质的表面。牙骨质位于牙颈与牙根处牙本质的周围。牙内部的腔隙称为牙腔。牙髓位于牙腔内，由结缔组织、血管和神经组成。

考点：牙的形态、构造及分类

**4. 大唾液腺** 有3对，分别是腮腺、下颌下腺和舌下腺（图7-6），其分泌的唾液通过导管输送入口腔。腮腺导管开口于平对上颌第二磨牙的颊黏膜处；下颌下腺导管开口于舌下阜；舌下腺导管开口于舌下阜和舌下襞。

考点：大唾液腺的组成及开口部位

## （三）咽

咽是前后略扁的漏斗形肌性管道，上至颅底，下至第6颈椎下缘续于食管，从上向下分别经鼻后孔、咽峡和喉口与鼻腔、口腔和喉腔相通，咽是消化道和呼吸道的共同通道。咽以软腭和会厌上缘平面为界，从上向下分为鼻咽、口咽和喉咽三部分（图7-7）。鼻咽部侧壁上有咽鼓管咽口，经咽鼓管通向中耳鼓室。

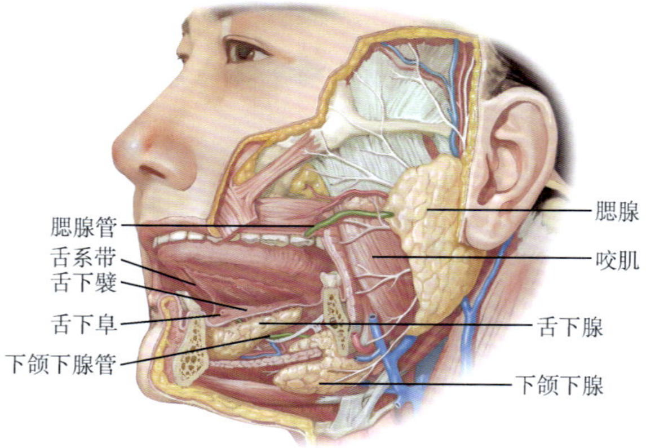


图7-6 口腔腺

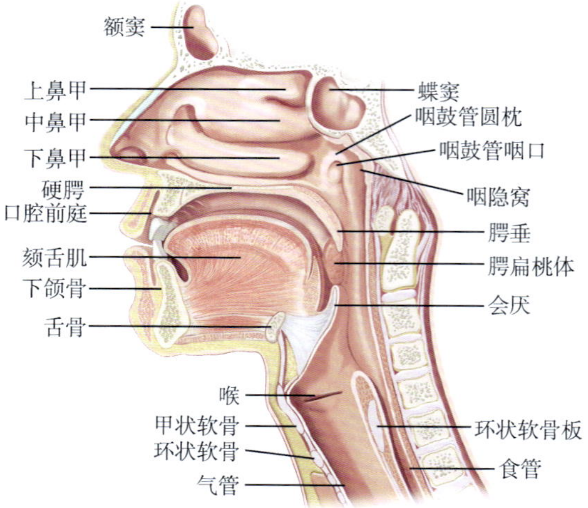


图7-7 口腔、鼻腔、咽、喉（正中矢状面）

## （四）食管

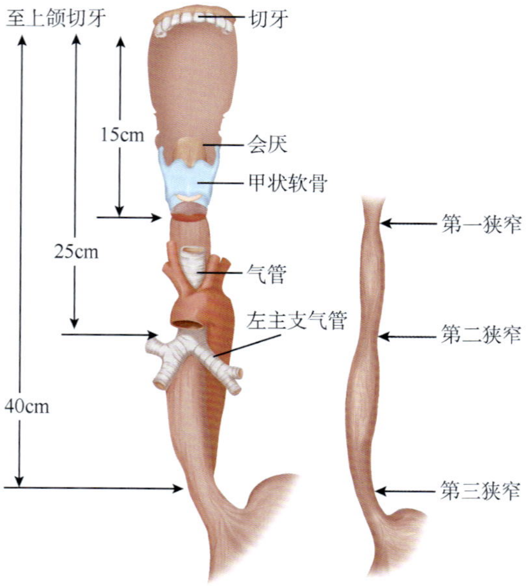


图7-8 食管

**1. 食管的形态与位置** 食管是前后略扁的肌性管道，上端在第6颈椎体下缘起于咽，向下沿脊柱前方、气管后方经胸廓上口进胸腔，穿膈的食管裂孔入腹腔，连接胃贲门（图7-8）。

**2. 食管的狭窄部** 食管全长有3处生理狭窄：第一狭窄在食管的起始处；第二狭窄在与左主支气管交叉处；第三狭窄在穿膈的食管裂孔处。3处狭窄距切牙分别为15cm、25cm和40cm。这些狭窄是食管内异物易停留和食管肿瘤的好发部位。

考点：食管的狭窄部

## （五）胃

胃是消化管中最膨大的部分，上接食管，下续十二指肠，具有容纳食物、分泌胃液和初步消化食物的功能。成人胃容量约1500ml。

**1. 胃的位置、形态和分部** 胃中等充盈时，大部分位于左季肋区，小部分位于腹上区。其有两壁、两缘和两口，两壁即胃的前壁和后壁；两缘即胃的上缘和下缘，上缘较短，凹向右上方，又称胃小弯，其最低折转处，称角切迹，而下缘较长，凸向左下方，又称胃大弯；两口分别是胃的入口和出口，入口称贲门，上接食管，出口称幽门，下续十二指肠（图7-9）。

胃可分为4部分：贲门附近的部分称贲门部；贲门平面以上的部分称胃底；胃底与角切迹之间的部分称胃体；角切迹与幽门之间的部分称幽门部（幽门窦）。胃溃疡和胃癌多好发于胃的幽门窦近胃小弯处。

**2. 胃黏膜的结构特点** 黏膜由上皮、固有层和黏膜肌层构成（图7-10）。上皮具有分泌功能，能分泌黏液，对胃壁有保护作用。固有层内有大量的胃腺，分为贲门腺、幽门腺和胃底腺，分别分布于贲门部、幽门部、胃底和胃体。构成胃底腺的细胞主要有颈黏液细胞、主细胞和壁细胞。颈黏液细胞分泌黏液；主细胞又称胃酶细胞，分泌胃蛋白酶原，其被激活为胃蛋白酶后参与分解蛋白质；壁细胞又称泌酸细胞，分泌盐酸和内因子，盐酸有激活胃蛋白酶原和杀菌的作用，内因子能促进回肠对维生素$B_{12}$的吸收。

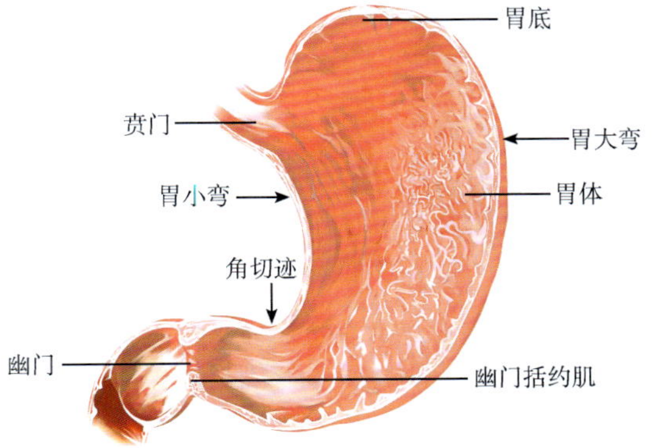


图7-9 胃

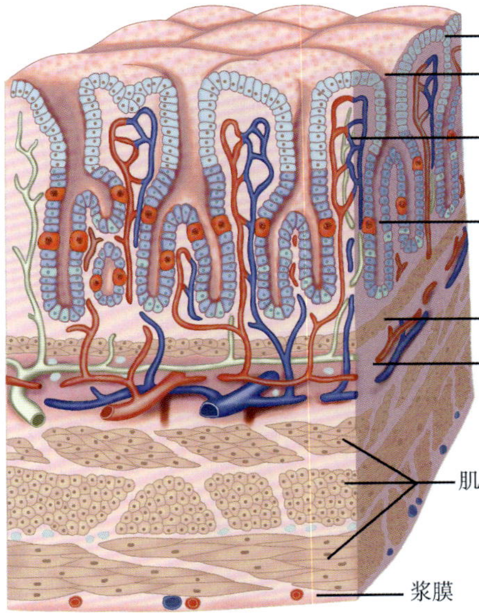


图7-10 胃黏膜模式图（胃底区域）

考点：胃的位置、形态及分部

### （六）小肠

小肠长5～7m，上端起自幽门，下端续盲肠，分为十二指肠、空肠和回肠3个部分。小肠是消化和吸收的主要器官。

**1. 十二指肠** 长约25cm，上端接幽门，下端与空肠相连，大部分贴于腹后壁，呈C形围绕胰头，分为上部、降部、水平部和升部四部分（图7-11）。降部中段后内侧壁上有一纵行的皱襞，称十二指肠纵襞，其下端的圆形突起，称为十二指肠大乳头，是胆总管和胰管的共同开口处。

考点：十二指肠的位置、分部及结构

**2. 空肠和回肠** 空肠上端起自十二指肠，回肠下端连于盲肠，二者借小肠系膜固定于腹后壁，盘曲于腹腔中、下部，没有明显分界。空肠主要位于左上腹，管径较粗，管壁较厚；回肠主要位于右下腹，管径较细，管壁较薄。

### （七）大肠

大肠起始部与回肠相连，末端终于肛门，长约1.5m，围绕于空肠、回肠的周围，分为盲肠、阑尾、结肠、直肠和肛管5个部分。

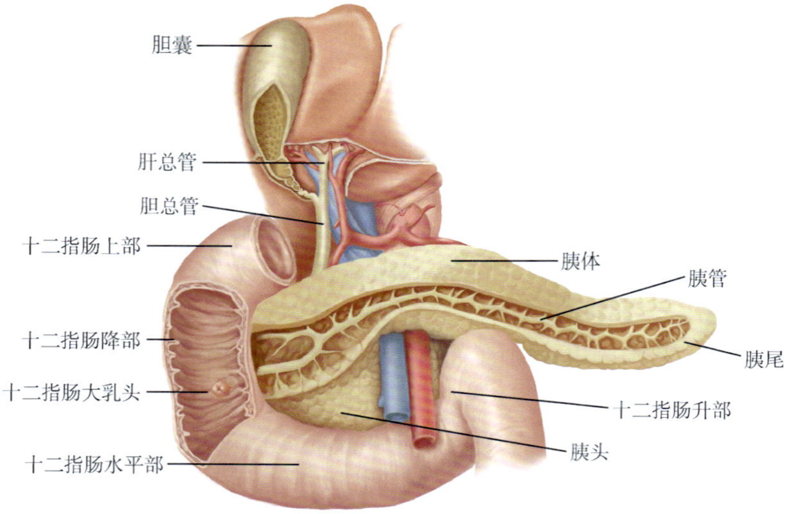


图7-11　胆管、十二指肠和胰（前面观）

盲肠和结肠表面有3种特征性结构：①结肠带，有3条，由肠壁纵行肌形成；②结肠袋，是肠壁向外的袋状膨出结构；③肠脂垂，为沿结肠带上附着的许多脂肪突起（图7-12）。

**1. 盲肠**　位于右髂窝内，下为盲端，上与升结肠相续，内侧与回肠相连。回肠末端在盲肠的开口称回盲口，该口上、下有两个皱襞称回盲瓣，可防止盲肠内容物逆流（图7-13）。

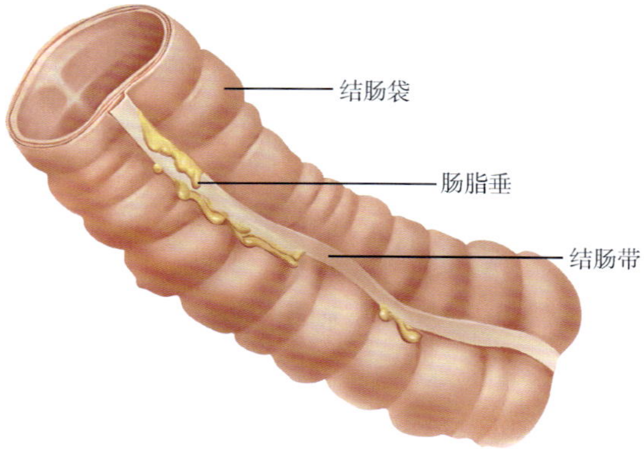


图7-12　盲肠和结肠的结构特征

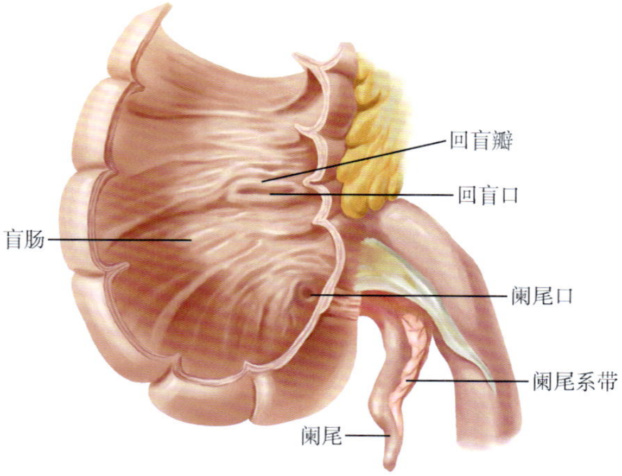


图7-13　盲肠和阑尾

**2. 阑尾**　为一蚓状盲管，一般长6～8cm，连于盲肠后内侧壁3条结肠带的汇合处，并以阑尾口通向盲肠。3条结肠带的汇合处是阑尾手术时寻找阑尾的标志。阑尾根部的体表投影，约在右髂前上棘与脐连线的中、外1/3的交点，称为麦氏点（McBurney point）。急性阑尾炎时，该点有明显压痛。

考点：阑尾根部的体表投影

**3. 结肠**　起自盲肠上端，至第3骶椎平面移行为直肠，分为升结肠、横结肠、降结肠与乙状结肠4部分。

**4. 直肠**　位于盆腔后部，长10～14cm，沿骶骨、尾骨前面下行，穿盆膈移行为肛管。直肠在矢状位上有两个弯曲：上部凸向后方的弯曲称骶曲；下部凸向前的弯曲称会阴曲（图7-14）。

**5. 肛管**　上接直肠，末端终于肛门，长3～4cm。肛管腔面有6～10条纵行的黏膜皱襞，称肛柱。连接各相邻肛柱下端的黏膜皱襞，称肛瓣（图7-15）。各肛柱下端与肛瓣连成一锯齿状环形线，称齿状线。肛管壁内有丰富的静脉丛，若静脉曲张突向管腔，则形成痔。

**考点：** 直肠的弯曲和齿状线

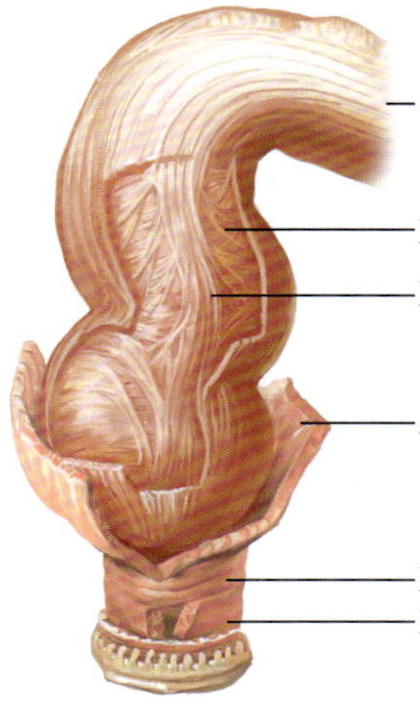


图7-14 直肠和肛管

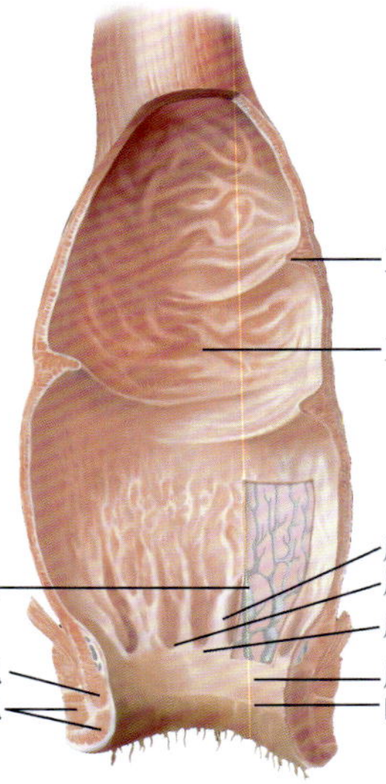


图7-15 直肠和肛管（内面观）

## 二、消 化 腺

### （一）肝

肝是人体最大的消化腺，呈红褐色，质软而脆，受外力冲击容易破裂。肝的主要功能是分泌胆汁，促进脂肪的消化与吸收，参与物质代谢、防御、解毒等。

**1. 肝的形态** 肝呈楔形，可分为上、下两面和前、后两缘（图7-16）。肝上面又称膈面，借矢状位的镰状韧带分为小而薄的肝左叶和大而厚的肝右叶。肝下面又称脏面，有左、右两条纵沟和一条横沟。横沟又称肝门，有肝管、肝固有动脉、肝门静脉、神经和淋巴管出入。左纵沟的前部有肝圆韧带，后部有静脉韧带。右纵沟前部容纳胆囊，后部有下腔静脉经过。肝面借上述3条沟分为右叶、左叶、方叶和尾状叶。

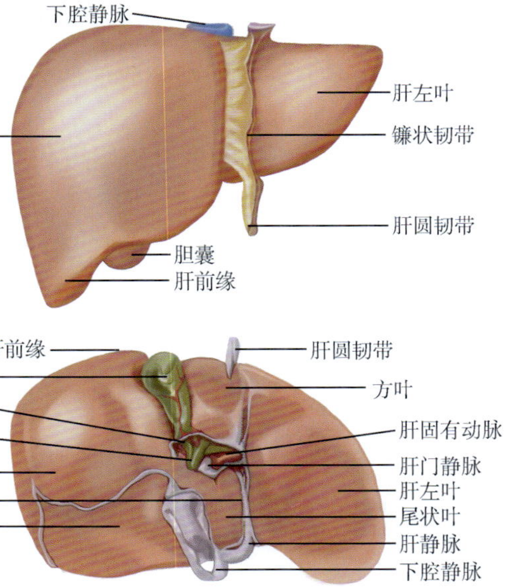


图7-16 肝

**2. 肝的位置和体表投影** 肝大部分位于右季肋区和腹上区，小部分位于左季肋区。肝的上界与膈穹隆一致，右侧最高点在右锁骨中线与第5肋的交点处，左侧最高点在左锁骨中线与第5肋间隙的交点处。肝的下界，右侧与右肋弓一致，成人一般不超过右肋弓下缘，中部可达剑突下约3cm，左侧被左肋弓遮盖。

**考点：** 肝的形态、结构及位置

**3. 肝的微细结构** 肝表面有结缔组织构成的被膜，结缔组织随进出肝门的结构进入肝内，将肝的实质分成许多肝小叶。

（1）肝小叶 呈多棱柱形，由中央静脉、肝板、肝血窦、胆小管和窦周隙构成（图7-17）。①中

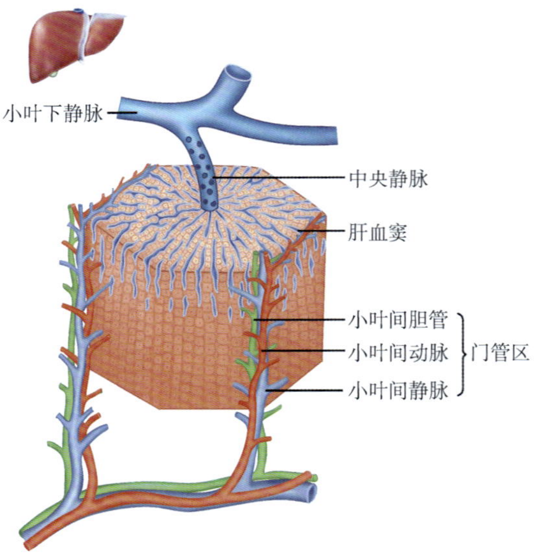

图7-17 肝小叶

央静脉。位于肝小叶的中央，有肝血窦的开口。②肝板。平面结构上称肝索，由单层肝细胞构成，相邻肝板连接成网。③肝血窦。位于肝板之间，窦壁由一层内皮细胞围成，窦腔内有肝巨噬细胞。肝门静脉和肝固有动脉的血液分别经小叶间静脉和小叶间动脉注入肝血窦，肝巨噬细胞能清除血液中的病毒、细菌、异物和衰老的红细胞。④胆小管。位于肝细胞之间，其壁由相邻肝细胞膜局部凹陷围成。肝细胞所分泌的胆汁，直接进入胆小管。胆小管于肝小叶的周边汇合，形成小叶间胆管。⑤窦周隙。为肝血窦内皮与肝板之间的狭小间隙，其内充满肝血窦渗出的血浆，是肝细胞与血液进行物质交换的部位。

（2）肝门管区　位于相邻的几个肝小叶之间，其内有小叶间动脉、小叶间静脉和小叶间胆管等结构。

（3）肝的血液循环　肝的血液供应丰富，入肝的血管有肝门静脉和肝固有动脉，肝门静脉是肝的功能血管，肝固有动脉是肝的营养血管。出肝的血管是肝静脉。循环途径如下：

肝门静脉　→小叶间静脉 ↘
　　　　　　　　　　　　肝血窦→中央静脉→小叶下静脉→肝静脉
肝固有动脉　→小叶间动脉 ↗

**4. 胆囊和输胆管道**

（1）胆囊　位于肝面右纵沟前部的胆囊窝内，呈梨形，可分为底、体、颈和管4个部分。容积为40～60ml，具有储存和浓缩胆汁的功能。胆囊底常露出肝前缘，其体表投影在右锁骨中线与右肋弓交点处。胆囊炎时，该处常有压痛。

（2）输胆管道　分为肝内胆道和肝外胆道。肝内胆道逐级汇合形成肝左、右管，后者出肝门汇合形成肝总管。肝总管下行与胆囊管汇合形成胆总管（图7-11）。胆总管下行至胰头与十二指肠降部之间，斜穿十二指肠降部的后内侧壁，与胰管汇合形成肝胰壶腹，开口于十二指肠大乳头。肝胰壶腹周围有肝胰壶腹括约肌，其收缩与舒张可调节胆汁与胰液的排出。胆汁排出途径如下：

肝细胞分泌胆汁→胆小管→小叶间胆管→肝左、右管→肝总管→胆总管→十二指肠
　　　　　　　　　　　　　　　　　　　　　　↓↑
　　　　　　　　　　　　　　　　　　　　　　胆囊

**考点**：胆汁生成后的排出途径

**案例 7-1**

患者，女，28周岁，3周前无明显诱因出现右上腹疼痛，畏寒、高热5天入院。体格检查：体温38.8℃，脉搏110次/分，血压112/68mmHg，神志清楚，皮肤及巩膜无黄染，腹平软，肝肋下1cm，剑突下2cm，质软，有触痛，肝区有叩击痛；实验室检查：白细胞计数增高，肝功能损害；肝脏B超示肝外胆管及右肝管不扩张，未见结石影像，左肝内胆管扩张，有光团反射伴声影。

**问题**：1. 该患者的初步诊断是什么？
　　　2. 诊断依据是什么？

## （二）胰

**1. 胰的位置和形态**　胰位于胃的后方，平第1、2腰椎高度贴于腹后壁。胰分为胰头、胰体和胰尾

3部分。胰实质内有从胰尾走向胰头的胰管，沿途收集胰液，最后将其送入十二指肠（图7-11）。

**2. 胰的微细结构** 胰实质分为外分泌部和内分泌部。

（1）外分泌部 占胰的大部分，由腺泡和导管组成。腺泡由腺细胞围成，分泌胰液。

（2）内分泌部 又称胰岛，是散在于腺泡之间、大小不等的细胞团。主要有A细胞、B细胞、D细胞和PP细胞（图7-18）。A细胞分泌胰高血糖素，可使血糖浓度升高。B细胞数量最多，分泌胰岛素，可使血糖浓度降低。

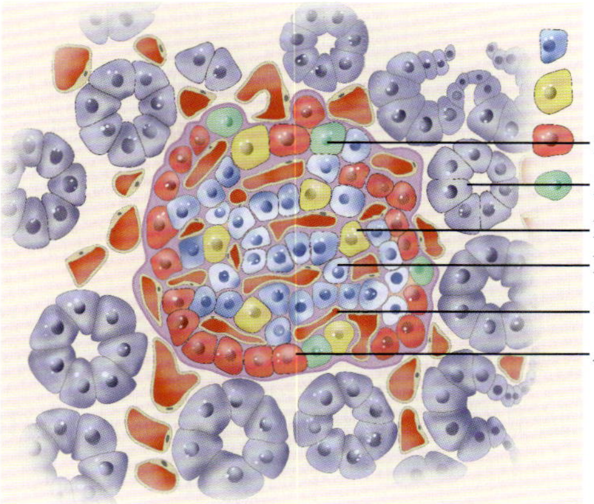


图7-18 胰的微细结构

考点：胰的形态、位置、分部及功能

# 第2节 消化管各段的消化功能

机体新陈代谢过程中所需的营养物质，如水、无机盐和维生素可以直接从食物中吸收，而糖、蛋白质和脂肪等结构复杂的大分子物质，必须经消化分解成小分子物质后才能被吸收和利用。这种食物在消化道内被分解为小分子物质的过程称为消化。消化的方式分两种：①机械性消化，即通过消化道的运动，将食物磨碎，并使食物与消化液充分混合，同时将其推向消化管远端的过程。②化学性消化，即通过消化液中各种酶的作用，将食物分解成小分子物质的过程。两种消化方式同时进行，相互配合。

考点：消化的概念及消化方式

在整个消化管中，除口腔、咽、食管上段的肌肉及肛门外括约肌是骨骼肌外，其余部分的肌肉均是平滑肌。消化管平滑肌除具有肌组织的共同特性，如兴奋性、传导性和收缩性外，还具有其独特的一般生理特性。

**1. 兴奋性低、收缩缓慢** 消化管平滑肌的兴奋性较骨骼肌为低，其收缩的潜伏期、收缩期和舒张期均较长，且变异较大。

**2. 自律性** 消化管平滑肌在离体后，置于适宜环境中，仍能进行良好的节律性运动，但收缩较为缓慢，节律性也远不如心肌规则。

**3. 伸展性** 消化管平滑肌能适应实际的需要而做很大的伸展。这一特性使消化管（如胃）可容纳数倍于伸展前容积的食物。

**4. 紧张性** 消化管平滑肌经常保持在一种微弱的持续收缩状态，使其具有一定的紧张性。紧张性有助于维持胃、肠的正常形状和位置，使消化管内保持一定的基础压力。同时，紧张性收缩也是消化管各种运动形式的基础。

**5. 对牵拉、温度和化学刺激敏感** 消化管平滑肌对电刺激不敏感，而对牵拉、温度和化学刺激敏感，对某些生物活性物质的刺激则特别敏感。例如，微量的乙酰胆碱可使其收缩，微量的肾上腺素使其舒张；温度的突然改变或牵拉消化管平滑肌均可引起强烈收缩等。

## 一、口腔内消化

消化过程从口腔开始。食物在口腔内被嚼碎，经唾液湿润后吞咽。口腔以机械性消化为主，唾液对食物有较弱的化学性消化作用；另外，食物对口腔的刺激可反射性地引起胃肠活动增强和消化液分泌增加，为食物在胃肠内消化创造有利条件。

### （一）唾液的性质、成分和作用

唾液由唾液腺分泌产生，是无色无味近于中性的液体，主要成分是水，含有唾液淀粉酶、免疫球蛋白、溶菌酶、无机物等物质。唾液的作用：可以湿润和溶解食物，以引起味觉、易于吞咽；唾液中的淀粉酶可将食物中的淀粉分解为麦芽糖；唾液中的免疫球蛋白和溶菌酶有杀灭细菌的作用；此外，唾液还可清除口腔内的食物残渣，对口腔有清洁和保护的作用。

### （二）咀嚼

咀嚼是指通过咀嚼肌和牙齿的作用将食物切割、磨碎，通过舌的搅拌，使食物与唾液充分混合形成食团，便于吞咽。此外，咀嚼还可加强食物对口腔内感受器的刺激，反射性引起胃、肠、肝、胰、胆囊等活动加强，为下一步消化作准备。

### （三）吞咽

吞咽是指食团由口腔进入胃的过程，是一个复杂的反射活动。可分为3期：第1期由口腔到咽，舌的运动起重要作用。第2期由咽到食管上端，食团到达咽部，反射性引起软腭上移，封闭鼻咽通路；喉上移，会厌遮盖喉口，以免食物进入喉腔。第3期沿食管下行至胃，食管肌肉的顺序收缩使食管产生从上向下的蠕动，将食团向下推送。蠕动是消化道的基本运动形式，表现为上段收缩、下段舒张，将食团从上段推送至下段。

## 二、胃内消化

胃能暂时储存食物和对食物进行初步消化。通过胃的运动，使食物与胃液混合形成食糜，缓慢排入十二指肠。

### （一）胃液的成分及作用

胃液是pH为0.9～1.5，无色呈酸性的液体，成人每日分泌量为1.5～2.5L。胃液中含多种有机物和无机物，其主要成分及作用如下。

**1. 盐酸** 也称胃酸，由胃底腺壁细胞分泌，以游离酸和与蛋白结合形成结合酸两种形式存在。胃酸的主要作用：激活胃蛋白酶原，使其转变为有活性的胃蛋白酶，并为后者发挥作用提供必要的酸性环境；杀灭随食物进入胃的细菌；使食物中蛋白质变性，易于分解；胃酸进入小肠，可促进胰液、胆汁和小肠液的分泌；形成酸性环境有利于铁、钙在小肠的吸收。若胃酸分泌过多，侵蚀胃壁可引起胃溃疡。

**2. 胃蛋白酶原** 由胃底腺主细胞分泌，被胃内盐酸激活转化为胃蛋白酶后，可分解蛋白质。胃蛋白酶发挥作用的最适pH为2.0～3.5；当pH＞5时便失活。

**3. 黏液** 由胃黏膜上皮细胞和颈黏液细胞等分泌，覆盖于胃黏膜表面，起润滑和保护作用。此外，黏液与胃内的$HCO_3^-$结合形成“黏液-碳酸氢盐屏障”，可减慢$H^+$向胃黏膜扩散速度，并使$H^+$与从黏液层下面向胃表面扩散的$HCO_3^-$中和，使胃表面pH接近中性，影响胃蛋白酶的作用，从而使盐酸和胃蛋白酶不会消化胃黏膜本身。

**4. 内因子** 是由胃底腺壁细胞分泌的一种糖蛋白，能与食物中的维生素$B_{12}$结合，促进维生素$B_{12}$的吸收，供红细胞生成所需。若内因子缺乏，影响维生素$B_{12}$吸收，可引起巨幼细胞贫血。

考点：胃液的主要成分及其作用

### （二）胃的运动

胃对食物进行机械性消化，以适当的速率将食糜排入十二指肠，这些功能均与胃的运动有关。

**1. 胃的主要运动形式**

（1）紧张性收缩 胃壁平滑肌经常处于一种持续微弱的收缩状态，称为紧张性收缩。紧张性收缩有助于保持胃的正常形态、位置和内压。临床上的胃扩张和胃下垂与胃壁平滑肌紧张性降低有关。

（2）容受性舒张 当咀嚼和吞咽时，食物刺激咽、食管等处的感受器，引起胃底、胃体平滑肌舒张，称为容受性舒张。其作用是增大胃腔容积来接纳食物，而胃内压变化不大。

（3）蠕动 食物进入胃后约5min，胃蠕动开始。蠕动始于胃中部，每分钟约3次，有节律地向幽门方向推进，约1min到达幽门。通常是一波未平，一波又起。其生理意义是进一步磨碎食物，使之与消化液充分混合形成食糜，并将食糜推入十二指肠。

**2. 胃排空** 食糜由胃排入十二指肠的过程称为胃排空。胃排空的动力来自于胃的运动，进食后胃运动增强使胃内压升高，同时幽门括约肌舒张，少量食糜进入十二指肠。接着幽门关闭，胃排空暂停。随着胃一次一次蠕动，上述过程反复进行，直到胃内食糜完全排空。一般来说，稀的、流体食物比稠的或固体食物排空快，小块食物比大块食物排空快。三大营养物质中，糖类排空最快，蛋白质次之，脂肪最慢。混合性食物完全排空需4～6h。

**3. 呕吐** 胃及肠内容物从口腔强力排出的过程称为呕吐。引起呕吐的原因很多，舌根、咽部、胃肠、泌尿生殖器受刺激可引起呕吐；内耳前庭蜗器受到刺激可引起呕吐；颅内高压刺激延髓呕吐中枢可引起喷射性呕吐。呕吐具有保护性作用，可把胃内有害物质排出；但剧烈频繁呕吐会影响正常进食和消化，并使大量消化液丢失，严重时可引起体内水、电解质和酸碱平衡的紊乱。

## 三、小肠内消化

小肠内消化是整个消化过程最重要的阶段。食物在小肠内受到胰液、胆汁和小肠液的化学性消化及小肠运动的机械性消化。食物通过小肠后，消化过程基本完成。同时许多营养物质被小肠黏膜吸收，未被消化的食物残渣则进入大肠。

### （一）胰液的成分及其作用

胰液由胰腺外分泌部分泌，是无色、透明的碱性液体，pH为7.8～8.4，成人每日分泌1～2L，其成分除大量的水外，主要为多种消化酶和碳酸氢盐等。

**1. 蛋白水解酶** 包括胰蛋白酶和糜蛋白酶（又称胰凝乳蛋白酶）。两种酶以不具有活性的酶原形式存在于胰液中。当胰液进入肠道，胰蛋白酶原被小肠液中的肠致活酶激活，也可被胃酸和胰蛋白酶本身激活，转化为有活性的胰蛋白酶；糜蛋白酶原在胰蛋白酶的作用下转化为糜蛋白酶。两种酶共同作用，可将蛋白质分解成多肽和氨基酸。

**2. 胰淀粉酶** 可将食物中的淀粉水解为糊精、麦芽糖和麦芽寡糖。

**3. 胰脂肪酶** 可将食物中的脂肪分解为脂肪酸、甘油和甘油一酯。

**4. 碳酸氢盐** 主要作用是中和胃酸，保护肠黏膜免受胃酸的侵蚀，同时为小肠内多种消化酶的活动提供适宜的碱性环境。

胰液中含有水解三大营养物质的消化酶，是消化食物最全面、消化力最强的一种消化液。若胰液分泌发生障碍，食物中蛋白质和脂肪不能被完全消化，从而影响其吸收。

**链接** 急性胰腺炎

急性胰腺炎是消化系统的常见疾病，近年来重型胰腺炎发病率逐渐增高。重型胰腺炎的病死率为20%，有并发症者可高达50%。常见病因主要有胆道疾病、胰管阻塞、暴饮暴食、感染等，可引起胰腺分泌过度旺盛、胰液排泄障碍，胰腺各种消化酶被激活，引起胰腺自身消化，从而继发一系列器官的功能障碍。

### （二）胆汁的分泌及其作用

**1. 胆汁的分泌与排出** 胆汁是由肝细胞分泌的有色、味苦的黏稠液体，成人每日分泌量为

0.8～1.0L。肝细胞分泌的肝胆汁呈金黄色，胆囊内储存的胆囊胆汁因被浓缩呈黄绿色。胆汁生成后由肝管流出，经肝总管、胆总管排入十二指肠，或由肝总管流入胆囊储存，消化时再由胆囊排出进入十二指肠。

**2. 胆汁的成分与作用** 胆汁中无消化酶，其成分除水和无机盐外，主要有胆盐、胆色素、胆固醇、脂肪酸、卵磷脂等。其中胆盐是胆汁参与消化与吸收的主要成分。胆汁的主要作用：①胆盐可使脂肪乳化成脂肪微滴，增加脂肪与胰脂肪酶的接触面，有利于脂肪的分解。②胆盐在水溶液中易形成聚集物——微胶粒，再与脂肪的分解产物形成水溶性复合物——混合微胶粒，有利于脂肪分解产物的吸收。③通过促进脂肪分解产物的吸收，也促进脂溶性维生素（维生素A、维生素D、维生素E、维生素K）的吸收。

胆汁中的胆盐排至小肠后，绝大部分（90%以上）仍可由小肠（主要为回肠末端）黏膜吸收入血，经门静脉回到肝，重新组成胆汁而又由肝细胞分泌入十二指肠，这一过程称为胆盐的肠肝循环。另外，胆汁中的胆盐（或胆汁酸）、胆固醇和磷脂酰胆碱之间必须维持适当比例，才能使胆固醇维持溶解状态。当胆固醇分泌过多或胆盐、磷脂酰胆碱减少时，胆固醇就容易沉积下来，是形成结石的原因之一。

考点：胆汁的主要成分及作用

### （三）小肠液的分泌及其作用

小肠液由小肠腺和十二指肠腺分泌，呈弱碱性，成人每日分泌量为1～3L。其主要作用有：①十二指肠腺分泌的碱性液体，主要中和胃酸，保护十二指肠黏膜不被胃酸侵蚀。②小肠腺分泌量大，大量的小肠液可稀释消化产物，降低其渗透压，有利于吸收的进行。③小肠液中的肠致活酶可激活胰蛋白酶原。此外，小肠上皮细胞内有多种消化酶，能继续消化吸收进入上皮细胞内的消化产物。

### （四）小肠的运动

小肠的运动有利于食糜与肠液的混合，增加食糜与肠黏膜接触以便于其吸收，同时将食糜向前推进。

**1. 小肠的运动形式**

（1）紧张性收缩 是小肠其他运动形式的基础。小肠紧张性收缩增强，肠内容物运送加速，反之则减慢。

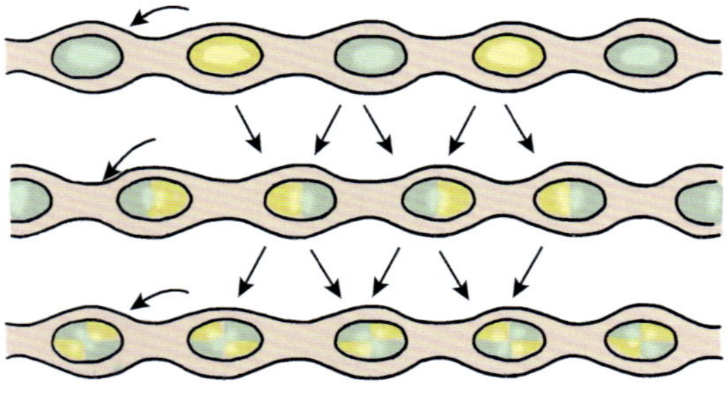

图7-19 小肠分节运动示意图

（2）分节运动 是一种以环形肌为主的节律性舒缩运动。在食糜所在的一段肠管上，间隔一定距离的环形肌同时收缩，将食糜分割成许多节段；随后，原收缩处舒张，原舒张处收缩，使原来的节段分为两半，相邻的两半合拢形成一个新的节段（图7-19）。如此反复，使食糜与消化液充分混合，有利于化学性消化，还可使食糜与肠壁紧密接触，便于吸收活动的完成。

（3）蠕动 是小肠通过环形肌和纵行肌交替收缩引起的波形运动，可发生在小肠的任何部位。蠕动波很弱，通常行进数厘米后消失，但可反复发生。蠕动的意义是使经过分节运动后的食糜向前推进一步，到达下一个新肠段，再参与新的分节运动。肠蠕动出现的气过水声称肠鸣音，可作为术后判断肠功能恢复的指标。另外，小肠中还常见到一种进行速度快、传播距离较远的蠕动，称为蠕动冲，它可将食糜从小肠始端一直推送到小肠末端，有时还可推送到大肠。

考点：小肠的运动形式

**2. 回盲括约肌的功能** 回肠末端与盲肠交界处的环形肌明显增厚，形成回盲括约肌。回盲括约肌的主要作用是防止回肠内容物过快进入盲肠，延长食糜在小肠内的停留时间，有利于食物的完全消化和吸收。此外，回盲括约肌还起着活瓣样作用，可防止大肠内容物向回肠逆流。

## 四、大肠内消化

大肠内没有重要的消化活动，其主要功能是吸收水和电解质，对食物残渣进行加工，形成、储存并排出粪便。

**1. 大肠液的作用** 大肠液由肠腔黏膜中的柱状上皮细胞和杯状细胞分泌，pH为8.3～8.4。大肠液富含黏液蛋白，能保护肠黏膜、润滑粪便。

**2. 大肠的运动** 少而慢，对刺激的反应较迟缓，这些特点有利于大肠暂时储存粪便。大肠的主要运动形式如下所述。

（1）袋状往返运动 空腹时多见，由环形肌不规律收缩引起，使结肠袋中的内容物向两个方向做短距离的移动，但不向前推进。

（2）蠕动 大肠的蠕动是由一些稳定向前的收缩波组成。另外，大肠还有一种进行很快、前进很远的蠕动，称集团蠕动，通常始于横结肠，可将大肠内容物推送到降结肠或乙状结肠。集团蠕动多见于进食后，最常发生在早餐后60min内，可能是食物进入十二指肠，由十二指肠-结肠反射引起。

**3. 排便** 食物残渣在大肠内一般停留十余小时，其中部分水分被大肠黏膜吸收；同时，经过肠内细菌的发酵和腐败作用，形成粪便。粪便中除食物残渣外，还包括脱落的肠上皮细胞、大量的细菌、胆色素衍生物，以及某些重金属，如铅、汞等。

直肠内通常没有粪便。当肠蠕动将粪便推入直肠时，刺激肠壁内的感受器，产生神经冲动，该冲动经盆神经和腹下神经传至脊髓腰骶段的初级排便中枢，同时向上传到大脑皮质，引起便意和排便反射。初级排便中枢经盆神经传出冲动，使降结肠、乙状结肠和直肠收缩，肛门内括约肌舒张。与此同时，阴部神经的传出冲动减少，肛门外括约肌舒张，在膈肌和腹肌收缩的配合下，将粪便排出体外。

大脑皮质对排便具有随意控制作用，意识可加强或抑制排便。若有脊髓横断伤，大脑皮质不能控制排便反射，会出现排便不能控制，称大便失禁。若大脑皮质经常抑制排便，会降低直肠对粪便刺激的敏感性，使粪便在大肠内停留过久，水分被过多吸收而变得干硬，引起排便困难，导致便秘。

**4. 大肠内细菌的作用** 大肠内的细菌来自于食物和空气。大肠内的酸碱度和温度有利于一般细菌生长，多种细菌在此大量繁殖。细菌中的酶能分解食物残渣，还能利用肠内较简单的物质合成维生素B复合物和维生素K。

# 第3节 吸 收

食物经消化后，各种营养物质的分解产物、水、无机盐和维生素等通过消化道黏膜进入血液和淋巴的过程称为吸收。

## 一、吸收的部位

在口腔和食管内，食物不能被吸收。胃只能吸收少量水分和乙醇。大肠吸收水、无机盐和一些维生素。小肠则是吸收的主要部位。一般认为，糖类、蛋白质、脂肪的消化产物大部分在十二指肠和空肠被吸收，而胆盐和维生素$B_{12}$则在回肠被主动吸收（图7-20）。

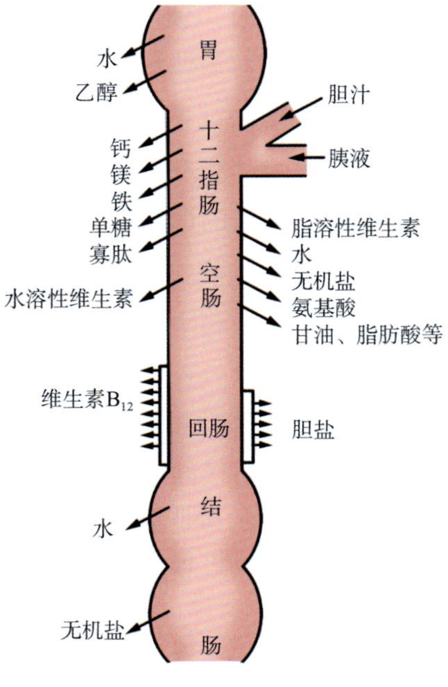

图7-20 各种营养物质在小肠的吸收

小肠是营养物质吸收的主要部位，这是因为：①小肠的吸收面积大。成人小肠全长5～7m，其黏膜形成许多环行皱襞和大量绒毛伸向肠腔，绒毛上皮细胞的细胞膜和细胞质又突出形成大量微绒毛（图7-21）。环行皱襞、绒毛和微绒毛的存在使小肠黏膜的表面积增加约600倍，达200～250m$^2$。②小肠绒毛内有丰富的毛细血管和毛细淋巴管。绒毛的伸缩和摆动可促进血液和淋巴液流动，有助于吸收。③食物在小肠内，可被消化为适于吸收的小分子物质。④食物在小肠内停留时间长，保证了吸收时间。

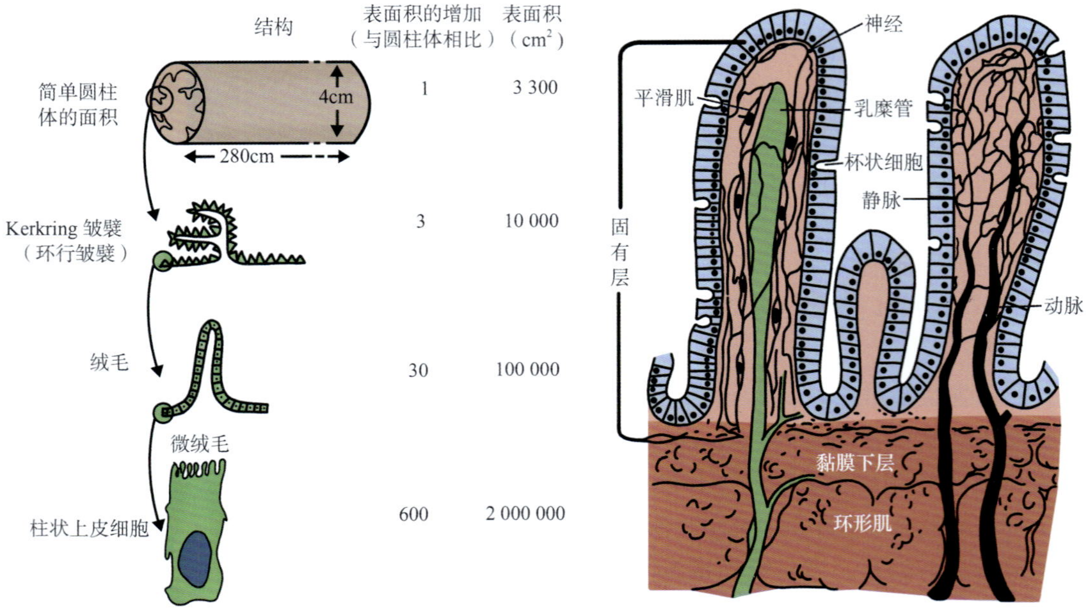


图7-21　增加小肠腔面表面积的三级结构示意图

考点：小肠是吸收的主要部位的原因

## 二、几种主要营养物质的吸收

### （一）糖的吸收

糖以单糖的形式被吸收。小肠内单糖主要是葡萄糖，另外有半乳糖和果糖等。糖的吸收需$Na^+$的参与，是继发性主动转运。小肠黏膜上皮细胞游离面上有载体蛋白，当葡萄糖、$Na^+$与载体蛋白三者结合成复合物时，葡萄糖、$Na^+$被转运进入细胞，细胞内的$Na^+$再由细胞膜上的钠-钾泵主动转运出细胞，细胞内的葡萄糖则扩散进入血液。

### （二）蛋白质的吸收

蛋白质经消化分解为氨基酸后，几乎全部由小肠吸收。其吸收机制与葡萄糖相似，也需$Na^+$的参与。氨基酸吸收的途径几乎完全经毛细血管进入血液。

### （三）脂肪的吸收

在小肠内，脂类被消化为脂肪酸、甘油一酯、胆固醇等，它们很快与胆汁中的胆盐形成混合微胶粒。胆盐具有亲水性，能携带脂肪消化产物通过小肠绒毛表面的非流动水层到达微绒毛。在这里，脂肪酸、甘油一酯和胆固醇与胆盐分离进入肠黏膜上皮细胞内。中、短链脂肪酸和甘油一酯能溶于水，可由上皮细胞直接经毛细血管进入血液。长链脂肪酸则需和甘油一酯在上皮细胞内重新合成甘油三酯，与细胞内生成的载脂蛋白一起形成乳糜微粒，进入毛细淋巴管（图7-22）。由于食物中长链脂肪酸较多，所以脂肪的吸收途径以淋巴为主。

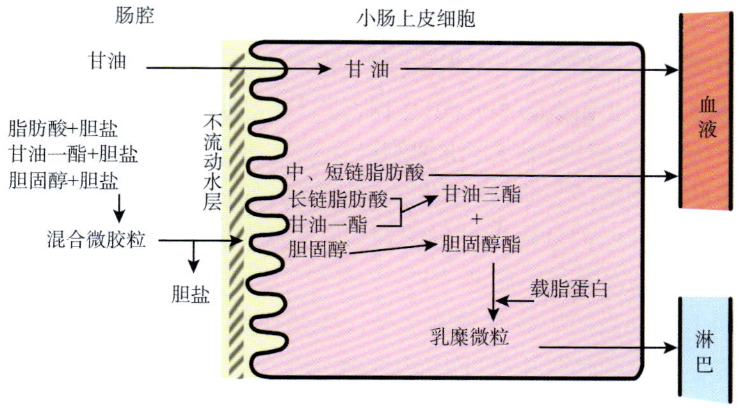


图 7-22 脂肪在小肠内消化和吸收

### （四）水和无机盐的吸收

**1. 水的吸收** 胃肠内水分来自于饮入的水、食物和消化道腺体分泌的大量消化液。人体每日从胃肠道吸收的水约8L。水的吸收过程是被动的，吸收的动力是溶质被主动吸收所产生的渗透压梯度。

**2. 钠的吸收** 钠的吸收是主动的。在肠黏膜腔面，$Na^+$可以通过易化扩散的方式进入细胞内，然后通过上皮细胞基底侧的钠-钾泵主动转运进入血液。

**3. 铁的吸收** 铁主要在十二指肠和空肠被主动吸收。对铁的吸收能力与机体对铁的需求有关。食物中的铁一般为$Fe^{3+}$，需还原为$Fe^{2+}$才能被吸收。维生素C和胃酸对铁的吸收有促进作用。

**4. 钙的吸收** 属主动转运。钙吸收多少与机体需要有关。小肠各部均可吸收钙，只有可溶性钙（如葡萄糖酸钙）才能被吸收，离子钙最容易吸收。维生素D、脂肪酸等对钙的吸收有促进作用。

# 第4节 消化器官活动的调节

## 一、神经调节

消化管道除口腔、咽、食管上段和肛门外括约肌是骨骼肌，受躯体神经支配外，其余部分受内在神经和外来神经支配，二者相互协调，参与胃肠功能调节。

### （一）内在神经

内在神经是存在于消化管壁内的神经元和神经纤维组成的神经网络。神经元中的感觉神经元能感受胃肠内化学、温度和机械等刺激；运动神经支配胃肠平滑肌、腺体和血管；另外还有大量的中间神经元。各神经元和神经纤维相互连接，形成一个完整的调节系统，可以独立完成局部反射，整合胃肠活动。正常情况下，内在神经的活动要受外来神经的调节。

### （二）外来神经

外来神经由交感神经和副交感神经两部分组成。其中交感神经由脊髓胸腰段灰质侧角发出，节前纤维至内脏神经节，后者再发出节后纤维，对消化活动起抑制作用，表现为胃肠运动减弱，腺体分泌减少。副交感神经来自迷走神经和盆神经，节前纤维直接进入胃肠壁内的内脏神经节，后者再发出节后纤维，对消化活动起兴奋作用，表现为胃肠运动增强，腺体分泌增加。

**考点：** 交感神经和副交感神经对胃肠道的调节作用

## 二、体液调节

在胃肠的黏膜内，散在分布着数十种内分泌细胞，它们能分泌和释放多种胃肠激素，其作用是调节消化器官的功能，并对体内其他器官的功能活动产生影响。几种主要胃肠激素的作用叙述如下。

**1. 促胃液素** 由胃窦和十二指肠壁内的内分泌细胞产生。主要作用：①促进胃酸分泌，加强胃肠平滑肌活动；②促进胰液、胆汁和小肠液分泌；③促进胃肠黏膜代谢和生长。

**2. 促胰液素** 由小肠上部壁内的内分泌细胞产生。主要作用：①促进胰腺分泌碳酸氢盐和水；②促进胰酶、胆汁和小肠液分泌；③抑制胃酸的分泌和胃肠的运动。

**3. 缩胆囊素** 由小肠上部壁内的内分泌细胞产生。主要作用：①促进胆囊收缩、胆汁分泌；②促进胰腺细胞分泌胰酶；③促进胃酸、小肠液分泌。

**4. 抑胃肽** 由小肠上部壁内的内分泌细胞产生。主要作用：①抑制胃酸的分泌和胃的运动；②促进胰岛素的分泌，可防止进食后血糖升得过高而从尿中丢失。

另外，研究证明，一些肽类激素既存在于胃肠道内，也存在于中枢神经系统内，这些双重分布的肽统称为脑-肠肽。脑-肠肽提示神经系统和消化系统之间存在紧密的内在联系。

## 自测题

### 一、名词解释

1. 上消化道 2. 咽峡 3. 齿状线 4. 消化 5. 吸收 6. 胃排空 7. 容受性舒张

### 二、填空题

1. 消化系统由________和________两部分组成。
2. 牙由________、________、________和________构成。
3. 咽分为________、________和________三部分。
4. 阑尾根部的体表投影在________和________连线中、外1/3的交点处。
5. 胆囊底的体表投影在________和________交点附近。
6. 直肠矢状位上的两个弯曲分别是______和________。
7. 消化的方式分为________和________两种。
8. 交感神经兴奋对消化功能起________作用，副交感神经兴奋对消化功能起________作用。

### 三、选择题

A型题

1. 不属于下消化道的器官是（ ）
   A. 胃 B. 空肠 C. 回肠
   D. 盲肠 E. 结肠
2. 腮腺导管开口于（ ）
   A. 平对上颌第一磨牙的颊黏膜处
   B. 平对上颌第二磨牙的颊黏膜处
   C. 平对上颌第一前磨牙的颊黏膜处
   D. 平对上颌第二前磨牙的颊黏膜处
   E. 平对上颌第三磨牙的颊黏膜处
3. 肝胰壶腹开口于（ ）
   A. 十二指肠上部 B. 十二指肠降部
   C. 十二指肠水平部 D. 十二指肠升部
   E. 十二指肠球部
4. 不属于肝门结构的是（ ）
   A. 肝门静脉 B. 肝固有动脉
   C. 肝管 D. 神经、淋巴管
   E. 肝静脉
5. 胃蛋白酶原转变为胃蛋白酶的激活物是（ ）
   A. HCl B. $Cl^-$ C. $K^+$
   D. $Ca^{2+}$ E. $Na^+$
6. 胆汁中与消化有关的成分是（ ）
   A. 脂肪酸 B. 胆固醇
   C. 胆盐 D. 胆色素
   E. 水和无机盐
7. 激活胰蛋白酶原的物质是（ ）
   A. 小肠液 B. 脂肪酸
   C. 糜蛋白酶 D. 肠致活酶
   E. 胆盐
8. 三大营养物质胃排空速度由快到慢依次是（ ）
   A. 糖、蛋白质、脂肪
   B. 脂肪、蛋白质、糖
   C. 蛋白质、糖、脂肪
   D. 脂肪、糖、蛋白质
   E. 糖、脂肪、蛋白质
9. 营养物质吸收的主要部位是（ ）
   A. 胃 B. 口腔 C. 小肠
   D. 大肠 E. 食管
10. 对蛋白质和脂肪消化作用最强的消化液是（ ）
    A. 唾液 B. 胃液 C. 小肠液
    D. 胰液 E. 胆汁

B型题

（11～14题共用备选答案）
A. 主细胞 B. 壁细胞
C. A细胞 D. B细胞
E. 颈黏液细胞

11. 分泌盐酸和内因子的是（ ）

12. 分泌胃蛋白酶原的是（　　）
13. 分泌胰岛素的是（　　）
14. 分泌胰高血糖素的是（　　）

（15、16题共用备选答案）

A. 通过毛细血管吸收
B. 通过毛细淋巴管吸收
C. 通过毛细血管和毛细淋巴管吸收
D. 通过皮肤黏膜吸收

15. 氨基酸和葡萄糖的吸收途径是（　　）
16. 脂肪分解产物的吸收途径是（　　）

X型题

17. 与咽相通的有（　　）
A. 鼻腔　B. 口腔　C. 喉腔
D. 食管　E. 中耳鼓室
18. 参与围成咽峡的结构有（　　）
A. 腭垂　B. 腭舌弓　C. 腭咽弓
D. 舌根　E. 腭扁桃体
19. 盲肠和结肠的特征性外形结构有（　　）
A. 结肠带　B. 结肠袋
C. 肠脂垂　D. 皱襞
E. 绒毛
20. 属于消化腺的是（　　）
A. 腮腺　B. 肝
C. 肾上腺　D. 甲状腺
E. 胰
21. 缩胆囊素的生理作用是（　　）
A. 促进胰酶的分泌
B. 促进胆囊的收缩
C. 促进小肠液的分泌
D. 促进胃酸的分泌
E. 促进胰岛素的分泌和释放

## 四、简答题

1. 简述食管3处狭窄的位置及其距中切牙的距离。
2. 简述胃的形态、分部和位置。
3. 简述肝的位置和体表投影。
4. 为什么说小肠是消化和吸收的主要部位?
5. 胆汁中与消化有关的主要成分是什么？有何生理作用?

（吴炳锐）

# 第8章 体温

**学习目标**

**知识目标：**掌握体温的概念、正常值及其生理波动；人体的产热及散热方式。

**能力目标：**理解体温的调节过程，了解发热、中暑的产生机制。

**素质目标：**具备以人为本的道德情操。

人体都具有一定的温度，这就是体温。人体的外周组织即表层，包括皮肤、皮下组织和肌肉等的温度称为体表温度；人体深部即体核，包括脑、心、肺和腹腔内脏等的温度称为体核温度。体表温度很不稳定，各部位之间的差异也较大。在比较寒冷的环境中，随着环境温度下降，手、足的皮肤温度将显著降低；但环境温度达32℃以上时，体表温度的差异将显著变小。在环境温度为20℃时，体表温度各区域是不相同的，越远离躯干，体表温度越低；越接近躯干，体表温度越高。但无论在寒冷的环境中还是在比较炎热的环境中，头部皮肤温度变动都相对较小。一般而言，体核各部分之间的温度差异较小，也较稳定，比体表温度要高。在不同的环境温度下，体核与体表温度分布区域有较大的差异。例如，在炎热的环境中，体核温度可以扩展到四肢，体表温度分布面积将减少；相反，在寒冷的环境下，体核温度主要集中在头面部和躯干（图8-1）。因人和高等动物的体核温度是相对稳定的，故称恒温动物。而低等动物，如爬虫类、两栖类，其体核温度则易随环境温度的变化而变化，故称为变温动物。正常的体温是人体进行新陈代谢和生命活动的必要条件。

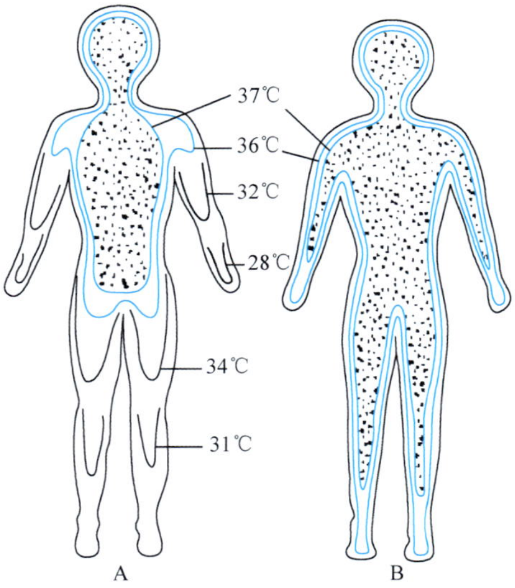


**图8-1** 不同环境温度下的体温分布

A. 环境温度20℃；B. 环境温度35℃

## 第1节 人体正常体温及其波动

### 一、体温的正常值

一般而言，生理学所说的体温，是指人体深部的平均温度，即体核温度。因体核温度较难测量，临床上通常用口腔、腋窝和直肠等处的温度来间接反映体核温度。口腔温度比较接近体核温度，测量时把体温计放入被测者的舌下，测量比较准确、方便，正常值为36.3～37.2℃，但对于小儿和躁狂患者不宜使用；腋窝是目前临床上最常用的体温测量部位，测量时应尽量使被测试者上臂与胸壁贴紧，使上臂与胸壁形成一个密闭的人工体腔，并保持腋窝干燥，测量时间一般需10min左右，正常值为36.0～37.0℃；和上述两种测量方法相比，直肠的温度最接近体核温度，测量直肠温度时，体温计要插入直肠6cm以上，正常值为36.5～37.7℃。临床上还常用食管中部的温度来反映右心房的温度，用鼓膜的温度来间接反映下丘脑的温度等。

## 二、体温的正常波动

人的体温不是一成不变的，而是存在着正常的生理波动，但是波动幅度一般不超过1℃，一般与昼夜、年龄、性别、肌肉运动、情绪波动等密切相关。

### （一）昼夜对体温的影响

一般而言，清晨2～6时，体温最低；午后1～6时体温最高，这种周期性的波动称为昼夜节律。有研究表明，即使让受试者处于特定的环境中，将一切有标志的时间或时刻因素（如标志性的钟表、电视节目和广播等）去除，昼夜节律仍然存在，可见昼夜节律是一种机体内在的生物节律，通常认为生物节律现象是由体内存在的生物钟来控制的。动物实验显示，下丘脑的视交叉上核可能是昼夜节律的控制部位。

### （二）年龄对体温的影响

体温的正常生理波动还和年龄有关系，一般随年龄的增大，基础代谢率降低。大约每增长10岁，体温约降低0.05℃，儿童体温可略高于成人，14～16岁的青年人体温与成年人相近。值得提出的是，新生儿体温的调节机制还不完善，容易随外界环境温度的变化而变化，在给新生儿洗澡时，体温可变化2～4℃之多；老年人因基础代谢率较低，体温相对也较低。因此一定要注意给新生儿及老年人保暖。

### （三）性别对体温的影响

成年女子的体温平均比男子高约0.3℃，而且其体温随月经周期变化而变化，成年女子基础体温（指清晨醒后未起床前的体温）在月经期和排卵前期较低，排卵日最低，排卵后升高0.3～0.6℃，一直持续至下次月经开始（图8-2）。因此，测定成年女子的基础体温有助于了解有无排卵。根据实验研究提示，女子体温周期性的波动主要与孕激素的作用有关。

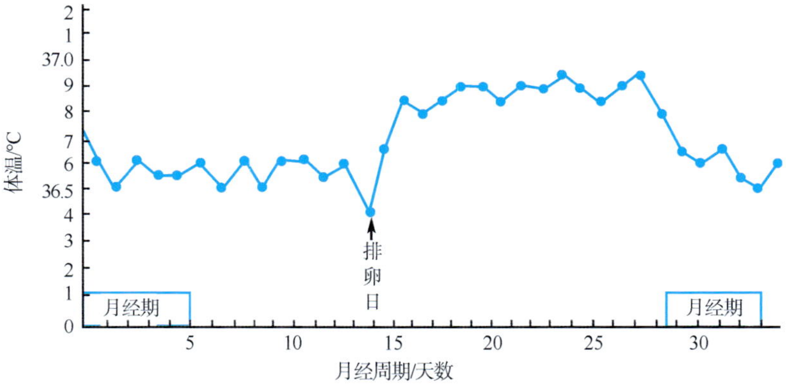


图8-2 成年女性基础体温周期性变化

考点：成年女子体温周期性变化规律

### （四）其他因素对体温的影响

肌肉运动、情绪紧张和进食会产生大量的热量，对体温的波动影响很大，因此，测量体温时要注意让受试者保持安静、放松，对于婴幼儿应防止哭闹；另外，麻醉药可抑制体温调节中枢或者影响其传入途径，或者能使外周皮肤血管扩张，使散热增多，体温下降，因此对于麻醉患者应注意其体温的护理。

## 第2节 产热和散热

人体的温度能维持在36.0～37.0℃，是由于产热和散热存在着动态的平衡。若这种平衡被打破，体温将不能维持相对恒定。如在寒冷的环境中，若产热不增加，那么体温就会下降，体温过低会使体内酶的催化活性降低，引起多个器官的生理功能产生障碍甚至引起死亡，如体温低至22℃时，心脏会停止跳动；相反，在炎热的环境中，人体产生的热量若不能及时散发出去，人体温度会不断上升，如持续高于41℃，会使体内各种酶失活而引起器官功能障碍，超过43℃最终将危及生命。

## 一、体热的来源

体内营养物质在代谢的过程中会产生大量的热量，50%以上的热量用于维持体温，其余不足50%的能量储存于ATP中，经过转化最终转变成热能，用于维持体温。体内的热量是三大营养物质在各器官中代谢产生的，但从影响整体体温的角度来讲，肝和骨骼肌是主要的产热器官。安静时，肝是人体内代谢最旺盛的器官，产热量也最多，肝内血液的平均温度比主动脉血的平均温度高0.4～0.8℃，所以说肝是安静状态下最大的产热器官。安静状态下骨骼肌的产热量并不是很大，但由于骨骼肌的重量占体重的40%，具有很大的产热潜能。骨骼肌在运动时，代谢开始大大加强，产生的热量也急剧上升，在剧烈运动的情况下，其产热量可以是安静状态下的40多倍，可见骨骼肌是运动状态下最大的产热器官，也是具有最大产热潜能的器官。虽然脑、肾、心和肺的血流量很大，但从产热量角度来讲，远不如肝和骨骼肌。

**考点**：机体处于安静状态和运动状态时产热的主要器官

**链接** 低温麻醉

在全身麻醉的基础上，利用物理降温的方法，使患者的体温降低到预定范围称为低温麻醉。降温方法有体表降温、体腔降温与血液降温。低温麻醉的目的是降低组织基础代谢，减少氧耗，提高器官对缺氧的耐受性，有助于术后机体的恢复，消除或者减轻因手术带来的副作用等。低温麻醉主要适用于一些复杂的心血管、颅脑等手术以及脑缺氧的患者。低温范围大体分为3类，29～34℃为轻度低温麻醉，能阻断循环6～8min，对机体影响较轻；23～28℃为中度低温麻醉，允许阻断循环15～20min，对机体影响较大，会出现心室纤颤等；22℃以下为重度低温麻醉，允许阻断循环45～60min，应根据手术的复杂程度选择低温范围。

## 二、产热方式

人体在寒冷环境中主要通过战栗产热和非战栗产热来增加热能。

### （一）战栗产热

战栗产热指的是骨骼肌发生不随意的节律性收缩，其节律为9～11次/分。战栗产热的特点是伸肌和屈肌同时收缩，基本上不做外功，只转换成热能，所以发生战栗时，其产热能力大大加强，代谢率可增加4～5倍。其实在发生战栗产热前先出现寒冷性肌紧张，此时人体的代谢率已经有所加强。

### （二）非战栗产热

非战栗产热又称代谢产热，以分布在腹股沟、腋窝等处的褐色脂肪组织的产热量为最大，约占非战栗产热总量的70%。对于新生儿来说，由于其骨骼肌发育尚不完全，不能通过战栗产热，非战栗产热对新生儿尤为重要。

甲状腺激素合成和释放的增加，是调节产热活动最重要的因素，可使代谢率增加20%～30%，作用缓慢但持久；另外，交感神经兴奋引起肾上腺素和去甲肾上腺素释放增多，也使产热增加。

## 三、散热方式

皮肤是散热的主要部位。当人体的温度高于环境温度时，辐射、传导和对流成为散热的主要方式，尤其是辐射散热更为重要。当人体温度接近或者低于环境温度时，蒸发散热成为唯一有效的散热方式。另外，人体一部分热量还可以通过呼吸、尿液、粪便等排出体外。人体温度高于环境温度时，人体散热方式及其所占的比例，见表8-1。

表8-1 人体散热方式及其所占的比例

| 散热方式 | 散热量/kJ | 所占比例/% |
|---|---|---|
| 辐射、传导、对流 | 8786.40 | 70.0 |
| 皮肤水分蒸发 | 1820.04 | 14.5 |
| 呼吸道水分蒸发 | 1004.16 | 8.0 |
| 呼出气体 | 439.32 | 3.5 |
| 加温吸入气 | 313.80 | 2.5 |
| 尿、粪便 | 188.28 | 1.5 |
| 合计 | 12 552.00 | 100.0 |

### （一）辐射散热

辐射散热是指人体将热量以红外线的形式传给外界的散热方式。当人体温度高于环境温度时，辐射散热是一种最有效的散热方式。安静状态下60%以上的热量通过此种方式散发出体外。辐射散热的多少主要取决于人体与外界环境的温度差和散热面积，温度差越大，散热效果越好；散热面积越大，所能散发出去的热量也就越多。由于四肢所占体表面积比较大，因此，辐射散热在人体散热的过程中起着很重要的作用。若人体温度低于环境温度，不仅不能通过辐射散热，反而会从外界环境吸收热量。

### （二）对流散热

对流散热是指通过气体或流动液体来交换热量的一种散热方式。人体周围总是围绕着一层同皮肤接触的空气，人体的热量传给这一层空气，由于空气不断流动便将体热带走散发到空间中。对流散热的效果与皮肤接触的空气流动速度密切相关，流动速度越大，散热效果越好；反之越差。羽绒服和棉服保暖与对流散热密切相关，当这些衣服覆盖于体表时，在羽绒、棉纤维和体表之间形成一层不易流动的空气，使空气带走的热量更少，从而起到保暖的作用。

### （三）传导散热

传导散热是指人体将热量直接传给同它接触的较冷物体的一种散热方式。散热的多少取决于所接触物体的导热性、温差和接触面积，导热性越好、温差越大、接触面积越大，其散热也就越多。因水的导热性较好，临床上经常使用冰帽、冰袋给高热患者降温。脂肪是热的不良导体，体型较胖者的脂肪含量较多，脂肪层好像一个良好的保温层，能阻断人体深层的热量向体表传导，因此，在炎热的夏天，体型较胖者体内产生的热量不能及时散发出体外，表现为体型较胖者一般比体型瘦者怕热且多汗。

### （四）蒸发散热

蒸发散热是人体通过体表水分的蒸发来散失体热的一种方式。当外界环境温度接近体表温度或高于体表温度时，蒸发散热成了唯一有效的散热方式。据测定，每蒸发1g水可带走2.43kJ热量。蒸发散热分为不感蒸发和发汗两种形式。人体即使处在低温环境中，皮肤和呼吸道也不断有水分渗出而被蒸发掉，这个过程难以被人体感知，这种水分蒸发称不感蒸发。人体每天通过不感蒸发丢失的水分大约有1L，其中通过皮肤蒸发0.6～0.8L，通过呼吸蒸发0.2～0.4L，不感蒸发虽与汗腺活动无明显关系，但与体温调节直接相关。据研究提示，体温每升高1℃，不感蒸发量就会增加约15%。不感蒸发是一条很重要的散热途径，有些动物，如犬，在炎热的夏天不能分泌汗液，只能通过热喘呼吸的形式来增加散热。再有，婴儿的不感蒸发要比成人多，因此同样条件下，婴儿更容易脱水。发汗是通过汗腺主动分泌汗液带走热量的一种有效散热方式。因发汗是可以感觉到的，又称可感蒸发。人在安静状态下，当环境温度达到30℃左右时，便开始发汗；如果空气湿度大、衣着又多时，气温达25℃便可发汗。外界环境温度越高，发汗的速度也就越快。若长时间工作在高温且湿度又大的环境中，人体产生的热量不能及时散发出去，就容易引发中暑。

考点：产热和散热的方式

## 四、散热的调节

散热的调节主要包括两方面，一方面通过改变皮肤血流量来调节皮肤温度，实现对辐射散热、对流散热和传导散热的调节。通过上述3种散热方式散热的多少，主要取决于皮肤温度和外界环境的温度差，皮肤温度越高，通过辐射、对流和传导散发出去的热量就越多；反之越少。另一方面，通过调节发汗来调节散热的多少，当人体温度低于环境温度时，只能通过发汗来调节散热，发汗主要取决于外界环境的温度、湿度、风速及机体劳动强度等，外界环境温度越高、湿度越大、风速越小、劳动强度越大，发汗就越多，通过发汗带走的热量也就越多，若这些热量不能被及时带走，就可能引起体温升高，导致器官出现功能障碍，如中暑等。

# 第3节 体温的调节

恒温动物都有完善的体温调节机制。在外界环境温度改变时，通过调节产热过程和散热过程，维持体温相对稳定。这是复杂的调节过程，涉及感受温度变化的温度感受器，通过有关传导通路把温度信息传达到体温调节中枢，经中枢整合后，由神经系统调节皮肤血流量，竖毛肌和汗腺、骨骼肌等活动（如寒战）等，最终改变代谢率，使人体产热和散热保持平衡，以维持体温恒定。

**链接** 中暑

中暑是在高温影响下，体内热积蓄过多或体温调节中枢功能出现紊乱，导致生命活动受到危害的一种急症。特点是体温升高过快，并伴有神经失调、意识丧失，常有惊厥和肝、肾受损及血块形成。中暑与外界环境有密切关系，特别是在高温、高湿、无风的环境中，最容易引发中暑，原因是机体在高温、高湿的环境中，经皮肤的辐射散热和对流散热、发汗等都有不同程度的障碍，当外界环境温度高于机体温度时，辐射散热和对流散热完全受阻，人体甚至还会从外界吸收热量，在这种情况下，人体的散热方式只有发汗是有效的，但因外界湿度比较大，汗液的蒸发也会出现障碍，那么体内的热量就不能及时通过皮肤和汗液散发出体外，容易引起中暑。

## 一、温度感受器

温度感受器包括外周温度感受器和中枢温度感受器，前者为游离神经末梢，后者是神经元。

### （一）外周温度感受器

在人体皮肤、黏膜和内脏中，存在冷感受器和热感受器，它们都是游离神经末梢。冷感受器和热感受器各自对一定范围的温度敏感。冷感受器在28℃左右时发出的冲动最多，而热感受器在43℃左右时发出的冲动最多，即当局部温度升高时，热感受器兴奋；反之，冷感受器兴奋。

### （二）中枢温度感受器

存在于中枢神经系统内的对温度变化敏感的神经元称为中枢温度感受器。脊髓、脑干网状结构及下丘脑等处都含有这样的温度敏感神经元。其中，有些神经元在局部组织温度升高时冲动的发放频率增加，称为热敏神经元；有些神经元在局部组织温度降低时冲动的发放频率增加，称为冷敏神经元。

## 二、体温调节中枢

虽然从脊髓到大脑皮质的整个中枢神经系统中都存在有调节体温的中枢，但根据对多种恒温动物脑的分段切除实验证明，只要保持下丘脑及其以下神经结构的完整性，动物虽然在行为方面可能有所欠缺，但仍具有维持相对恒定体温的能力。这说明调节体温的重要中枢位于下丘脑。实验证明，视前区-下丘脑前部（preoptic anterior hypothalamus area，PO/AH）在体温调节中枢整合机构中占有非常重要的地位。

考点：体温调节中枢的位置

## 三、体温调节机制

维持体温的相对恒定是维持人体内环境稳态不可缺少的一环。体温调定点学说认为体温恒定的调节类似于恒温器的调节，即要有一个固定的调定点（图8-3），如37℃。PO/AH体温整合中枢就是按照这个温度来调节体温的。发热是由于体温调定点上移引起的，因此，发热前总是先出现产热器官产热（如战栗产热），直到体温升高到某个温度（如38.0℃）以上时，才会通过调节散热器官大量散热（如发汗）。只要致热因素不消除，体温调定点降不到37.0℃，产热和散热就会维持在比较高的水平上。这就是说，发热时体温调节功能并未受损，发热单纯是由于体温调定点上升造成的。

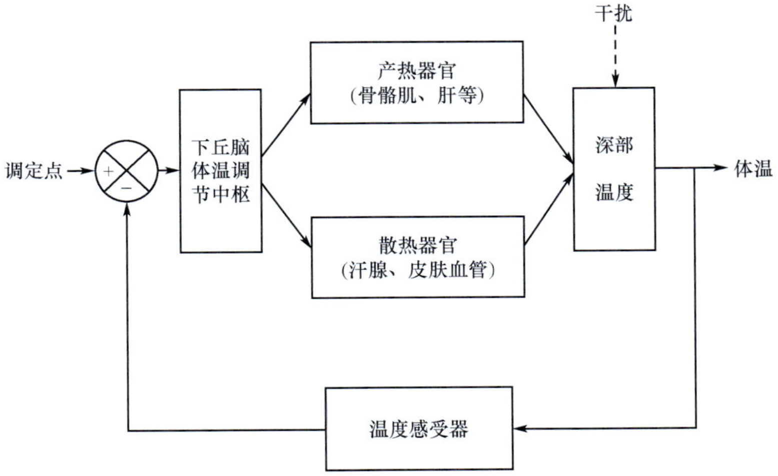


图8-3 体温调定点机制

## 自测题

### 一、名词解释

1. 体温 2. 辐射散热 3. 对流散热 4. 传导散热 5. 蒸发散热 6. 战栗产热

### 二、填空题

1. 在体温的常测部位中，以______温最高，________温最低。
2. 常温下，安静人体的主要散热方式是________。当环境温度等于或高于皮肤温度时，人体的唯一有效散热方式是________。
3. 人体安静状态下的主要产热器官是________。
4. 人体的主要散热器官是________。
5. 蒸发散热可分为________和________两种。
6. 体温调节的整合中枢位于________。
7. 体温的正常波动受________、________、________和________影响。

### 三、选择题

A型题

1. 正常人的直肠温度、腋窝温度和口腔温度的高低应当是（ ）
   A. 口腔温度＞腋窝温度＞直肠温度
   B. 直肠温度＞口腔温度＞腋窝温度
   C. 直肠温度＞腋窝温度＞口腔温度

D. 腋窝温度＞口腔温度＞直肠温度
E. 口腔温度＞直肠温度＞腋窝温度

2. 人体体温昼夜节律变化中，体温最低的时间是（　　）
A. 上午8～10时　B. 下午3～4时
C. 清晨2～6时　D. 夜间10～12时
E. 下午5～7时

3. 女性月经期中，体温最低的时间是（　　）
A. 月经期　B. 排卵前
C. 排卵后　D. 排卵日
E. 增生期

4. 劳动或运动时，主要产热器官是（　　）
A. 肝　B. 脑　C. 心
D. 肌肉　E. 肾

5. 当环境温度高于体表温度时，主要散热方式是（　　）
A. 辐射散热　B. 传导散热
C. 蒸发散热　D. 不感蒸发
E. 对流散热

6. 给高热患者使用乙醇擦浴是（　　）
A. 增加辐射散热　B. 增加传导散热
C. 增加蒸发散热　D. 增加对流散热
E. 减少产热

7. 给高热患者使用冰帽或冰袋的作用是（　　）
A. 增加辐射散热　B. 增加传导散热
C. 增加蒸发散热　D. 增加对流散热
E. 减少产热

8. 关于体温生理性波动的叙述，以下错误的是（　　）
A. 幼儿体温高于成人，新生儿体温易波动
B. 剧烈运动可使体温升高1～2℃
C. 清晨2～6时体温最低
D. 女性排卵日体温最高
E. 女性体温一般高于男性

9. 下列哪个部位不存在中枢温度感受器（　　）
A. 脊髓　B. 小脑　C. PO/AH
D. 下丘脑　E. 脑干

10. 决定体温调定点的部位在（　　）
A. 下丘脑　B. 大脑皮质
C. 下丘脑后部　D. 视前区-下丘脑前部
E. 脊髓

11. 某疟疾患者突然畏寒，寒战，体温39.0℃，此时体温的变化是由于（　　）
A. 散热中枢兴奋　B. 传热中枢兴奋
C. 调定点上移　D. 皮肤血管扩张
E. 全对

B型题

（12～14题共用备选答案）
A. 辐射散热　B. 传导散热
C. 对流散热　D. 蒸发散热
E. 不感蒸发

12. 常温安静状态下，人体最有效的散热方式是（　　）

13. 环境温度高于皮肤温度时机体的有效散热方式是（　　）

14. 给高热患者用冰帽降温利用的散热方式是（　　）

## 四、简答题

1. 临床上常用的人体体温测量部位有哪些？其正常值各是多少？
2. 根据散热原理，如何给高热患者降温？
3. 简述人体的散热器官和散热方式。

（臧玉静）

# 第9章 泌尿系统

学习目标

**知识目标：**掌握泌尿系统的组成及其解剖结构；尿的生成。熟悉尿生成的调节；尿液及其排放。

**能力目标：**透彻理解泌尿系统的结构、功能及尿生成的基本环节，为进一步理解尿生成的调节和排放打下坚实基础。

**素质目标：**明确泌尿系统结构功能与人体代谢的关系。

排泄（excretion）是指机体将新陈代谢的终产物和过剩的物质以及进入体内的异物通过血液循环输送至排泄器官排出体外的过程。排泄的途径主要有呼吸道、皮肤、消化道、泌尿系统等。肾排泄的物质不仅种类多，而且数量大，并能根据机体的需要调整尿的成分和尿量。

## 第1节　泌尿系统的解剖结构

泌尿系统由肾、输尿管、膀胱和尿道组成（图9-1），主要功能是排出溶于水的代谢产物。泌尿系统通过生成和排放尿液来维持机体的水盐平衡和酸碱平衡，从而保持机体内环境的相对稳定。若肾衰竭，将会导致体内代谢产物蓄积，引起内环境平衡紊乱，严重时会出现尿毒症，危及生命。

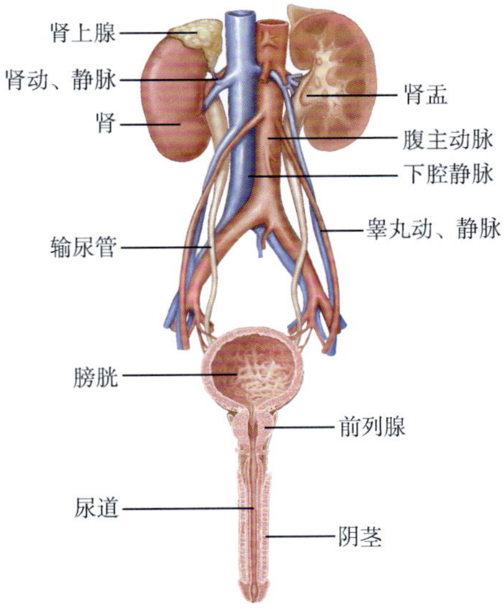

图9-1　泌尿系统组成（男性）

### 一、肾的形态和结构

#### （一）肾的位置和形态

肾位于腹腔的后上部，腰区脊柱两旁，呈“八”字形排列（图9-2）。受肝的影响，右肾比左肾约低半个椎体。肾门相当于第1腰椎水平。第12肋斜过左肾后面的中部，右肾后面的上部。竖脊肌的外侧缘与第12肋之间的夹角称为肾区。肾炎或肾盂肾炎的患者，肾区叩击痛阳性。

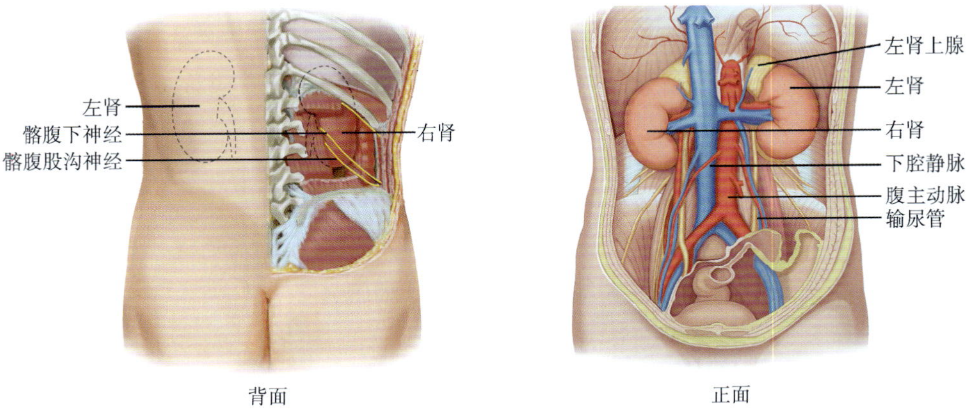

图9-2　肾的位置

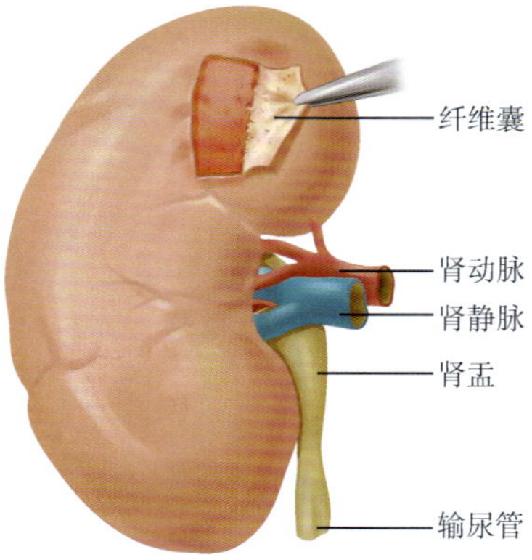


图9-3 肾的形态

肾为实质性器官，新鲜时呈红褐色，重134～148g，形似蚕豆。分上、下两端，前、后两面，内、外两侧缘。肾的内侧缘中部凹陷，为肾门，有肾动脉、肾静脉、肾盂、神经、淋巴管等结构进出，它们被结缔组织包裹形成肾蒂。肾门向肾实质凹陷为肾窦，内有肾动脉的分支、肾静脉的属支、肾盏、肾盂和脂肪组织等（图9-3）。

肾的表面有3层被膜，从内向外依次为纤维膜、脂肪囊、肾筋膜。纤维膜紧贴于肾的表面，由致密结缔组织和少量的弹性纤维构成。脂肪囊由脂肪组织构成，起弹性垫样作用。肾筋膜由致密结缔组织构成，分前后2层包裹肾和肾上腺。

**考点：**肾的位置和形态

### （二）肾的构造

在冠状切面上，肾可分为皮质和髓质。肾皮质肉眼观察为细粒状，红褐色，其伸入髓质的部分称为肾柱。肾髓质肉眼观察为致密有条纹，淡红色，由15～20个肾锥体构成，锥体的尖端呈钝圆形，称为肾乳头，其伸入肾小盏，有许多乳头孔的开口，肾锥体底朝向肾皮质。肾窦内有7～8个肾小盏，每2～3个肾小盏汇合成一个肾大盏，2～3个肾大盏汇合成肾盂，肾盂呈前后略扁的漏斗状，出肾门后移行为输尿管（图9-4）。

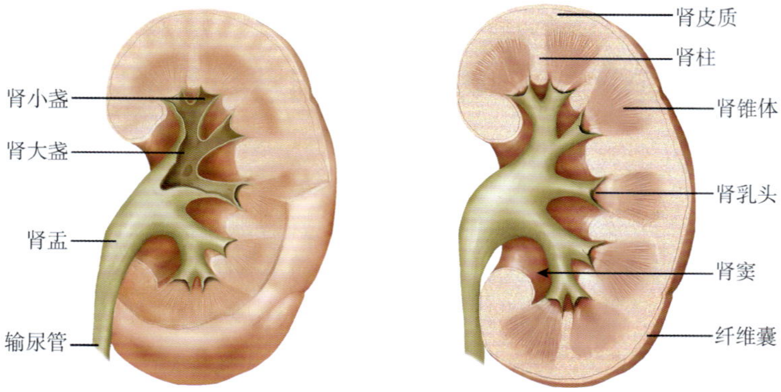


图9-4 肾的冠状面

## 二、肾的组织结构

肾由大量泌尿小管、少量结缔组织、血管、神经和淋巴管组成，泌尿小管包括肾单位和集合管（图9-5）。

### （一）肾单位

人一侧肾约有100万个肾单位。肾单位由肾小体和肾小管组成，它是尿生成的结构基础。按其所在部位不同，可将肾单位分为皮质肾单位与近髓肾单位。人肾的皮质肾单位占85%～90%，近髓肾单位较少，占10%～15%。

**1. 肾小体** 呈球形，直径约200μm，由肾小球和肾小囊组成（图9-6）。

（1）肾小球：是由入球小动脉反复分支吻合形成的一团毛细血管球，毛细血管壁由一层内皮细胞和基膜形成，内皮细胞有孔，毛细血管球最后汇合为出球小动脉。

（2）肾小囊：为肾小管起始部的杯状凹陷，分脏、壁两

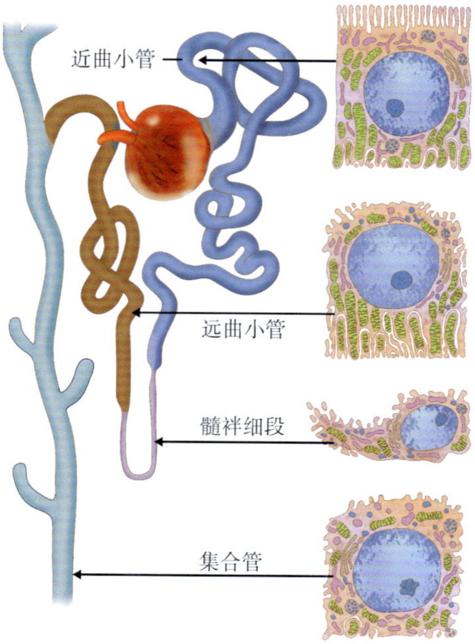


图9-5 泌尿小管结构

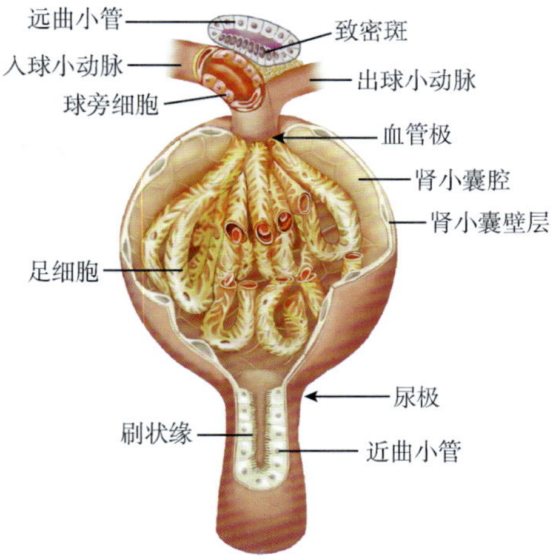

图9-6 肾小体模式图

层，两层之间的囊状间隙为肾小囊腔。壁层（外层）为单层扁平上皮，与肾小管上皮细胞相延续。脏层（内层）的上皮细胞形态特殊，包在肾小球毛细血管外面，称为足细胞。足细胞体积较大，从胞体伸出几个初级突起，初级突起再发出几个次级突起，相邻次级突起相互嵌合形成栅栏状结构，紧包在毛细血管基膜的外面。足细胞次级突起之间的间隙，称为裂孔，宽约25nm，上面有裂孔膜覆盖。

**2. 肾小管** 由单层上皮围成，根据形态结构及位置功能分为近端小管、细段、远端小管3段。

（1）近端小管 与肾小囊囊腔相通，是肾小管最粗、最长的一段，分曲部和直部。近端小管曲部（近曲小管）上皮细胞呈锥体形或立方形，细胞体积大，界线不清，核圆形，位于基底部，胞质染成红色，细胞的游离面有刷状缘，电镜下为微绒毛，可以扩大表面积，有利于重吸收。在细胞的基底部有发达的质膜内褶，内褶之间胞质内有发达的线粒体。在细胞的侧面除有连结复合体外，还有许多侧突。

近端小管直部（髓袢降支粗段），结构与曲部相似，但是上皮细胞较矮，微绒毛、侧突及质膜内褶不如曲部发达。

（2）细段 位于肾锥体内，它与近端小管直部和远端小管直部形成U形的髓袢。细段由单层扁平上皮组成，直径10～15μm，细胞含核的部位凸向管腔，无刷状缘，管壁薄，利于水和离子的交换。

（3）远端小管 包括直部和曲部，比近端小管细，腔相对较大，上皮细胞呈立方形，染色浅，细胞界线清楚，核靠近腔面，游离面无刷状缘，但基底纵纹明显。电镜下上皮的基底面质膜内褶明显，褶间胞质内有发达的线粒体，质膜上有$Na^+$，$K^+$-ATP酶，主动将小管液中的$Na^+$泵入间质内，但水不能通过，与尿的浓缩有关。远端小管曲部（远曲小管）长度比近曲小管短，其结构基本与直部相似，但上皮细胞略大于直部，基底纵纹、质膜内褶不如直部发达，质膜内褶内线粒体少。

**考点：**肾单位的组成

## （二）集合管

集合管全长20～38mm，分弓形集合管、直集合管和乳头管，上皮细胞由单层立方逐渐变为单层柱状，到乳头管处已变为高柱状。集合管的上皮细胞胞质清明，分界清楚，核呈圆形或卵圆形，位于细胞的中央，并且着色深。

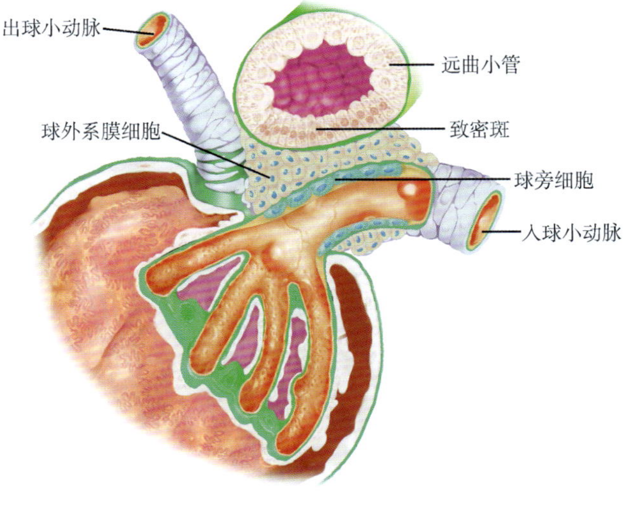

图9-7 球旁复合体

## （三）球旁复合体

球旁复合体又称肾小球旁器，主要见于皮质肾单位，位于入球小动脉和出球小动脉之间，包括球旁细胞、致密斑和球外系膜细胞（图9-7）。

球旁细胞是入球小动脉管壁近肾小体的平滑肌细胞分化而成的上皮样细胞，细胞呈立方形，核大而圆，胞质弱碱性，胞质内有分泌颗粒，颗粒内有肾素，它是一种蛋白水解酶，可使血浆中血管紧张素原转变成血管紧张素Ⅰ。致密斑是远端小管曲部靠近肾小球处的上皮细胞变高变密形成的，一般认为是小管液中$Na^+$浓度的感受器。球外系膜细胞是指分布在入球小动脉、出球小动

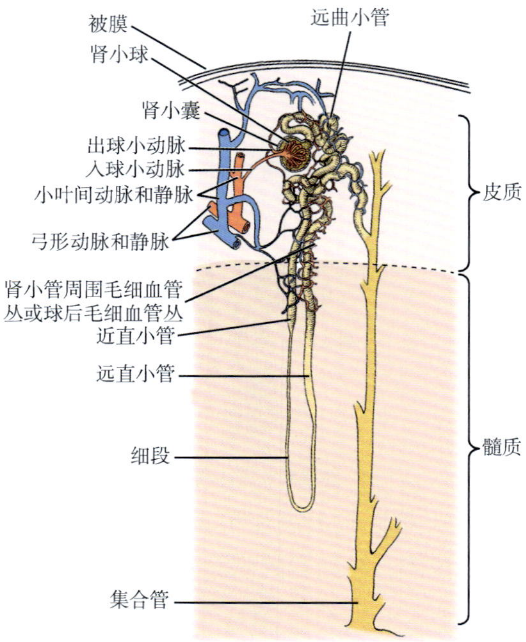


图 9-8 肾血管分布

脉和致密斑之间的一群细胞，具有吞噬和收缩功能。

考点：球旁复合体的3种细胞及功能

## 三、肾血液循环的特点

肾的血液循环有营养肾组织和参与尿生成两方面的作用，其特点为：①肾动脉直接发自腹主动脉，血流量大，压力高。②入球小动脉粗短，出球小动脉细长，有利于原尿的形成。③形成两次毛细血管网，第一次是肾小球，其内压力高，有利于肾小球滤过；第二次是出球小动脉在肾小管周围再次形成的球后毛细血管网，其内血压较低，且胶体渗透压高，有利于肾小管重吸收和尿的浓缩。④髓内直小血管袢与髓袢伴行，有利于泌尿小管的重吸收和尿的浓缩（图9-8）。

考点：肾血液循环的特点

## 四、输尿管、膀胱、尿道

输尿管为一对细长的肌性管道，长20～30cm，起始于肾盂，沿着腰大肌的前方下行，至小骨盆上口处，与髂血管交叉（图9-2）。进入盆腔沿盆壁血管、神经表面走行，然后行向下内至膀胱底。斜穿膀胱壁开口于膀胱的输尿管口。输尿管全长有3个生理性狭窄：①肾盂与输尿管移行处；②输尿管与髂血管交叉处；③壁内段。这些狭窄常为输尿管结石易滞留部位。

考点：输尿管3个生理性狭窄的位置

膀胱为储存尿液的肌性囊状器官，其形态、大小、位置和壁的厚度随尿液充盈程度而异。正常成人膀胱平均容量为300～500ml，新生儿膀胱容量为成人的1/10。空虚的膀胱呈三棱锥形，分尖、体、底和颈4部分。膀胱的最下部称膀胱颈，与前列腺（男性）、盆膈（女性）相接。成人膀胱空虚时位于小骨盆腔的前部，其前方为耻骨联合，后方在男性有精囊、输精管壶腹和直肠；在女性则为子宫和阴道。在膀胱的下方，男性邻接前列腺，女性则邻接尿生殖膈。膀胱为腹膜间位器官，在膀胱充盈时膀胱尖高出耻骨联合上方，腹膜也随之上移，膀胱前下壁直接与腹前壁相贴。新生儿膀胱的位置比成人高，大多位于腹腔内。随着年龄的增长逐渐降入盆腔，老年人因盆底肌肉松弛，膀胱的位置则更低。

膀胱壁由黏膜、肌层和外膜3层组成，膀胱空虚时内面的黏膜形成许多皱襞，充盈时皱襞扩展而消失。两侧输尿管口与尿道内口之间的三角形区域称为膀胱三角。该区域缺少黏膜下层，黏膜与肌层紧密相连，无论膀胱处于充盈或空虚时，黏膜始终光滑平坦不形成皱襞（图9-9）。膀胱三角是肿瘤、结核和炎症的好发部位。

由于肌层的收缩而形成许多皱襞称膀胱襞，其随着膀胱的充盈而消失。

尿道是膀胱通向体外的排尿管道，有明显的性别差异。男性尿道除排尿功能外，还兼有排精功能。女性尿道较男性尿道短而直，长3～5cm，尿道内口起于膀胱颈，穿过尿生殖膈，尿道外口开口于阴道前庭。故女性

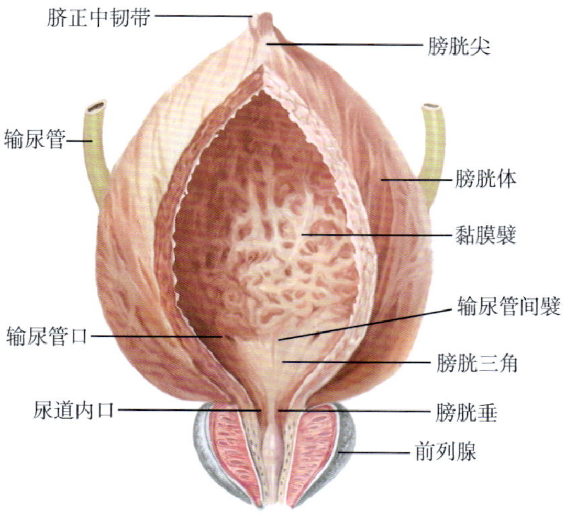


图 9-9 膀胱的内面观

泌尿系统逆行感染多见。

**考点**：膀胱的位置和结构

# 第2节 尿的生成

尿生成的过程包括3个基本环节：①肾小球的滤过作用；②肾小管和集合管的重吸收；③肾小管和集合管的分泌与排泄。

**考点**：尿生成的3个基本环节

## 一、肾小球的滤过作用

### （一）肾小球的滤过作用及滤过条件

当血液流经肾小球毛细血管时，血浆中的水和小分子溶质通过滤过膜进入肾小囊囊腔形成滤过液（原尿）的过程，称为肾小球的滤过作用。微量分析结果显示，原尿中除极少量的蛋白质外，各种晶体物质的成分及浓度均与血浆基本相同（表9-1）。这说明尿的生成是一种滤过作用，原尿实际上是血浆的超滤液。

**表9-1 血浆、原尿与终尿主要成分的比较**

| 成分 | 血浆（g/L） | 原尿（g/L） | 终尿（g/L） | 浓缩倍数 | 重吸收率（%） |
|---|---|---|---|---|---|
| $Na^+$ | 3.3 | 3.3 | 3.5 | 1.1 | 99 |
| $K^+$ | 0.2 | 0.2 | 1.5 | 7.5 | 94 |
| $Cl^-$ | 3.7 | 3.7 | 6 | 1.6 | 99 |
| 碳酸根 | 1.5 | 1.5 | 0.04 | 0.05 | 99 |
| 磷酸根 | 0.03 | 0.03 | 1.2 | 40 | 67 |
| 尿素 | 0.3 | 0.3 | 20 | 67 | 45 |
| 尿酸 | 0.02 | 0.02 | 0.5 | 25 | 79 |
| 肌酐 | 0.01 | 0.01 | 1.5 | 150 | 0 |
| 氨 | 0.001 | 0.001 | 0.4 | 400 | 0 |
| 葡萄糖 | 1 | 1 | 0 | _ | 100 |
| 蛋白质 | 80 | 微量 | 0 | _ | 100 |
| 水 | 900 | 980 | 960 | 1.1 | 99 |

肾小球滤过率（glomerular filtration rate，GFR）是指单位时间内（每分钟）两肾生成的原尿量。正常成人安静时约为125ml/min。肾小球滤过率与肾血浆流量的比值，称为肾小球滤过分数。据测算，肾小球血浆流量约为660ml/min，故肾小球滤过分数约为19%。该数值表明，流经肾小球的血浆约有1/5滤入肾小囊腔生成原尿。肾小球滤过率和滤过分数是评价肾小球滤过功能的重要指标。

肾小球滤过的前提条件是有足够的肾血浆流量；滤过的结构基础是滤过膜；滤过的动力是肾小球的有效滤过压。

**1. 滤过膜** 包括有孔的毛细血管内皮、基膜和裂孔膜3层结构（图9-10）。它的通透性则取决于滤过膜的机械屏障和电学屏障。滤过膜的3层微孔构成滤过膜的机械屏障，而滤过膜各层覆盖的带负电荷的糖蛋白则构成了滤过膜的电学屏障。机械屏障决定了滤过膜能够允许分子量小于69 000的物质通过。电学屏障决定了带正电荷或呈电中性物质易通过滤过膜，而带负电荷的大分子物质则不易通过。因此滤过膜对血浆中的物质通过具有高度的选择性，在正常情况下不会发生血尿、蛋白尿等病理情况。

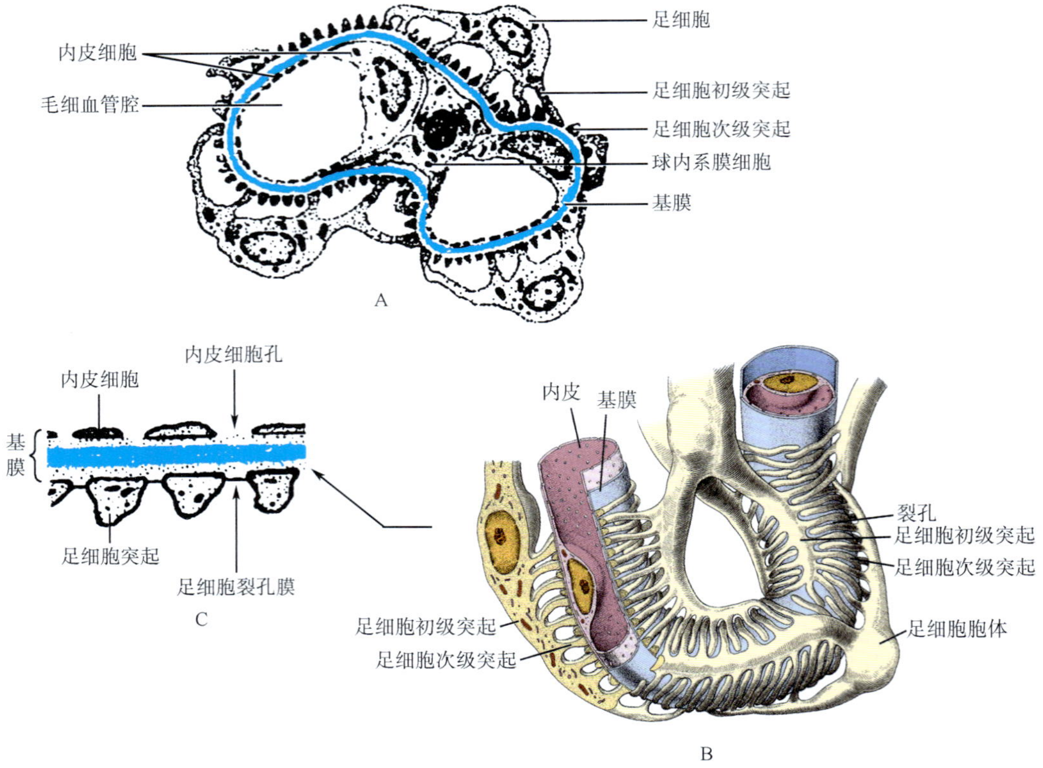


**图 9-10　肾小体滤过膜结构**

A. 切面图；B. 立体图；C. 滤过屏障

正常成人两肾的全部肾小球都具有滤过作用，滤过膜的总面积在1.5m²以上，这有利于原尿的生成。但在病理情况下（如急性肾小球肾炎），由于炎症部位肾小球毛细血管腔狭窄甚至完全闭塞，致使有效滤过面积减少，造成肾小球滤过率降低，导致少尿或无尿。

**考点：** 滤过膜的屏障作用

## 案例 9-1

患者，男，15岁，于入院前2日晨起双眼睑水肿，见尿呈洗肉水样红色。2日来，尿量减少，水肿加重故来院治疗。体格检查：神志清醒，心肺无异常，血压150/100mmHg，全身水肿。实验室检查：肉眼血尿，镜下大量红细胞，见红细胞管型和颗粒管型。尿蛋白（+++）。诊断：急性肾小球肾炎。

**问题：** 1. 根据你所学过的有关知识阐述该患者的诊断依据。

2. 根据你所学过的有关知识解释该患者的临床症状和体征发生原因。

**2. 有效滤过压**　肾小球的有效滤过压指推动肾小球滤过的动力，其与组织液生成的有效滤过压原理相似，因滤过膜对血浆蛋白的屏障作用，原尿中蛋白质含量极微，胶体渗透压可忽略不计，故肾小球有效滤过压的计算公式为：

肾小球有效滤过压＝肾小球毛细血管血压－（血浆胶体渗透压＋囊内压）

测量证明，肾小球毛细血管血压在入球小动脉端与出球小动脉端几乎相等，约为6.0kPa，囊内压较为恒定，约为1.33kPa。血液在肾小球毛细血管内流动时，水分和小分子物质不断滤出，使血浆蛋白浓缩，因此血浆胶体渗透压由入球小动脉端的3.33kPa到出球小动脉端逐渐升高。根据以上所测数值，计算肾小球有效滤过压在入球小动脉端为1.34kPa（图9-11）。

由此可见，从入球小动脉端到出球小动脉端移行过程中，滤过作用出现渐进性减少，当有效滤过压下降到零时，滤过作用也就停止了。所以只有在有效滤过压为零之前的一段毛细血管才有滤过发生。

考点：肾小球的有效滤过压

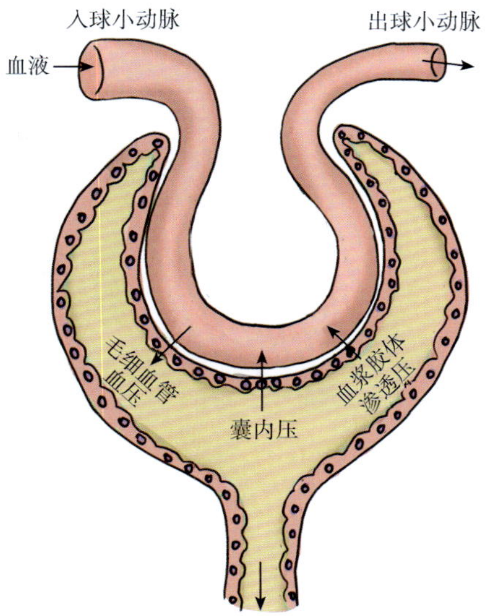


图9-11 肾小球有效滤过压

### （二）影响肾小球滤过的因素

影响肾小球滤过的因素主要是有效滤过压、肾血浆流量变化以及滤过膜的通透性和滤过面积（前文已述及）。

**1. 有效滤过压** 是原尿生成的动力，肾小球滤过率的多少主要取决于有效滤过压的大小。组成有效滤过压的3个因素中任何一个因素发生变化，都会影响有效滤过压及肾小球的滤过，从而影响尿量。

正常情况下，动脉血压在80～180mmHg（10.7～24.0kPa）范围内波动时，肾血流量通过自身调节可保持相对稳定，肾小球毛细血管血压无明显变化。在病理情况下（如大失血等），当动脉血压下降到80mmHg（10.7kPa）以下时，超出了肾血流量的自身调节范围，使肾血流量减少，肾小球毛细血管血压下降，从而使有效滤过压降低，肾小球滤过率减少而引起少尿。

血浆胶体渗透压在正常情况下变化不大。若在静脉内大量输入生理盐水或某些病理情况下（如肾疾病），血浆蛋白浓度因稀释或者丢失而降低，造成血浆胶体渗透压下降，从而使有效滤过压和肾小球滤过率增大，尿量因而增多。

正常情况下，肾小囊内压也比较稳定。某些病理情况（如肾盂或输尿管结石、肿瘤压迫等）引起尿路梗阻，可造成肾小囊内压升高。此外，小管液中磺胺类药物的结晶或血红蛋白过多（如大量溶血），均可堵塞肾小管，引起肾小囊内压升高，导致肾小球有效滤过压和滤过率下降，引起少尿或者无尿。

**2. 肾血浆流量** 当其他条件不变，肾血浆流量增加时，肾小球毛细血管内血浆胶体渗透压上升的速度减慢，造成肾小球有效滤过压下降速度减慢，参与滤过的血管段距离加长，肾小球滤过率增加，导致尿量增加；反之，则尿量减少。

考点：影响肾小球滤过的因素

## 二、肾小管和集合管的重吸收

成人每昼夜生成的原尿量可达180L，而排出的终尿仅1.5L。可见原尿通过肾小管和集合管时，超过99%的水分被重吸收回血液，只有不到1%排出体外。小管液（原尿）中的水及溶质经肾小管和集合管上皮细胞进入血液的过程，称为肾小管和集合管的重吸收。

### （一）重吸收的部位、特点和方式

**1. 重吸收的部位** 肾小管各段和集合管都具有重吸收的功能，但重吸收能力不同，近端小管的重吸收能力最强，是重吸收的主要场所（图9-12）。

**2. 重吸收的方式** 重吸收的基本方式分为被动重吸收和主动重吸收两种（图9-13）。

首先是$Na^+$的主动重吸收，造成小管内电位降低，$Cl^-$顺电位差被动重吸收，由于$Na^+$、$Cl^-$等溶质物质重吸收使小管周围组织渗透压增高，在小管内外形成渗透压梯度（渗透压差），又造成水被动重吸收，当水被重吸收时，管内有些溶质（如$K^+$、$Ca^{2+}$等）可随着水一起被转运，这种现象称为溶剂拖曳。

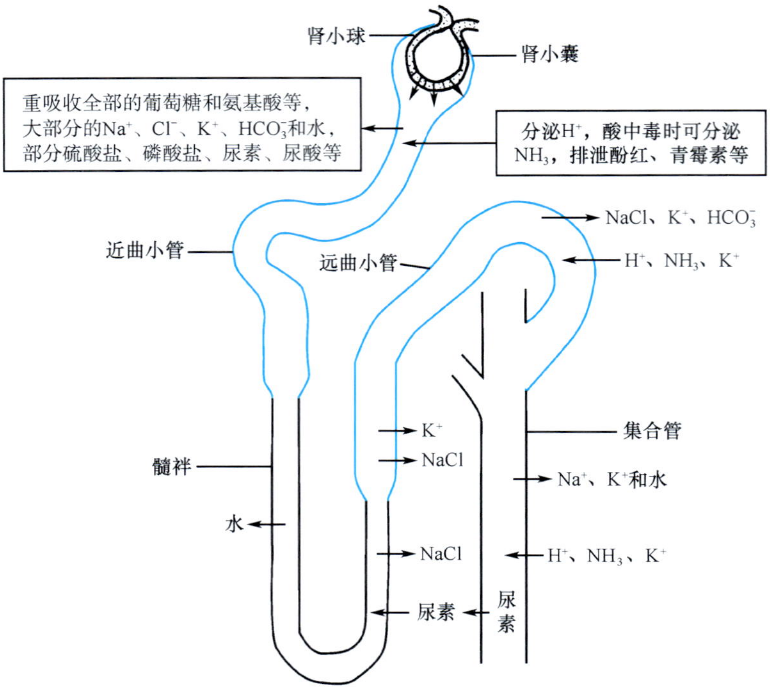


**图9-12** 肾小管和集合管重吸收及分泌作用

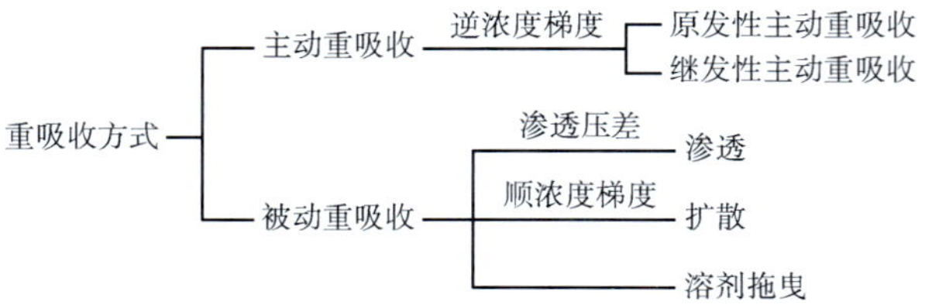


**图9-13** 重吸收方式

**3. 重吸收的特点** 选择性重吸收即对身体有用的物质全部（如葡萄糖）或大部分（如水、$Na^+$等）重吸收，而基本没有用的或作用比较小的物质就小部分（如尿素）或完全不被重吸收（如肌酐）。这样有利于排出代谢废物，维持细胞外液中各种成分的稳定。

有限性重吸收即当血浆中某种物质浓度过高（如葡萄糖），使小管液中该物质含量过多时，就不能完全被重吸收，从而尿中就出现该物质（糖尿）。

## （二）几种重要物质的重吸收

**1. $Na^+$、$Cl^-$的重吸收** 原尿中的$Na^+$和$Cl^-$在流经肾小管和集合管时有99%以上被重吸收，并且$Na^+$的重吸收大部分是通过与多种溶质耦联转运的，肾小管对$Na^+$重吸收的变化对这些溶质的重吸收将产生重要影响。各段肾小管对$Na^+$的重吸收率并不相同，在近端小管重吸收65%～70%，在远曲小管约重吸收10%，其余在髓袢和集合管重吸收。

近端小管对$Na^+$的重吸收机制，通常用泵-漏模式解释（图9-14）。该模式表明，小管壁相邻的各细胞之间有间隙，称为细胞间隙。细胞间隙靠近小管腔的一侧是紧密连接，将细胞间隙与管腔隔开。小管细胞的管周膜及细胞间隙与毛细血管邻接，其间有基膜相隔。当小管液中含有高浓度$Na^+$时，由于小管细胞的管腔膜对$Na^+$的通透性较大，$Na^+$顺浓度差扩散入细胞内，随即被管周膜和侧膜上的钠-钾泵（钠泵）泵入组织液。随着细胞内的$Na^+$被泵出，小管液中的$Na^+$便可不断地进入细胞内。伴随着$Na^+$的重吸收，形成了小管内外的电位差，加之小管液中的$Cl^-$浓度比小管细胞内高，使$Cl^-$顺电位差和浓度差而被动重吸收。NaCl进入管周组织液后，导致渗透压升高，并促使小管液中的水不断进入上皮细胞和管周组织液。由于细胞间隙的紧密连接是密闭的，NaCl和水进入后就使其中的静水压升高，这一压力可促使$Na^+$、$Cl^-$和水通过基膜而进入相邻的毛细血管而被重吸收。部分$Na^+$、$Cl^-$和水也可能通过紧密连接再返回小管内，这一现象称为回漏。

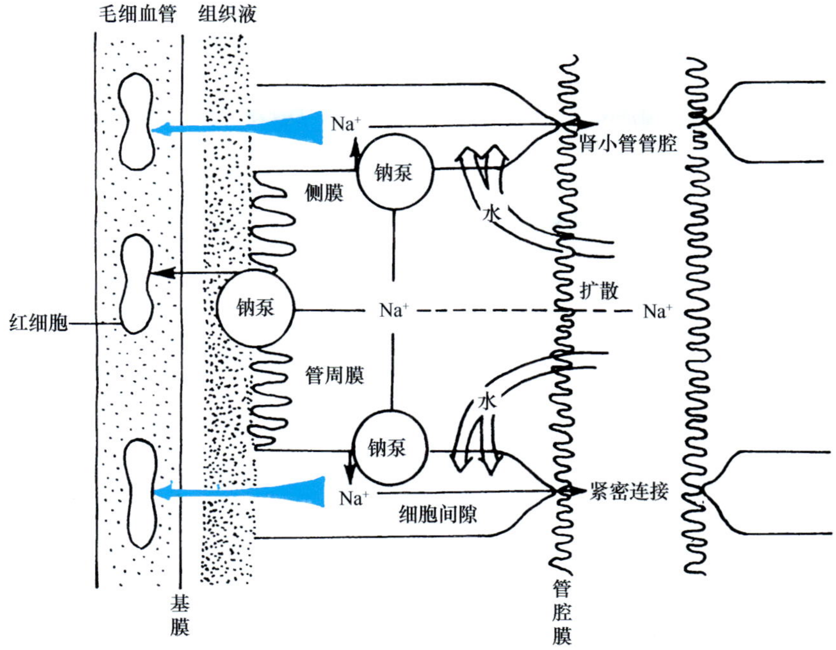


图9-14 $Na^+$主动重吸收泵-漏示意图

髓袢升支粗段对NaCl的重吸收，是通过管腔膜上同向转运体的活动（图9-15），将$Na^+$、$Cl^-$和$K^+$结合于同一载体形成$Na^+$-$2Cl^-$-$K^+$的同向转运体复合物，$Na^+$顺电化学梯度将$2Cl^-$和$K^+$一起同向转运至细胞内。进入细胞内的$Na^+$由钠泵泵入组织液，$2Cl^-$顺浓度差经管周膜上$Cl^-$通道进入组织液，而$K^+$则顺浓度差经管腔膜重返小管液。呋塞米和依他尼酸等利尿剂，能与同向转运体结合而抑制其转运功能，抑制NaCl的重吸收，从而干扰尿的浓缩机制，导致利尿。

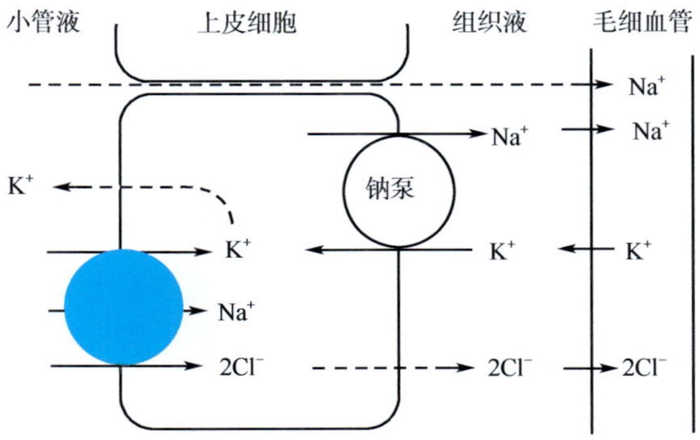


图9-15 髓袢升支粗段对$Na^+$、$Cl^-$和$K^+$的转运

髓袢降支细段对NaCl的通透性极低，难以重吸收，但对水的通透性高。而在髓袢升支细段对水几乎不通透，但对NaCl的通透性高而使其被动重吸收。远曲小管和集合管对$Na^+$的重吸收与$K^+$和$H^+$的分泌有关，并受醛固酮的调节。

**2. $K^+$的重吸收** 原尿中约94%的$K^+$被重吸收，65%～70%的$K^+$在近端小管被重吸收，25%～30%在髓袢被重吸收，远端小管和集合管既重吸收$K^+$也能分泌$K^+$。$K^+$的重吸收是逆电-化学梯度的主动重吸收，其机制不清。终尿中的$K^+$则绝大部分是由远端小管和集合管分泌的，其分泌量的多少取决于血$K^+$浓度，并受醛固酮的调节。

**3. $HCO_3^-$的重吸收** 正常情况下，小管液中的$HCO_3^-$有80%～85%在近端小管重吸收。由于$HCO_3^-$不易透过管腔上皮细胞膜，且可与肾小管上皮细胞分泌的$H^+$结合成$H_2CO_3$，再分解为$CO_2$和$H_2O$，$CO_2$扩散进入上皮细胞内，在细胞内碳酸酐酶的催化下，$CO_2$和细胞内的水又生成$H_2CO_3$，再解离为$HCO_3^-$和$H^+$，$H^+$经$Na^+$-$H^+$交换再进入小管液，$HCO_3^-$与$Na^+$一起重吸收入血（图9-16）。因此，$HCO_3^-$是以$CO_2$形式重吸收的。由于$CO_2$是高脂溶性的，可迅速通过细胞膜，使$HCO_3^-$的重吸收优先于$Cl^-$的重吸收。$HCO_3^-$是体内主要的碱储备物质，其优先重吸收对于体内酸碱平衡的维持具有重要意义。

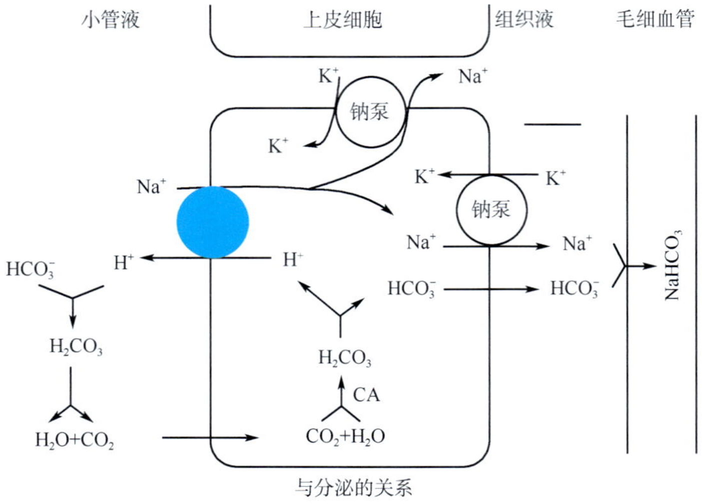


图9-16 $Na^+$、$HCO_3^-$的重吸收与$H^+$分泌关系

CA.碳酸酐酶

**4. 水的重吸收** 原尿中的水约99%被重吸收，仅排出约1%。如果水的重吸收减少1%，则尿量将增加1倍。故水重吸收量的微小变化就会对终尿量的多少产生很大影响。

水的重吸收有两种情况：一种是在近端小管伴随溶质（$Na^+$和葡萄糖等）而重吸收，与体内是否缺水无关，重吸收的比率比较固定，属于固定性、等渗性重吸收。由于近端小管$Na^+$、葡萄糖等溶质重吸收进入组织间液及细胞间隙后，降低了小管液渗透压，提高了组织间液及细胞间隙的渗透压，造成两者之间出现渗透压梯度，水便通过渗透压梯度从上皮细胞间的紧密连接或跨上皮细胞两条途径从小管液进入细胞间隙和组织间液。另一种是远曲小管和集合管（特别是髓质集合管）对水的重吸收，重吸收量的多少与体内是否缺水有关，并受抗利尿激素的调节和控制，属于调节性、非等渗性重吸收。当机体缺水时，抗利尿激素分泌增多，水重吸收增多；相反则减少。因此，尿量的多少首先取决于肾小球的滤过，但远曲小管和集合管对水的重吸收在决定终尿量的多少和水平衡调节中具有更重要意义。

**5. 葡萄糖的重吸收** 原尿中葡萄糖浓度与血浆中相同，但葡萄糖在流经近端小管时往往全部被重吸收（其他各段小管无重吸收葡萄糖的能力），所以终尿中几乎不含葡萄糖。但葡萄糖的重吸收是与$Na^+$的主动重吸收相伴的继发性主动重吸收。近端小管对葡萄糖的重吸收能力是有限度的，当血糖浓度达180mg/100ml时，则肾小管对葡萄糖的吸收已至极限，当血糖浓度超过180mg/100ml，葡萄糖不能被全部重吸收，而是随尿排出，从而出现糖尿。尿中刚开始出现葡萄糖时的最低血糖浓度称为肾糖阈。

**考点：** 几种重要物质的重吸收形式和意义及肾糖阈概念

### （三）影响重吸收的主要因素

**1. 肾小球滤过率** 近端小管对小管液重吸收的量与肾小球滤过率之间呈正比关系。即当肾小球滤过率增大时，近端小管对$Na^+$、水的重吸收量也增加，尿量不至于过多；反之当肾小球滤过率减小时，近端小管对$Na^+$、水的重吸收量也相应地减少。这种近端小管对水、$Na^+$重吸收量伴随肾小球滤过率的变化而改变的现象，称球-管平衡。实验证明，近端小管对$Na^+$和水的重吸收率始终占肾小球滤过率的65%～70%。球-管平衡的生理意义在于使尿中排出的$Na^+$和水不会随肾小球滤过率的增减而出现大幅度变化，从而保持尿量和尿钠的相对稳定。

**2. 小管液的溶质浓度** 小管液溶质的浓度形成的渗透压是对抗肾小管重吸收水的主要力量。因为小管内外渗透压梯度是水重吸收的动力，故小管液溶质浓度升高，则小管液渗透压增大，小管内外的渗透压梯度减小，肾小管尤其是近端小管对水的重吸收就会减少，从而使尿量增加。这种因为小管液中渗透压升高而引起的利尿方式称为渗透性利尿（osmotic diuresis）。糖尿病患者的多尿即属于渗透性利尿。另外，临床上给患者静脉输入一些经肾小球滤过而不能被肾小管重吸收的药物如甘露醇、山梨醇等也可产生渗透性利尿效应，从而达到利尿消肿的目的。

**考点**：影响重吸收的主要因素及渗透性利尿

## 三、肾小管和集合管的分泌作用

肾小管和集合管的上皮细胞将自身代谢产生的某些物质排入小管液的过程称为分泌。通常把小管上皮细胞将血液中的某些物质直接排入小管液的过程称为排泄。但一般不作严格区分，统称为分泌（图9-16）。

### （一）$H^+$ 的分泌

肾小管和集合管上皮细胞均可分泌$H^+$，其中近球小管分泌能力最强。在上皮细胞内碳酸酐酶的催化下，由小管液扩散进入细胞的$CO_2$和细胞代谢产生的$CO_2$，与$H_2O$结合生成$H_2CO_3$，再解离成$H^+$和$HCO_3^-$。$H^+$被管腔膜上的载体转运到小管液，同时小管液中的$Na^+$被同一载体转运进小管上皮细胞，形成所谓的$Na^+$-$H^+$交换。进入细胞内的$Na^+$与$HCO_3^-$一起转运到血中。因此，小管上皮细胞每分泌一个$H^+$，即有一个$NaHCO_3$重吸收入血，从而实现排酸保碱的作用，这对维持体内酸碱平衡是非常重要的。

### （二）$K^+$ 的分泌

原尿中的$K^+$绝大部分被肾小管和集合管重吸收入血，尿中的$K^+$则主要是由远曲小管和集合管分泌的。$K^+$的分泌与$Na^+$的主动重吸收密切相关，其分泌的动力是$Na^+$主动重吸收建立起来的管外为正、管内为负的电位差。这种$K^+$的分泌与$Na^+$的重吸收相耦联的过程称为$Na^+$-$K^+$交换（图9-17）。$Na^+$-$K^+$交换与$Na^+$-$H^+$交换具有相互竞争现象，若$Na^+$-$H^+$交换增多，则$Na^+$-$K^+$交换减少。在人体酸中毒时，由于小管细胞内碳酸酐酶活性增强，$H^+$生成增多，$Na^+$-$H^+$交换增多，$Na^+$-$K^+$交换减少，故尿中排出的$H^+$增多，$K^+$排出减少，导致血钾升高。

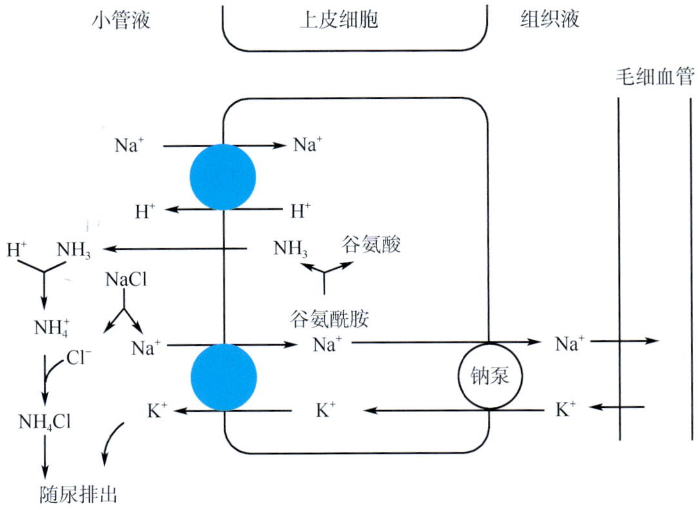


图9-17 $H^+$、$NH_3$和$K^+$分泌示意图

### （三）$NH_3$ 的分泌

正常情况下，$NH_3$主要由远曲小管和集合管上皮细胞在代谢中不断生成并分泌。$NH_3$具有脂溶性，易透过细胞膜扩散进入小管液中，并与小管液中的$H^+$结合生成$NH_4^+$。$NH_4^+$的生成减少了小管液中的

$H^+$，有助于$H^+$的分泌。$NH_4^+$再与$Cl^-$生成$NH_4Cl$而随尿排出。因此，$NH_3$的分泌不仅促进$H^+$的分泌而排酸，而且$H^+$和$NH_3$的分泌也促进了$NaHCO_3$的重吸收，从而实现肾排酸保碱的功能。

### （四）其他物质的分泌

经肾小管上皮细胞分泌的还有代谢产物如肌酐、尿酸，以及进入体内的某些物质如酚红、青霉素、呋塞米等。进入体内的酚红、青霉素、呋塞米等在血液中大多与血浆蛋白结合运输，很少能被肾小球滤过，主要由近端小管分泌。临床上酚红排泄试验，是将酚红注入静脉后，通过测定尿中排出的酚红量判断肾小管分泌功能。呋塞米排入小管液后，使小管液中呋塞米浓度高出血浆数倍，这样有利于在髓袢升支粗段发挥利尿作用。

清除率是指两肾在1min内能将多少毫升血浆中的某一物质完全清除（排出），这个被完全清除了该物质的血浆毫升数，就是该物质的清除率。清除率只是一个推算的数值，用来反映肾排出某物质的能力，不同物质的清除率是不同的。

**考点：**分泌$H^+$的意义，$Na^+$-$K^+$交换和$Na^+$-$H^+$交换的关系及临床意义

## 四、尿的浓缩和稀释

### （一）尿液浓缩和稀释的概念

尿的浓缩和稀释是以尿和血浆渗透压相比较而言。如果终尿的渗透压比血浆高，称为高渗尿，表明尿液被浓缩；反之，排出低渗尿，表明尿液被稀释。如果无论机体缺水或多水，均排出等渗尿，则表明肾浓缩和稀释尿的功能严重减退。原尿的渗透压与血浆渗透压基本相同，而终尿的渗透压可在50～1200mOsm/L之间波动，说明肾对尿的浓缩和稀释能力很强，肾通过浓缩和稀释过程，来调整尿中溶质和水的比例，这对维持体液平衡和渗透压平衡具有重要的作用。

尿液浓缩和稀释的部位主要在远曲小管和集合管，特别是髓质集合管。肾髓质组织液中高渗透压与小管液的低渗透压之差是水重吸收的动力；而水重吸收的量，则由远曲小管和集合管管壁对水的通透性决定，受抗利尿激素的调节。

### （二）尿液浓缩和稀释的基本过程

**1. 尿液的稀释** 当体内水分过多时，抗利尿激素合成和释放减少，远曲小管和集合管上皮细胞对水的通透性减小、重吸收减少，而NaCl等溶质继续被重吸收，使小管液溶质浓度进一步降低，于是形成了低渗尿，尿量增加，排出体内多余水分。

**2. 尿液的浓缩** 机体缺水，抗利尿激素合成和释放增多，远曲小管和集合管上皮细胞对水的通透性增大、重吸收增加。当低渗的小管液流经远曲小管和集合管时，由于髓质组织液渗透压高（图9-18），小管液中的水在管内、外渗透压差的作用下可被"抽吸"出管外而后进入血。这样小管液中溶质被浓缩形成高渗尿，即尿被浓缩，从而保留体内水分。

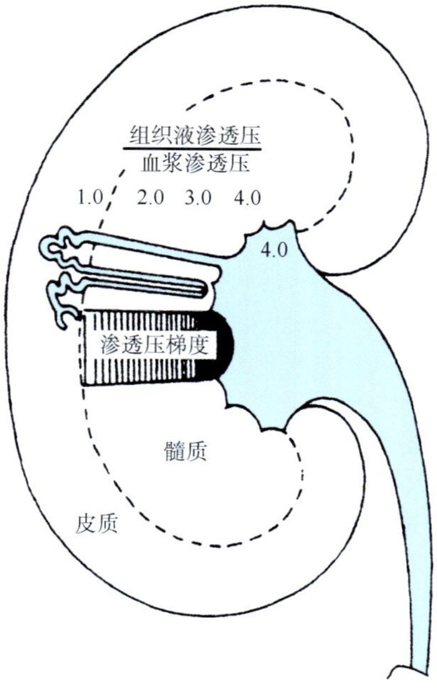

图9-18 肾髓质渗透压梯度示意图

### （三）肾髓质渗透压梯度的形成和保持

**1. 肾髓质高渗梯度的形成** 各段肾小管对水、NaCl和尿素的通透性不同，除了形成集合管中等渗或低渗的小管液外，还形成肾髓质组织液的高渗梯度。

髓袢升支粗段对水不通透而主动重吸收NaCl，形成了外髓部由内向外的高渗梯度。髓袢降支中NaCl浓度逐渐升高、髓袢升支细段NaCl的被动重吸收，以及髓袢升支和集合管之间的尿素再循环，导致较多的NaCl和尿素进入内髓共同形成了内髓的高渗。这样，

髓质自内向外建立起渗透压梯度（图9-19）。

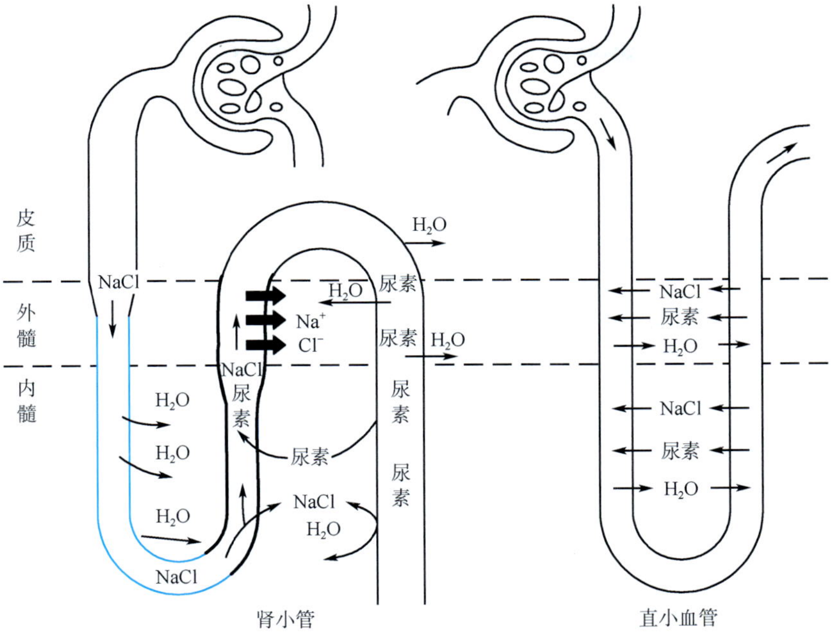


图9-19 尿的浓缩机制示意图（管壁增厚处表示对水不通透）

**2. 肾髓质高渗梯度的保持** 直小血管的逆流交换作用则能保持髓质的高渗梯度。由于肾髓质高渗透压的影响，肾髓质组织液中的NaCl和尿素顺浓度梯度进入直小血管降支的血液中，然后其中的大部分物质又从直小血管升支的血液中返回组织液，形成肾髓质内溶质的短路循环（髓质→降支→升支→髓质）。据测定，直小血管升支与降支流量比为1.18：1。因此直小血管的作用既保留了肾髓质的溶质，又运走了重吸收的水分和多余的溶质，使肾髓质的高渗梯度得以维持。

考点：肾髓质高渗梯度的形成和保持

## 第3节 尿生成的调节

尿生成的过程包括肾小球的滤过作用、肾小管和集合管的重吸收及分泌作用。因此，尿生成的调节也是通过影响这些作用来实现的，包括肾内自身调节和神经、体液调节。

### 一、肾交感神经的作用

肾血流量受入球小动脉及出球小动脉口径影响。入球小动脉及出球小动脉平滑肌均受肾交感神经支配。安静时，肾交感神经活动较弱，导致血管平滑肌一定程度的收缩，但对肾血流量无明显影响。但当人体剧烈运动或在病理情况（如严重缺氧、大出血、中毒性休克）时，体内交感神经兴奋性增强；并且交感神经还可引起肾上腺素和去甲肾上腺素分泌增多；大出血时还伴有血管紧张素和抗利尿激素等激素的生成和释放增多，以上神经及体液因素均能使肾血管收缩，且入球小动脉收缩强于出球小动脉收缩，肾血流量减少，肾小球滤过率降低，原尿及终尿减少。

### 二、抗利尿激素

抗利尿激素（antidiuretic hormone，ADH）是在下丘脑视上核和室旁核的肽能神经元胞体内合成，并通过下丘脑-垂体束（无髓神经纤维）运输到神经垂体储存，当机体需要时释放入血。生理剂量时，抗利尿激素主要作用于远曲小管和集合管，可提高远曲小管和集合管上皮细胞对水的通透性，使上皮细胞对水的重吸收增加，尿被浓缩，排出的尿量减少，起着抗利尿作用。大剂量时还能收缩血管，使血压升高，故又称血管升压素（vasopressin，VP）。

抗利尿激素的分泌和释放受血浆晶体渗透压和循环血量的调节。血浆晶体渗透压升高、循环血量减少、动脉血压下降均可促进抗利尿激素的分泌和释放；反之，则抑制其分泌和释放。

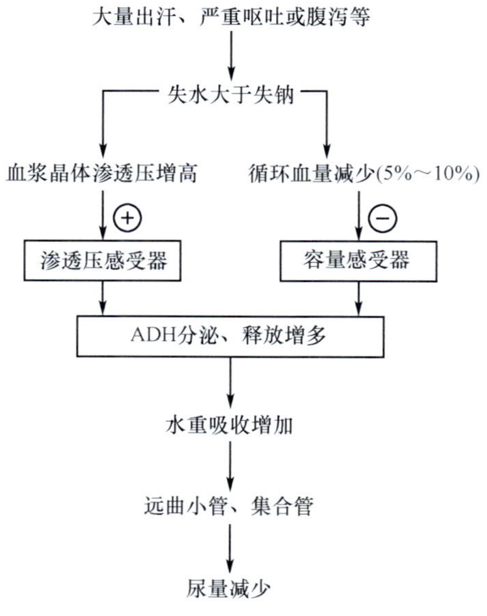

图9-20 大量出汗等对ADH分泌的调节

在大量出汗、严重呕吐或腹泻后，机体失水多于失钠，造成血浆晶体渗透压升高，对位于下丘脑前部室周器的渗透压感受器的刺激增强，引起抗利尿激素的分泌和释放增多，导致远曲小管和集合管对水的重吸收增加，使尿液浓缩，尿量减少。有利于保存体内水分，从而使血浆晶体渗透压恢复到正常水平（图9-20）。反之，如果在短时间内一次性大量饮清水，造成血浆晶体渗透压下降，抗利尿激素的分泌和释放减少，尿量在短时间内明显增多，以便排出体内过多的水分。这种由于大量饮清水而引起尿量明显增多的现象，称为水利尿。

循环血量减少，作用于左心房和胸腔内大静脉壁上的容量感受器（属于心肺感受器）的刺激减弱，经迷走神经传入到下丘脑的冲动减少，反射性地引起抗利尿激素的释放增多，远曲小管和集合管对水重吸收增加，尿量减少，有利于循环血量的恢复。

当血浆晶体渗透压上升，高于阈值1%时，即可引起抗利尿激素释放增多；而容量感受器的敏感性则远远低于渗透压感受器，只有循环血量减少5%～10%及10%以上时才能引起抗利尿激素的释放增加。

**考点：**抗利尿激素的生理作用及分泌调节

## 三、醛固酮

醛固酮是肾上腺皮质球状带分泌的一种类固醇激素。主要作用于远曲小管和集合管，可促进该处上皮细胞对$Na^+$的重吸收，对$K^+$的分泌。由于$Na^+$的重吸收同时伴有水和$Cl^-$的重吸收，所以醛固酮具有保$Na^+$、保水及排$K^+$的作用。

醛固酮的分泌主要受肾素-血管紧张素-醛固酮系统及血$K^+$、血$Na^+$浓度的调节。

当血$K^+$浓度升高和血$Na^+$浓度降低（尤其是血$K^+$浓度的变化）时，可直接刺激肾上腺皮质球状带分泌醛固酮增多，从而使血$K^+$下降和血$Na^+$升高，并恢复至正常水平；反之，则发生相反的变化（图9-21）。

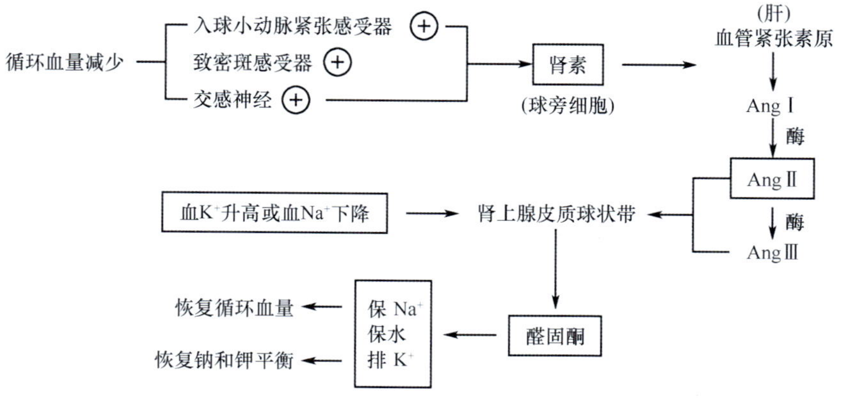

图9-21 醛固酮分泌的调节示意图

**考点：**醛固酮生理作用及分泌调节

## 四、心房钠尿肽

心房钠尿肽是由心房肌细胞合成的激素，为28肽。当循环血量增多使心房扩张或摄入钠过多时，可刺激心房钠尿肽释放。心房钠尿肽则主要通过抑制$Na^+$的重吸收，从而产生明显地促进NaCl和水排出的作用。

# 第4节　尿液及其排放

## 一、尿量与尿的理化性质

尿液的质和量，可反映肾本身的结构和功能状态，也反映机体内环境的情况。

### (一) 尿量

正常人尿量为1.0～2.0L/d，平均为1.5L/d。摄水量的多少及通过其他途径排出的水量对尿量有直接的影响。正常机体每天大约产生35g固体代谢产物，至少需要0.5L的尿量才能将其排出。如果每日尿量在0.1～0.5L，则为少尿；少于0.1L，则为无尿；每日的尿量长期多于2.5L，则为多尿。少尿或无尿都会使代谢产物在体内堆积，多尿则会造成大量水分的丢失，干扰机体内环境的稳态。当下丘脑病变累及视上核、室旁核或下丘脑-垂体束时，抗利尿激素的合成和分泌发生障碍，导致排尿量明显增加，每日可达10L以上，称为尿崩症。

**考点：**多尿、少尿和无尿的概念

### (二) 尿的化学成分

尿的主要成分是水，占95%～97%，其余为溶于水的固体物，占3%～5%。正常尿的固体成分主要为电解质和蛋白质代谢的含氮化合物（如尿素、尿酸、肌酐、氨、马尿酸等）。

### (三) 尿的理化性质

新鲜的尿液为淡黄色、透明液体。尿的颜色主要来自胆红素的代谢产物——尿色素，其颜色的深浅与尿量呈反比关系，此外食物和药物的色素也可影响尿的颜色。如摄入大量胡萝卜或服用维生素$B_2$时，尿则呈亮黄色。在病理情况下，如尿中出现较多的红细胞时尿呈淡红色，称为血尿；血红蛋白尿是深褐色；乳糜尿则呈乳白色。

尿的相对密度与尿中所含溶质浓度成正比。正常尿液相对密度为1.015～1.025，最大变动范围在1.001～1.035。尿液渗透压也取决于尿中溶质浓度，一般会高于血浆，其最大变动范围在30～1450mOsm/L。尿的相对密度和渗透压随尿量而变动，当尿液浓缩，尿溶质含量增多时，尿的相对密度和渗透压均增高；反之则减少，它与肾的浓缩和稀释功能有关。

正常尿呈酸性，pH在5.0～7.0。尿的酸碱度主要受食物性质的影响。荤素杂食的人，尿中因蛋白质分解后产生硫酸盐、磷酸盐等较多，故尿多呈酸性。素食者，因蔬菜或水果中所含有机酸在体内氧化，尿中碱基比较多，酸性产物较少，尿液多呈弱碱性。

## 二、排尿反射

尿的生成是连续的，但排尿是间断的。肾生成的尿液，通过输尿管输送至膀胱内储存，当膀胱中尿液达到一定容量时，可引起排尿反射，尿液经尿道排出体外。

排尿反射是一种正反馈过程，且受意识支配。排尿反射的感受器是位于膀胱壁的牵张感受器，基本中枢在脊髓骶段，其效应器是膀胱逼尿肌和尿道内、外括约肌。

### (一) 支配膀胱和尿道的神经及其作用

膀胱逼尿肌和尿道内括约肌属于平滑肌，受交感神经和副交感神经双重支配。而尿道外括约肌属于骨骼肌，受阴部神经支配。

**1. 盆神经** 起自脊髓第2～4骶节灰质副交感核，属于副交感神经，兴奋时可使膀胱逼尿肌收缩，尿道内括约肌松弛，促进排尿。

**2. 腹下神经** 发自脊髓腰节，属于交感神经，兴奋时可使膀胱逼尿肌松弛，尿道内括约肌收缩，阻止排尿。

**3. 阴部神经** 发自脊髓第2～4骶节灰质前角，属于躯体运动神经。兴奋时可使尿道外括约肌收缩，控制排尿。这一作用受意识控制。

以上神经中也含有传入纤维。传导膀胱充胀感觉的传入纤维在盆神经中；传导膀胱痛觉的传入纤维在腹下神经中；而传导尿道感觉的传入纤维在阴部神经中。

### （二）排尿反射

当膀胱内尿量达400～500ml时，膀胱充盈而扩张，刺激膀胱壁的牵张感受器使其兴奋产生冲动，经盆神经传入骶髓的初级排尿中枢，排尿中枢兴奋；同时冲动继续上传到大脑皮质高级中枢，产生尿意。在环境条件允许时，便会发动排尿反射。此时，腹下神经抑制，盆神经兴奋，引起膀胱逼尿肌收缩，尿道内括约肌舒张，于是尿液进入后尿道。这时，进入后尿道的尿液可刺激后尿道黏膜内的感受器，冲动沿阴部神经的传入纤维返回至骶髓的排尿中枢，一方面加强骶髓初级排尿中枢的活动，使原有的排尿活动加强，另一方面反射性地抑制阴部神经，使阴部神经传出冲动减少，使尿道外括约肌舒张，将尿液排出体外。尿液对尿道的刺激反射性地加强排尿中枢的活动，使排尿反射迅速发起，越来越强，直至迅速完成（图9-22）。如果环境条件不许可，则大脑皮质高级中枢对骶髓排尿中枢会产生抑制作用。

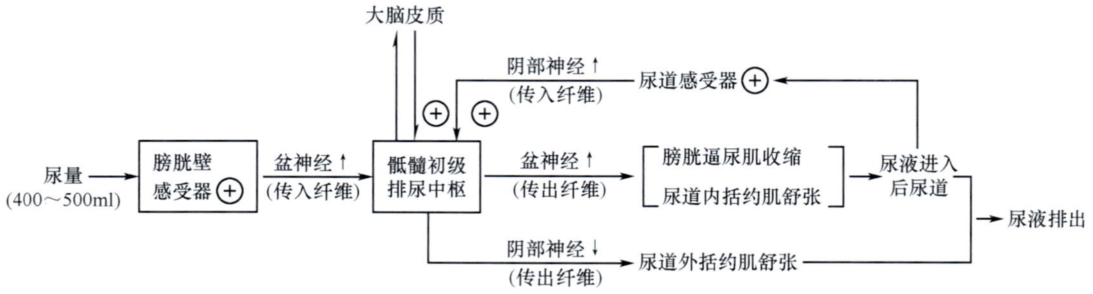


图9-22 排尿反射

考点：排尿反射的过程

## 自测题

### 一、名词解释

1. 滤过膜 2. 致密斑 3. 肾小球滤过率 4. 滤过分数 5. 球-管平衡 6. 渗透性利尿 7. 水利尿

### 二、选择题

A型题

1. 关于肾位置的描述，正确的是（ ）
   A. 右肾比左肾高
   B. 肾门在第1腰椎水平
   C. 第12肋斜过右肾后面的中份
   D. 第12肋斜过左肾后面的上缘
   E. 第12肋斜过左肾后面的下缘

2. 肾的被膜从内向外依次为（ ）
   A. 肾筋膜、脂肪囊、纤维膜
   B. 脂肪囊、纤维膜、肾筋膜
   C. 纤维膜、脂肪囊、肾筋膜
   D. 脂肪囊、肾筋膜、纤维膜
   E. 纤维膜、肾筋膜、脂肪囊

3. 肾小管重吸收的主要场所是（ ）
   A. 近端小管 B. 细段降支
   C. 远端小管 D. 髓袢
   E. 细段升支

4. 肾素是由下列哪项分泌（ ）

A. 球旁细胞　　B. 致密斑
C. 球状带　　D. 束状带
E. 网状带

5. 膀胱肿瘤的好发部位是（　　）
A. 膀胱尖　　B. 膀胱体
C. 膀胱颈　　D. 膀胱三角
E. 膀胱底

6. 少尿是指每天的尿量在（　　）
A. 2.5L　　B. 1.5L
C. 0.1～0.5L　　D. ＜0.1L
E. 1.0L

7. 视上核分泌（　　）
A. 肾素　　B. ADH
C. 醛固酮　　D. 心房钠尿肽
E. 生长素

8. 有效滤过压为零时入球小动脉血压为（　　）
A. 16.0～24.0kPa　　B. 6.7～10.7kPa
C. ＞24.0kPa　　D. ＜4.7kPa
E. 10.7～16.0kPa

9. 直接影响远曲小管和集合管排$K^+$、保$Na^+$、保水的激素是（　　）
A. ADH　　B. 醛固酮
C. 心房钠尿肽　　D. 甲状旁腺素
E. 胰岛素

10. 下列哪种物质不是肾小管分泌（　　）
A. $NH_3$　　B. $H^+$　　C. $K^+$
D. 尿素　　E. 肌酐

B型题

（11～15题共用备选答案）
A. 水利尿　　B. 渗透性利尿
C. 近端小管　　D. 远曲小管和集合管
E. 滤过膜

11. 出现蛋白尿和血尿有可能受损的是（　　）
12. 大量饮清水造成（　　）
13. 糖尿病性多尿属于（　　）
14. 重吸收的主要场所是（　　）
15. 醛固酮主要作用于（　　）

（16～20题共用备选答案）
A. 少尿　　B. 多尿　　C. 无尿
D. 尿失禁　　E. 尿潴留

16. 每天的尿量大于2.5L是（　　）
17. 每天的尿量小于0.1L是（　　）
18. 每天的尿量0.1～0.5L是（　　）
19. 初级排尿中枢与大脑皮质联系的纤维中断可造成（　　）
20. 骶髓受损或排尿反射弧的中间环节受损时可造成（　　）

X型题

21. 造成多尿的原因有（　　）
A. 大量饮清水　　B. 糖尿病
C. 肾结石　　D. 大量出汗
E. 静脉输入山梨醇

22. 影响肾小球滤过的因素有（　　）
A. 滤过膜的通透性
B. 滤过膜的面积
C. 肾小球毛细血管血压
D. 囊内压
E. 血浆胶体渗透压

23. 肾单位的结构有（　　）
A. 肾小球　　B. 肾小囊
C. 近端小管　　D. 远端小管
E. 集合管

## 三、简答题

1. 简述肾单位的组成。
2. 试述影响肾小球滤过的因素。
3. 正常成年人一次性迅速大量饮清水或0.9%氯化钠溶液1000ml后，血浆渗透压及尿量各将发生怎样的变化？为什么？
4. 为什么糖尿病患者会出现糖尿和多尿症状？
5. 大量出汗、严重呕吐及腹泻等引起机体大量失水后，尿量将有何变化？为什么？

（林昌勇）

# 第10章 感觉器

**学习目标**

**知识目标：**掌握眼和耳的功能。熟悉眼和耳的解剖结构。了解感受器的一般生理特性。

**能力目标：**能够独立检查色觉、测定视力和瞳孔对光反射。

**素质目标：**关爱视障人士，倡导用眼卫生；关心听力障碍患者，建立与病患的有效沟通。

感觉是客观事物在人脑中的主观反映。感觉器是机体感受环境刺激的装置，是感受器及其附属结构的总称，即感觉的产生是由感受器、神经传导通路和中枢共同完成的。感受器是分布于体表或组织内部感受机体内外环境变化的结构。人体的感觉器有眼（视觉）、耳（听觉和平衡觉）、嗅上皮（嗅觉）、味蕾（味觉）等。

人体内的感受器种类较多，根据分布部位不同可分为外感受器和内感受器；根据所接受刺激性质不同可分为机械感受器、化学感受器、温度感受器、光感受器等。各种感受器虽功能各异，但都具有共同的生理特性。①适宜刺激：一种感受器通常只对一种特定能量形式的刺激最敏感，这种形式的刺激称为该感受器的适宜刺激，如一定波长的光波是视网膜感光细胞的适宜刺激。②换能作用：感受器受刺激时，能将各种形式的刺激能量最终转换为传入神经的动作电位，这种能量转换作用称为感受器的换能作用。③编码作用：感受器受到刺激时，不仅进行能量形式的转换，而且把刺激所包含的环境变化的信息转移到传入神经动作电位的序列之中，这一作用称为感受器的编码作用。编码作用的详细机制还不十分清楚。④适应现象：当某一恒定强度的刺激持续作用于同一感受器时，其所诱发的传入神经纤维上动作电位的频率会逐渐下降，这一现象称为感受器的适应现象。根据适应现象发生的快慢，可将感受器分为快适应感受器和慢适应感受器。快适应感受器以皮肤触觉感受器为代表，而肌梭、颈动脉窦等属于慢适应感受器。

## 第1节　眼

### 一、眼的解剖结构

视器又称眼（图10-1），由眼球和眼副器组成。

#### （一）眼球

眼球位于眶内，后面借视神经与脑相连。眼球近似球形，由眼球壁及眼球内容物组成（图10-2）。

**1. 眼球壁**　由外向内分为纤维膜、血管膜和视网膜3层。

（1）纤维膜　为眼球壁最外层，由坚韧的致密结缔组织构成，具有维持眼球形态和保护眼内结构等作用。从前向后分为角膜和巩膜两部分。①角膜，占前1/6，无色透明，有折光作用。角膜内无血管，但感觉神经末梢丰富，感觉敏锐。②巩膜，为后5/6，呈乳白色。巩膜与角膜连接处的深部有一环形小管，称巩膜静脉窦。

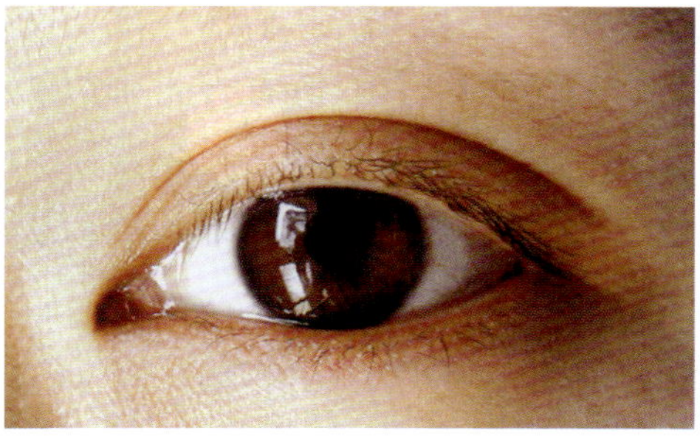

图10-1 眼

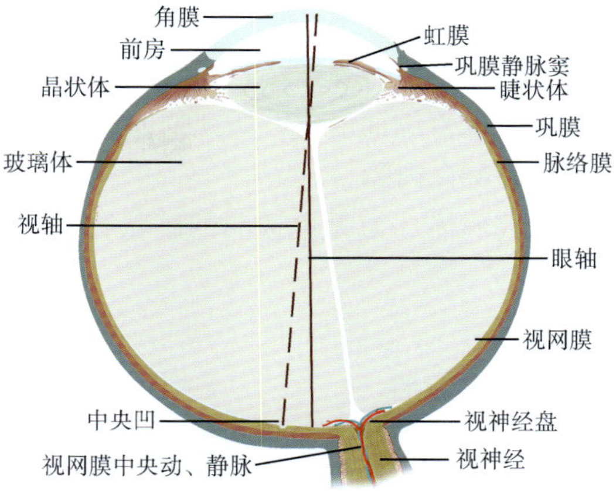


图10-2 眼球（水平切面）

（2）血管膜 为眼球壁中层，含丰富的血管和色素细胞，呈棕黑色。其由前向后分为虹膜、睫状体和脉络膜3部分。①虹膜，位于角膜的后方，为圆盘状薄膜，中央有一圆孔，称瞳孔。虹膜内有两种不同方向排列的平滑肌，一种环绕瞳孔周围，收缩时使瞳孔缩小，称瞳孔括约肌；另一种呈辐射状，收缩时使瞳孔开大，称瞳孔开大肌。②睫状体，位于角膜与巩膜移行部的内面，前接虹膜，后续脉络膜，是血管膜中最厚的部分。睫状体前部与晶状体之间借睫状小带相连。睫状体内的平滑肌，称睫状肌，其收缩和舒张可调节晶状体曲度。③脉络膜，占中膜的后2/3，贴于巩膜内面。脉络膜含有丰富的血管和色素细胞，具有营养眼球和吸收眼内散射光线的作用。

（3）视网膜 为眼球壁的最内层，贴于血管膜内面。其中贴于虹膜和睫状体内面的部分无感光作用，称视网膜盲部；贴于脉络膜内面的部分有感光作用，为视网膜视部。

在视网膜内面，视神经起始处有一圆盘状隆起，称视神经乳头（视盘），因此处无感光作用，又称为生理性盲点。沿视神经中轴行走的视网膜中央动脉，至视神经乳头处分为4支，分布于视网膜。距视神经盘颞侧约3.5mm处有一黄色小区，称黄斑，其中央凹陷，称中央凹，是视觉最精确、敏锐的部位。

视网膜视部（图10-3）可分为内、外两层。外层为色素上皮层，由单层色素上皮细胞组成，有吸收光线、保护视细胞免受强光刺激的作用；内层为神经层。神经层含有3层神经细胞，由外向内依次为感光细胞、双极细胞和节细胞，3层细胞借突起相互联系，传递神经冲动。感光细胞是视觉感受器，包括视锥细胞和视杆细胞。视锥细胞能感受强光和分辨颜色；视杆细胞只能感受弱光，不能辨色。节细胞的轴突沿视网膜内面向视盘处集中，然后穿出眼球壁，组成视神经。

考点：眼球壁的结构

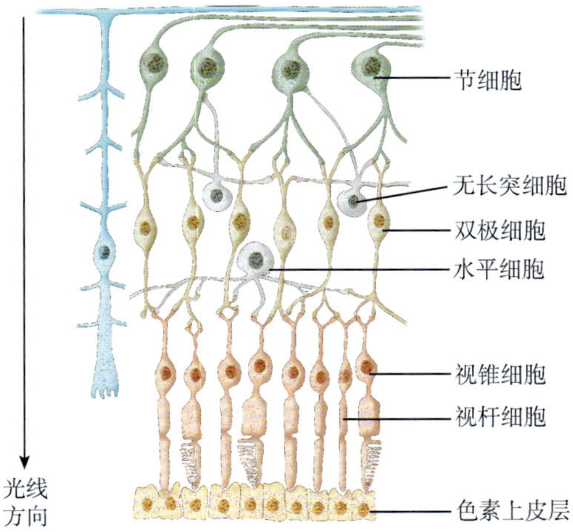


图10-3 视网膜神经细胞示意图

**2. 眼球内容物** 包括房水、晶状体和玻璃体（图10-2）。这些结构均无色透明，与角膜共同组成眼的折光系统。

（1）房水 是无色透明的液体，充满于眼房内。眼房是位于角膜与晶状体之间的腔隙，它被虹膜分为前房和后房，二者借瞳孔相通。前房的周边部，即虹膜与角膜之间的夹角，称虹膜角膜角，又称前房角。房水具有折光、营养角膜和晶状体、维持眼压的作用。房水由睫状体产生，其循环途径如下：房水→眼后房→眼前房→虹膜角膜角→巩膜静脉窦→眼静脉。若房水回流不畅，可引起眼压升高，压迫视网膜，导致视力减退或失明，称青光眼。

（2）晶状体　位于虹膜与玻璃体之间，周围被睫状体环绕，形似双凸透镜，后面较前面隆凸。晶状体无色透明，富有弹性，表面有晶状体囊。晶状体的周缘借睫状小带与睫状体相连。晶状体的屈光度随睫状肌的舒缩而变化，所视物体无论远近，都能在视网膜上清晰成像。晶状体可因代谢障碍等原因变混浊，称白内障。

（3）玻璃体　为无色透明的胶状物质，充填于晶状体与视网膜之间，具有折光和支撑视网膜的作用。

考点：房水的产生及循环途径

### （二）眼副器

眼副器包括眼睑、结膜、泪器、眼球外肌等，有保护、运动和支持作用。

**1. 眼睑**　分为上睑和下睑，上、下睑之间的裂隙称睑裂。睑裂的内、外侧角分别称内眦和外眦。眼睑的游离缘称睑缘，生有睫毛。在上、下睑缘靠近内眦处各有一小孔，称泪点，是泪小管的开口。

**2. 结膜**　是一层富含血管的透明薄膜。覆于眼睑后面的称睑结膜，覆盖在巩膜前部表面的称球结膜。睑结膜与球结膜返折移行处，分别形成结膜上穹和结膜下穹。各部结膜共同围成的囊状腔隙称结膜囊。

**3. 泪器**　包括泪腺和泪道。泪腺位于眼眶外上部的泪囊窝内，能分泌泪液。泪道包括泪小管、泪囊及鼻泪管。鼻泪管向下通鼻腔。

**4. 眼球外肌**　位于眼球周围，均为骨骼肌，共有7块。包括提上睑的上睑提肌和运动眼球的上直肌、下直肌、内直肌、外直肌、上斜肌和下斜肌。

## 二、眼的功能

视网膜上的感光细胞是视觉感受器，其适宜刺激是波长为380～760nm的电磁波（可见光）。外界物体发出的光，透过眼的折光系统，成像在视网膜上，感光细胞感受光的刺激，并将光能转换成神经冲动，通过视神经等结构传入视觉中枢，产生视觉。

### （一）眼折光系统的功能

**1. 眼的折光成像原理**　与凸透镜的成像原理基本相似，但要复杂得多。为了便于理解，常采用简化眼模型（图10-4）来描述眼的折光成像原理。来自6m以外物体的光线近似于平行光线射入眼内，折光系统无须调节，正好聚焦于视网膜上形成清晰的影像。而6m以内近处物体的光线进入眼内后都会呈不同程度的辐散状态，如果眼未作调节，则光线聚焦于视网膜之后，视网膜上只能形成模糊的物像。但正常眼在视近物时，已进行了调节，故视网膜上的成像是清晰的。

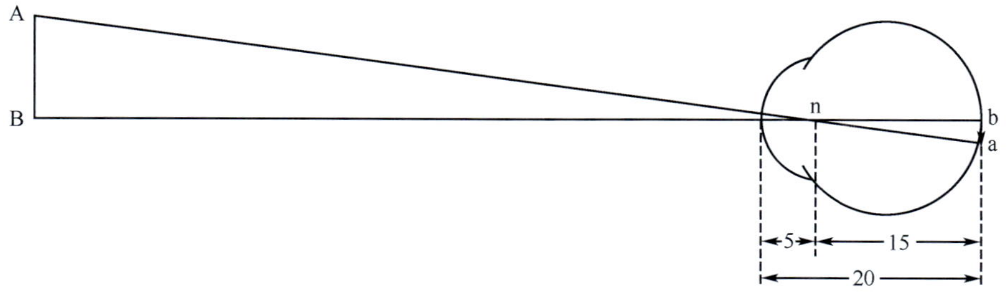


图10-4　简化眼成像（图中数字的单位为mm）

**2. 眼的调节功能**　包括晶状体的调节、瞳孔的调节和双眼会聚。

（1）晶状体的调节　晶状体的周缘通过睫状小带连于睫状体上。视远物时，睫状肌松弛，睫状小带紧张，晶状体受牵拉而变薄。视近物时，睫状肌收缩，睫状小带松弛，晶状体变凸，折光力增加，物像前移，清晰成像于视网膜上。

（2）瞳孔的调节　正常人瞳孔的直径可在1.5～8.0mm变动。瞳孔的调节主要包括两种反射。视近物时，反射性引起瞳孔缩小，称为瞳孔近反射，其意义在于减少球面像差和色像差，使成像更为清晰。瞳孔的大小可随光线强弱而改变，即强光下瞳孔缩小，弱光下瞳孔扩大，称为瞳孔对光反射。弱光下瞳孔扩大，增加进入眼球内的光线，使视物更清晰；强光下瞳孔缩小，使视网膜不因光线过强而受到损伤。瞳孔对光反射中枢在中脑，临床上常作为判断中枢神经系统病变发生部位和观察病情的重要指标。

（3）双眼会聚　当两眼凝视一个移近的物体时，双侧眼球同时向鼻侧靠拢，称眼球会聚。这种反射可使双眼看近物时，物体成像于两眼视网膜的对称点上，避免复视。

考点：眼的调节功能

**链接**　眼的折光异常

眼的折光系统发生异常或眼球形态发生变化，导致物体不能在视网膜上聚焦成像，称为折光异常。包括近视、远视和散光3种。

近视：多因眼球的前后径过长或折光系统的折光能力过强，视远物时，平行光线聚焦于视网膜之前，导致视物模糊。矫正的办法是佩戴凹透镜。

远视：多因眼球的前后径过短或折光系统的折光能力过弱，视远物时，平行光线聚焦于视网膜之后，导致视物模糊。矫正的办法是佩戴凸透镜。

散光：多因角膜的球面曲率不均，致使平行光线进入眼球，不能在视网膜上形成焦点，造成物像变形或视物模糊。矫正的办法是佩戴柱面镜。

### （二）眼的感光功能

**1. 视锥细胞与色觉**　视锥细胞能感受强光和分辨颜色。视网膜上有3种不同的视锥细胞，分别含有对红、绿、蓝3种光敏感的感光色素。当某一波长的光线作用于视网膜时，3种视锥细胞以不同比例产生兴奋，这样的信息经处理后转化为不同组合的神经冲动，传入大脑皮质而产生不同的色觉。人眼能分辨约150种颜色。某些人由于遗传因素，缺乏相应的视锥细胞，导致不能辨别全部或某种颜色。如果对所有颜色都不能辨别，称为全色盲。对某种颜色不能辨别，则称为部分色盲。最常见的是红绿色盲，全色盲较少见。有些人可因健康或营养不良，辨色能力降低，称色弱。

**2. 视杆细胞与暗适应**　视杆细胞能感受弱光，但不能分辨颜色。视杆细胞所含的感光物质是视紫红质，它由视黄醛和视蛋白结合而成。视黄醛是由维生素A在异构酶的作用下转变而成。视紫红质在光照时迅速分解成视蛋白和视黄醛，同时视黄醛与视蛋白的构象发生改变，诱导视杆细胞产生感受器电位。强光作用下，视紫红质分解大于合成；在暗光环境中，视紫红质合成大于分解，合成的视紫红质浓度越高，视网膜对弱光的敏感度越高。在视紫红质合成与分解过程中，有一部分视黄醛被消耗，需要由血液中的维生素A补充。

人从亮处进入暗处，起初看不清任何物体，经过一段时间后才逐渐恢复在暗处的视觉，称为暗适应。其产生机制主要与在暗光环境中视紫红质的合成逐渐增多有关。若维生素A长期摄入不足，可使暗适应时间延长。维生素A严重缺乏，可引起夜盲症。

**3. 视力与视野**　视力也称视敏度，指眼对物体两点间最小距离的精细辨别能力。视敏度最高的部位在视网膜中央凹处。医学上常用视力表检查视力，通过辨别视力表上“E”字或“C”字的缺口方向，检查视敏度。单眼固定不动注视前方一点时，该眼能看到的空间范围，称为视野。在同一光照条件下，不同颜色的目标物测得的视野大小不同，从大到小依次为白、黄、蓝、红、绿。

考点：感光功能异常——色盲和夜盲症

**案例10-1**

患者，男，41岁，因视物不清到专科医院就诊。眼科检查：右眼视力1.0，眼压15.4mmHg，角膜透明，房水清，瞳孔圆，直径3mm，对光反射存在，余未见异常。左眼视力无，感光定位差，辨色差，眼压34.5mmHg，虹膜色素消失，节段性萎缩，晶状体灰黄色混浊，玻璃体混浊，视物不清。

问题：1. 根据所学的知识推断此患者可能为何病。

2. 根据你所学过的有关知识阐述该患者发病的解剖学基础。

# 第2节　耳

## 一、耳的解剖结构

前庭蜗器又称耳，包括位觉器（前庭器）和听觉器（蜗器）。耳按位置可分为外耳、中耳和内耳3部分（图10-5）。外耳、中耳是收集和传导声波的装置，内耳有听觉感受器和位置觉感受器。

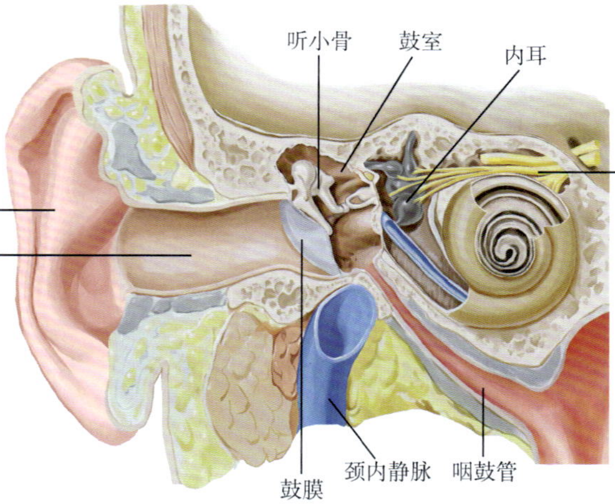


**图10-5**　前庭蜗器

### （一）外耳

外耳包括耳郭、外耳道和鼓膜3部分。

**1. 耳郭**　大部分以弹性软骨为支架，表面被覆皮肤，皮下组织很少，但血管、神经丰富。耳郭下部无软骨，仅含结缔组织和脂肪，称耳垂，为临床常用的采血部位之一。

**2. 外耳道**　为一弯曲管道，成人做鼓膜检查时，将耳郭向后上方牵拉，可使外耳道变直。外耳道皮肤内含有耵聍腺，分泌物称耵聍，俗称耳屎，对外耳道皮肤和鼓膜有保护作用。耵聍通常可以自行排出。外耳道的皮下组织少，皮肤与软骨膜或骨膜连接紧密，故外耳道发生疖肿时，疼痛剧烈。

**3. 鼓膜**　为椭圆形薄膜，位于外耳道底，是外耳和中耳的分界。鼓膜的中心向内凹陷，称鼓膜脐。鼓膜脐的前下方有一个三角形的反光区，称光锥。

### （二）中耳

中耳包括鼓室、咽鼓管、乳突小房等。

**1. 鼓室**　是鼓膜与内耳之间的不规则含气腔隙。鼓室向上借薄层骨片与颅腔相隔；向前借咽鼓管与咽相通；后有乳突小房的开口；内侧壁上有前庭窗和蜗窗。鼓室内有3块听小骨，即锤骨、砧骨和镫骨，彼此以关节相连，构成听骨链，将声波的振动从鼓膜传递到前庭窗。

**2. 咽鼓管**　是连于咽和鼓室之间的管道。咽鼓管咽口平时处于闭合状态，吞咽或哈欠时暂时开放，空气经咽鼓管进入鼓室，以维持鼓膜内、外气压的平衡。小儿的咽鼓管短而平直，咽部感染易经咽鼓管蔓延到鼓室，引起中耳炎。

**3. 乳突小房** 是颞骨乳突内的许多彼此相通的含气小腔，向前借乳突窦与鼓室相通。

### （三）内耳

内耳又称迷路，由复杂而弯曲的管腔构成，包括骨迷路和膜迷路（图10-6）。骨迷路是颞骨岩部内的骨性隧道。膜迷路套在骨迷路内，由膜性的小管和囊组成。膜迷路内充满内淋巴，膜迷路与骨迷路之间充满外淋巴，内、外淋巴互不相通。

**1. 骨迷路** 由骨半规管、前庭和耳蜗3部分组成。

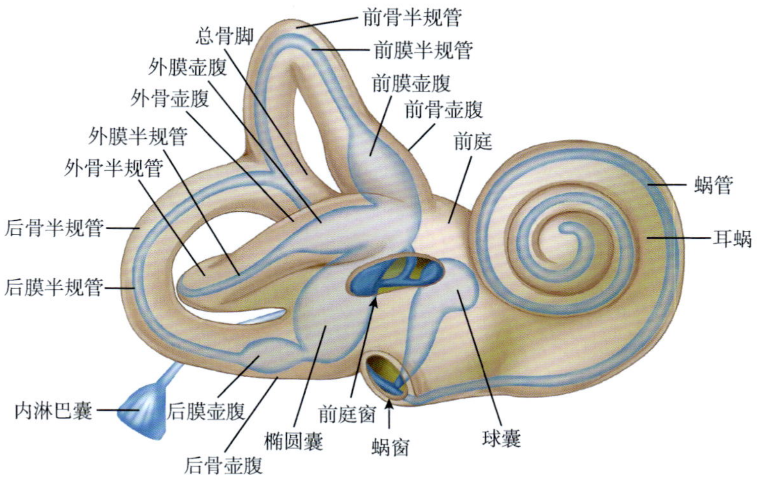


图10-6 骨迷路和膜迷路

（1）骨半规管 位于骨迷路的后部，是3个互相垂直的半环形骨管。每个骨半规管有两个脚，其中一脚膨大，形成骨壶腹。

（2）前庭 位于骨迷路的中部，前通耳蜗，后通骨半规管。前庭的外侧壁上有前庭窗和蜗窗。前庭窗被镫骨底封闭，蜗窗被第二鼓膜封闭。

（3）耳蜗 位于骨迷路的前部，形似蜗牛壳，由蜗轴和蜗螺旋管组成（图10-7）。蜗轴呈圆锥形，构成耳蜗的中轴。蜗螺旋管起于前庭，环绕蜗轴旋转约两圈半，以盲端终于蜗顶。从蜗轴上发出一螺旋形骨板，伸向蜗螺旋管内，称骨螺旋板。

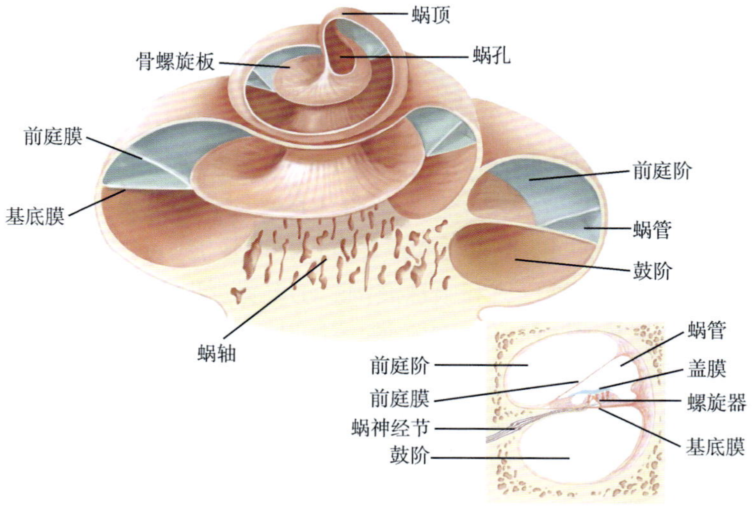


图10-7 耳蜗

**2. 膜迷路** 是套在骨迷路内的密闭的膜性管和囊，包括膜半规管、球囊和椭圆囊、蜗管3部分。

（1）膜半规管 是3个套于骨半规管内的膜性细管。每个膜半规管在骨壶腹内的膨大部分称膜壶腹。膜壶腹的内壁上有壶腹嵴，是位置觉感受器，能感受旋转变速运动的刺激。

（2）球囊和椭圆囊 是位于前庭内的两个膜性小囊。在两个囊的内壁上有球囊斑和椭圆囊斑，也是位置觉感受器，能感受头部的空间位置和直线变速运动的刺激。

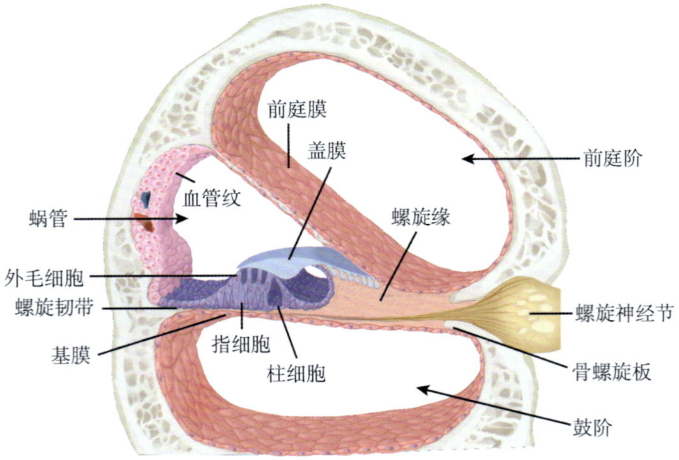

图10-8 蜗管（横切面）

（3）蜗管 是位于耳蜗内的膜性管道，横断面（图10-8）上呈三角形，有3个壁。其上壁为前庭膜；外侧壁为蜗螺旋管内表面骨膜的增厚部分，一般认为与内淋巴产生有关；下壁为基膜，其上有螺旋器，是听觉感受器。螺旋器由支持细胞和毛细胞组成，其表面覆以盖膜。支持细胞按形态可分为柱细胞和指细胞。毛细胞游离面有纤毛，称听毛，能感受声波的刺激。

蜗螺旋管内的外淋巴间隙，被蜗管和骨螺旋板分隔成上、下两部，上部称前庭阶，下部称鼓阶，二者在蜗顶处借蜗孔相通。

**考点：** 内耳的感受器

## 二、耳的功能

### （一）外耳和中耳的传音功能

耳郭收集声波并判断声波的来源，声波经外耳道引起鼓膜振动，再由听骨链传向内耳。声波传入耳蜗有两种途径，即空气传导和骨传导。

**1. 空气传导** 正常情况下，声波主要靠空气传导，其途径是：声波→耳郭→外耳道→鼓膜→听骨链→前庭窗→骨迷路外淋巴→蜗管内淋巴→螺旋器→蜗神经→大脑听觉区。

**2. 骨传导** 声波还可以通过颅骨传导至内耳，作用很弱，正常情况下不起作用。骨传导路径：声波→颅骨→骨迷路外淋巴→蜗管内淋巴→螺旋器→蜗神经→大脑听觉区。

**考点：** 声波的传导方式

### （二）内耳的功能

**1. 感音功能** 当声波振动经听骨链传至前庭窗时，压力变化传给前庭阶外淋巴，再依次传至前庭和蜗管内淋巴，引起基膜振动，并使螺旋器毛细胞与盖膜相接触，毛细胞兴奋并产生神经冲动，经蜗神经等听觉传导通路，最终传至大脑皮质的听觉中枢，形成听觉。

**2. 前庭功能** 前庭器是内耳的一部分，由半规管、球囊和椭圆囊构成，其内壁上的位置觉感受器含有感受性毛细胞。当头部的空间位置发生改变或身体运动时，引起不同部位毛细胞的兴奋或抑制，传入中枢的冲动发生变化，产生不同的位置觉和运动觉。同时还能引起各种骨骼肌和内脏活动的改变，称为前庭反应，包括姿势反射、内脏反应和眼球震颤。①姿势反射：当人体作直线变速运动或旋转变速运动时，可反射性引起颈部和四肢肌紧张度改变，以维持身体一定的姿势和平衡。②内脏反应：当前庭器受到过强或过久的刺激，常会出现恶心、呕吐、眩晕和皮肤苍白等现象，如晕车、晕船。③眼球震颤：是指躯体作旋转运动时出现的眼球不自主的节律性运动。临床上常根据眼球震颤试验来判断前庭功能是否正常。

**考点：** 前庭反应

# 自测题

## 一、名词解释

1. 视盘 2. 中央凹 3. 瞳孔对光反射 4. 暗适应 5. 视敏度 6. 视野

## 二、填空题

1. 眼球壁由外向内可分________、________和______3层。
2. 眼球壁的外膜又称______，分为______和________；中膜又称________，由前向后分为______、______和________3部分。
3. 能控制瞳孔大小的平滑肌是________和________。
4. 眼球的屈光装置包括__________、__________、________和________。
5. 能感受强光并具有辨色能力的细胞是________，仅能感受弱光的细胞是________。
6. 眼球内容物包括________、________和________。
7. 睫状体内的平滑肌称________，其收缩与舒张有调节________凸度的作用。
8. 眼房是位于________与________之间的腔隙，它被虹膜分为________和________。
9. 中耳包括________、________和________等。
10. 骨迷路包括________、________和________3部分。
11. 膜迷路由________、________、______和______组成。
12. 头部的位置觉感受器包括__________、__________和________。
13. 前庭反应包括________、________和________。

## 三、选择题

### A型题

1. 角膜内含有（　　）
   A. 毛细血管　B. 感觉神经末梢
   C. 色素细胞　D. 毛细淋巴管
   E. 视细胞
2. 属于眼球外膜的结构是（　　）
   A. 视网膜　B. 脉络膜
   C. 虹膜　D. 巩膜
   E. 睫状体
3. 属于眼球中膜的结构是（　　）
   A. 角膜　B. 巩膜
   C. 睫状体　D. 视网膜
   E. 玻璃体
4. 连通眼球前、后房的结构是（　　）
   A. 虹膜角膜角　B. 巩膜静脉窦
   C. 泪点　D. 瞳孔
   E. 眼静脉
5. 控制进入眼球光线的结构是（　　）
   A. 睫状体　B. 晶状体
   C. 虹膜　D. 玻璃体
   E. 角膜
6. 产生房水的结构是（　　）
   A. 睫状体　B. 晶状体
   C. 泪腺　D. 眼房
   E. 玻璃体
7. 能调节晶状体凸度的是（　　）
   A. 眼轮匝肌　B. 提上睑肌
   C. 瞳孔开大肌　D. 睫状肌
   E. 瞳孔括约肌
8. 视网膜上感光和辨色最敏锐的部位是（　　）
   A. 视盘　B. 黄斑
   C. 中央凹　D. 视网膜视部
   E. 视网膜盲部
9. 眼的屈光物质不包括（　　）
   A. 角膜　B. 虹膜
   C. 房水　D. 玻璃体
   E. 晶状体
10. 关于晶状体的描述，错误的是（　　）
    A. 为双凸透镜状
    B. 无色透明
    C. 有弹性
    D. 不含血管仅有神经
    E. 外包一层透明而有弹性的薄膜
11. 能感受强光，并有辨色能力的细胞是（　　）
    A. 节细胞　B. 视锥细胞
    C. 色素细胞　D. 双极细胞
    E. 视杆细胞
12. 瞳孔对光反射中枢在（　　）
    A. 延髓　B. 脑桥
    C. 大脑皮质　D. 中脑
    E. 间脑
13. 视近物时，使物像落在视网膜的主要调节活动是（　　）
    A. 角膜曲率半径变大
    B. 睫状肌收缩，睫状小带松弛，晶状体借弹性回缩而变凸
    C. 双眼球向内会聚
    D. 瞳孔缩小
    E. 睫状肌松弛，睫状小带紧张，晶状体受牵拉而变薄
14. 维生素A严重缺乏，可引起（　　）
    A. 夜盲症　B. 青光眼
    C. 色盲　D. 近视
    E. 白内障

15. 眼球的前后径过长会引起（　　）
A. 近视　B. 远视
C. 散光　D. 老视
E. 青光眼

16. 角膜球面曲率不均的是（　　）
A. 近视　B. 远视
C. 散光　D. 老视
E. 白内障

17. 小儿中耳炎的主要感染途径是（　　）
A. 外耳道　B. 内耳门
C. 面神经管　D. 咽鼓管
E. 蜗窗

18. 听觉感受器是（　　）
A. 壶腹嵴　B. 螺旋器
C. 蜗管　D. 球囊斑
E. 椭圆囊斑

19. 螺旋器位于（　　）
A. 前庭阶　B. 鼓阶
C. 骨螺旋板　D. 基膜
E. 膜半规管

20. 与听觉的产生无关的结构是（　　）
A. 鼓膜　B. 前庭阶外淋巴
C. 螺旋器　D. 听骨链
E. 膜半规管

X型题

21. 有关眼球的描述，正确的是（　　）
A. 位于眼眶内
B. 角膜属于血管膜
C. 眼球内容物均有折光作用
D. 眼球周围有8块运动眼球的肌
E. 角膜内含有丰富的神经末梢

22. 属于眼球膜结构的是（　　）
A. 虹膜　B. 睫状体
C. 脉络膜　D. 视网膜
E. 巩膜

23. 房水（　　）
A. 属眼球内容物　B. 有屈光作用
C. 由睫状体产生　D. 可维持眼压
E. 可营养角膜

24. 眼球内容物包括（　　）
A. 房水　B. 晶状体
C. 虹膜　D. 玻璃体
E. 视网膜

25. 眼的屈光装置包括（　　）
A. 虹膜　B. 玻璃体
C. 房水　D. 晶状体
E. 角膜

26. 眼副器包括（　　）
A. 眼睑　B. 眼球外肌
C. 泪器　D. 房水
E. 结膜

27. 眼的折光异常包括（　　）
A. 远视　B. 白内障
C. 近视　D. 色盲
E. 散光

28. 视网膜上的感光细胞包括（　　）
A. 节细胞　B. 视锥细胞
C. 色素细胞　D. 双极细胞
E. 视杆细胞

29. 膜迷路包括（　　）
A. 椭圆囊　B. 球囊
C. 膜半规管　D. 蜗管
E. 耳蜗

30. 位置觉感受器有（　　）
A. 壶腹嵴　B. 螺旋器
C. 骨壶腹　D. 球囊斑
E. 椭圆囊斑

## 四、简答题

1. 简述房水的产生和循环途径。
2. 光线从外界进入眼球到达视网膜需经过哪些结构？
3. 何谓折光异常，主要有哪些表现？
4. 简述声波的主要传导途径。

（王　卓）

# 第11章 神经系统

## 学习目标

**知识目标：**掌握神经系统的组成、位置形态、内部结构和主要功能；掌握神经元的结构与功能、突触生理及反射中枢等基本知识。熟悉神经系统的感觉功能和对内脏活动的调节，以及神经系统对躯体运动的调节。了解条件反射的形成和意义。

**能力目标：**掌握脑干对肌紧张的调节，为动物实验（去大脑强直）做好铺垫。

**素质目标：**理解神经递质与受体，为学习药理学打下坚实的基础。

神经系统是人体最复杂的系统，在各器官系统中占有十分重要的地位，是机体内起主导作用的调节结构。人体主要通过神经系统的活动，感受来自内、外环境的各种变化，保持体内各器官活动的协调统一，同时适应环境的变化。人类的神经系统高度进化，不仅能适应和认识世界，而且能在相当程度上主观能动地改造世界，达到人与自然的和谐，实现科学发展。

## 第1节　神经系统的解剖结构

### 一、神经系统的组成和常用术语

#### （一）神经系统的组成

神经系统（nervous system）由脑和脊髓，以及与它们相连并遍布全身各处的周围神经所组成。神经系统分为中枢部和周围部。中枢部即中枢神经系统（central nervous system，CNS），包括脑和脊髓，分别位于颅腔和椎管内。周围部即周围神经系统（peripheral nervous system，PNS），一端与中枢神经系统的脑或脊髓相连，另一端通过各种末梢装置与身体其他器官、系统相联系。周围神经系统一般分为脑神经、脊神经和内脏神经3部分。

与脑相连的脑神经，共有12对，主要分布于头颈部；与脊髓相连的脊神经，共有31对，主要分布于躯干和四肢；内脏神经指分布于内脏、心血管和腺体的神经，作为脑神经和脊神经的纤维成分，分别与脑和脊髓相连（图11-1）。

- 神经系统
  - 中枢神经系统
    - 脑：延髓、脑桥、中脑、间脑、小脑、端脑
    - 脊髓：颈节、胸节、腰节、骶节、尾节
  - 周围神经系统
    - 脑神经(12对)
    - 脊神经(31对)
    - 内脏神经
      - 内脏感觉神经
      - 内脏运动神经(自主神经)
        - 交感神经
        - 副交感神经

图11-1　神经系统的组成

按神经纤维分布的范围不同，也可将分布于体表、骨、关节和骨骼肌的周围神经称为躯体神经，而将支配平滑肌、心肌和腺体的神经称为自主神经；还可从神经冲动的传播方向和功能考虑，把周围神经中将神经冲动自感受器传向中枢部的称为传入神经或感觉神经，而将神经冲动自中枢部传向周围效应器的称为传出神经或运动神经。

**考点：**神经系统的组成与分布

#### （二）神经系统的常用术语

**1. 神经核和神经节**　形态与功能相似的神经元，其胞体常聚集在一起，在中枢部称为神经核，在

中枢部外称为神经节。

**2. 纤维束和神经** 在中枢部，行程与功能相同的神经纤维聚集成束，称为纤维束；在周围部，神经纤维形成粗细不等的神经纤维束，称为神经。

**3. 灰质和白质** 在中枢部，神经元的胞体聚集的部位，在新鲜的标本上色泽灰暗，称为灰质（gray matter），分布于端脑和小脑表面的灰质称皮质；而神经纤维聚集的部位，色泽白亮，称白质（white matter），分布于端脑和小脑深层的白质称髓质。

**4. 网状结构** 在中枢神经系统内（主要是脑干内），神经纤维纵横交织成网状，神经元的胞体散在其中，这种结构称为网状结构。

考点：神经系统的常用术语

## 二、脊髓和脊神经

脊髓作为一个低级中枢，有许多反射中枢位于脊髓灰质内，另外脊髓白质中上、下行纤维束是完成传导功能的主要结构。

### （一）脊髓的位置和形态

脊髓位于椎管内，成年人全长为42～45cm，占据椎管全长的2/3，呈前后略扁的圆柱状，有两个膨大部，外包被膜。上端平枕骨大孔处与延髓相延续，下端约平第1腰椎下缘，其末端变细呈圆锥状。新生儿可达第3腰椎水平。

脊髓表面有6条沟或裂（图11-2），前面正中的深沟称为前正中裂，后面正中的深沟称为后正中沟，脊髓的侧面还有2对浅沟，分别称为前外侧沟和后外侧沟。前外侧沟中有31对脊神经前根（运动神经纤维）传出，后外侧沟中有31对脊神经后根（感觉神经纤维）传入。后根上有一膨大的脊神经节，是由感觉神经元的胞体积聚而成。每对前、后根在椎间孔处合并成脊神经（图11-3）。每一对脊神经相连的一段脊髓，称为一个脊髓节段。自上而下有31对脊神经，从而把脊髓分为31个脊髓节段，包括颈髓8节、胸髓12节、腰髓5节、骶髓5节和1个尾节（图11-2）。

因椎管长于脊髓，则脊神经根距各自的椎间孔自上而下越来越远，结果脊神经根在椎管内自上而下逐渐倾斜。下行的腰神经根、骶神经根和尾神经根围绕居中的终丝，形成束状称马尾。成人第1腰椎以下已无脊髓，故临床腰椎穿刺常在第3、4或4、5腰椎间进行。

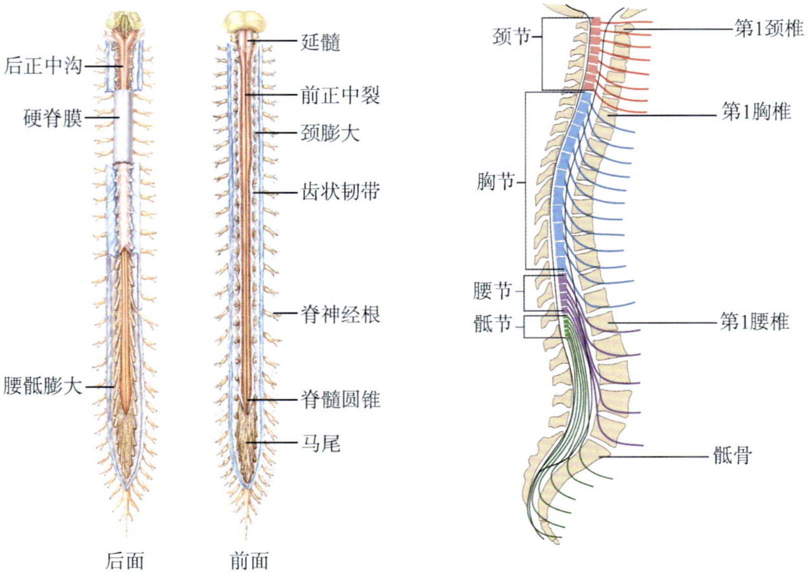


**图11-2** 脊髓外形、脊神经和椎骨关系示意图

考点：腰椎穿刺的部位

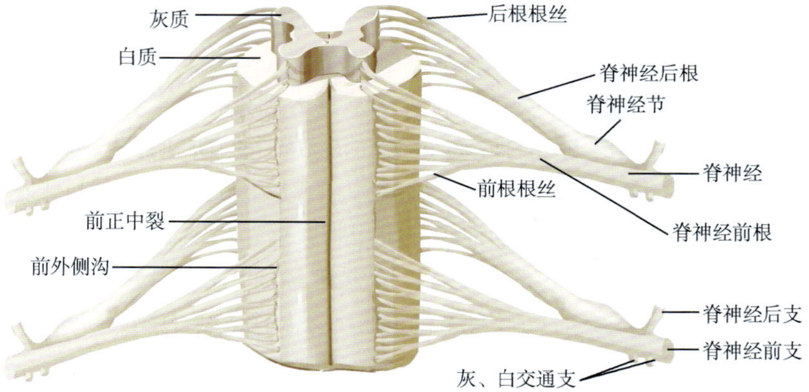


图 11-3　脊髓结构

## （二）脊髓的内部结构

在脊髓横断面上位于其内部的称为灰质，呈蝴蝶状或H形，中央的小孔为中央管，纵贯脊髓并与第四脑室相通。灰质前部膨大称为前角（anterior horn），又称前柱，内含运动神经元，其发出的轴突组成前根，支配骨骼肌；后部狭细称后角（posterior horn），又称后柱，内含有联络神经元（中间神经元）；在脊髓胸段和上腰段，前、后角之间向外突出的侧角内含有交感神经元，骶部相当于侧角的位置含有副交感神经元，它们的轴突加入前根参与形成脊神经，支配内脏活动。前、后角之间的区域为中间带。连接左右两侧灰质的横行部分称灰质连合。

灰质的周围为白质，每侧以脊髓的纵沟为界，可分为3个索：前正中裂与前外侧沟之间的白质为前索，前、后外侧沟之间的为外侧索，后外侧沟和后正中沟之间的为后索。各索由许多上行或下行的纤维束组成（图11-4）。在中央管前方，左右前索间有纤维横越称为白质前连合。

考点：脊髓灰质各角所含神经元

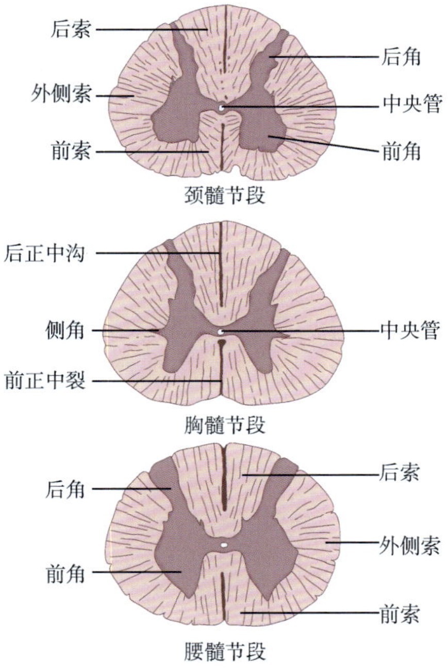


图 11-4　脊髓各部（横断面）

**链接**　脊髓灰质炎

脊髓灰质炎又名小儿麻痹症，是一种由脊髓灰质炎病毒侵害灰质前角运动神经元引起的急性传染病。临床表现主要有发热、咽痛和肢体疼痛，部分患者可发生弛缓性麻痹，甚至瘫痪。在国家严谨、惠民的免疫策略和“糖丸爷爷”顾方舟团队的不懈努力下，卫生部于2000年宣布中国消灭了脊髓灰质炎。

## （三）脊神经的分布

脊神经由前根和后根组成，是混合性神经，共有31对，包括颈神经8对、胸神经12对、腰神经5对、骶神经5对和尾神经1对。

脊神经的感觉纤维始于脊神经节内的感觉神经元，末梢分布于皮肤、骨骼肌、肌腱、关节和内脏的感受器，将躯体与内脏的感觉冲动传向中枢；其运动纤维始于脊髓灰质前角、胸腰部侧角交感核和骶部副交感核，分布于骨骼肌、心肌、内脏平滑肌和腺体。

脊神经出椎间孔后立即分出四支，即前支、后支、脊膜支和交通支。前支较粗大，大部分交织成丛，由丛再分支分布于相应的区域。根据神经丛部位的不同，即有颈丛、臂丛、胸神经前支、腰丛和骶丛。

**1. 颈丛** 由第1～4颈神经的前支组成，位于胸锁乳突肌上部的深面，发出皮支与肌支，肌支中含有膈神经。颈丛主要分布于颈部和膈。

**2. 臂丛** 由第5～8颈神经的前支和第1胸神经前支的大部分组成。各神经在锁骨下方互相交织成丛，形成三束，紧贴于腋动脉周围。臂丛主要分布于上肢、胸上肢肌和背浅层肌。

**3. 胸神经前支** 共12对，除第1对大部分参与臂丛、第12对的小部分参与腰丛外，其余均不形成丛。其以多根肋间神经和第12肋下方的肋下神经分布于胸腹壁，有明显的节段性。

**4. 腰丛** 由第12对胸神经前支的小部分、第1～3腰神经前支和第4腰神经前支的一部分组成，位于腰大肌的深面。其主要分布于大腿前、内侧部和腹股沟区及阴囊（大阴唇）的皮肤。

**5. 骶丛** 由第4腰神经的一部分、第5腰神经与全部骶神经及尾神经的前支组成，位于骨盆侧壁。主要分布于臀部、会阴部、股后部、小腿和足部。

## 三、脑和脑神经

### （一）脑

脑（brain）位于颅腔内，成人脑重约1.5kg，分为端脑、间脑、中脑、脑桥、延髓和小脑6部分。通常把中脑、脑桥和延髓合称为脑干。脑的表面凸凹不平，包有3层被膜，其内部也主要由灰质和白质构成。脑内存在多个腔隙，称为脑室。

考点：脑的组成

**1. 脑干** 是脊髓向颅腔内延伸的一个较小部分（图11-5和图11-6）。其上端与间脑相接，被大脑半球所覆盖，下端在枕骨大孔处与脊髓相延续，背侧与小脑相连。脑干能承上启下地传导各种上、下行神经冲动，也是许多反射活动的中枢，延髓更被称为“生命中枢”。脑干自下而上由延髓、脑桥和中脑3部分组成。

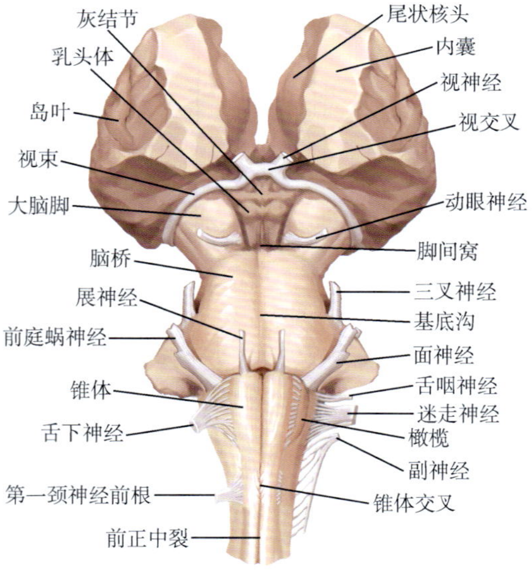


图11-5 脑干（腹侧面）

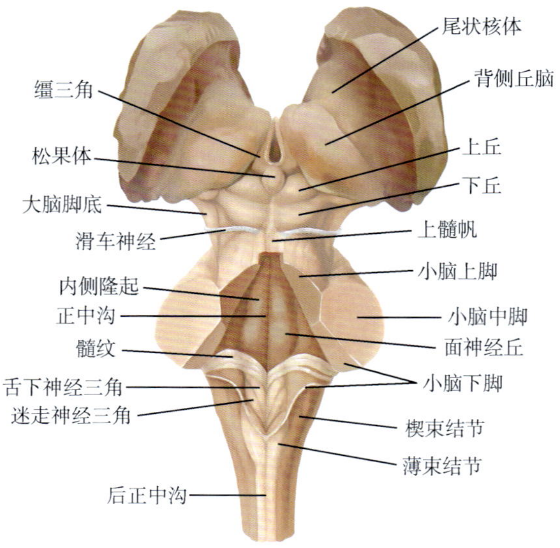


图11-6 脑干（背侧面）

（1）脑干外形 在脑干腹侧面，延髓的前正中裂两旁有一对纵行隆起，称锥体（pyramid）；脑桥的腹侧面是宽阔的隆起，称为基底部，基底部向两侧逐渐缩细形成小脑中脚；中脑的腹侧面有一对柱状结构，称为大脑脚。大脑脚、基底部和锥体内含有从大脑皮质下行到脊髓前角的运动神经纤维，即锥体束，其大部分纤维在锥体下端左右交叉，形成锥体交叉。

中脑的背面有两对丘形隆起，称为四叠体，上方的一对为上丘，下方的一对为下丘。中脑内的管腔为中脑水管，与上方的第三脑室和下方的第四脑室相通（图11-7）。延髓的背面，其下部与脊髓相似，在其上部中央管开放为第四脑室，第四脑室向上通中脑水管，向下通脊髓中央管。延髓与脑桥背面共同形成宽大的第四脑室底，第四脑室中部有横行的髓纹作为脑桥和延髓的分界。

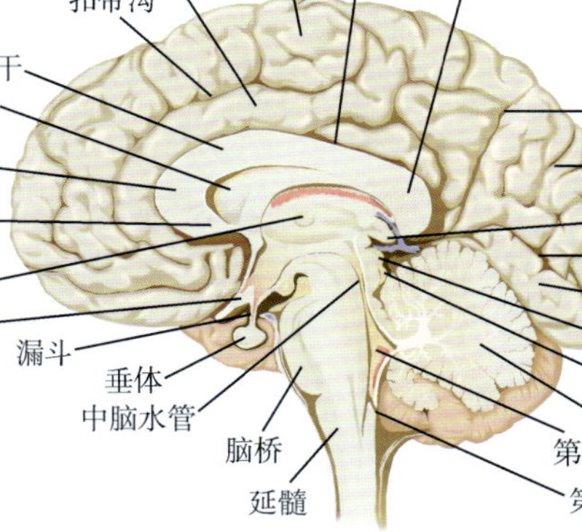


图11-7 脑的正中矢状切面

12对脑神经中，除嗅神经和视神经外，其余10对均与脑干相连。

（2）脑干的内部结构 脑干是由灰质、白质和网状结构构成。脑干内灰质、白质的界线不像脊髓那么明显。

脑干的灰质为不连续的柱状或分散团块状，形成各种脑神经核和传导中继核。与脑神经有关的脑神经核靠近第四脑室底，由外向内为躯体感觉核、内脏感觉核、内脏运动核和躯体运动核。脑干中有许多重要的神经中枢，如心血管中枢、呼吸中枢和吞咽中枢等。与上、下行的传导束有关联的传导中继核具有特定的功能或在传导通路中起中继作用。例如，延髓内的薄束核和楔束核为薄束和楔束的中继核，上丘灰质层与下丘核分别为视觉与听觉的反射中枢，中脑内的红核和黑质对调节骨骼肌的张力有重要作用。

脑干的白质主要由上行、下行的传导束组成，多位于脑干的腹侧与外侧。上行传导束（如脊髓丘脑束、内侧丘系）将感觉神经冲动自脊髓向上传至脑干、小脑和大脑皮质；下行传导束（如锥体束）将大脑皮质的运动冲动下传至脊髓。

脑干的网状结构位于脑干的中央部，由很多纵横交错的神经纤维和散在的神经核团共同构成，与中枢神经系统各部有着广泛的联系。网状结构的功能十分复杂，主要包括通过上行激活系统的作用维持大脑皮质的觉醒状态、通过下行调节系统调节骨骼肌的张力及运动，以及调节呼吸、心血管运动等内脏活动。

考点：脑干内的脑神经核，神经中枢与主要的上、下行传导束

**2. 间脑** 位于中脑上方，两大脑半球之间，上部被大脑半球覆盖，外侧与大脑半球实质愈合，界线不清，仅有前下部及后方小部分游离。

考点：间脑的位置及主要分部

间脑可分为背侧丘脑、后丘脑、上丘脑、下丘脑和底丘脑5部分。两侧间脑之间的腔隙称第三脑室。

（1）背侧丘脑 又称丘脑，由两个卵圆形的灰质块借丘脑间黏合连接而成。其内部被Y形的白质板分隔为3部分：前核群——与内脏活动有关；内侧核群——对维持大脑皮质兴奋状态有重要作用；外侧核群——是感觉传导的中继核。

（2）后丘脑 在丘脑枕的后下方，由两个小团块组成，偏外侧的是外侧膝状体，是视觉的皮层下中枢，内侧的是内侧膝状体，是听觉的皮层下中枢。

（3）上丘脑　位于第三脑室顶部周围，主要有丘脑髓纹、缰三角和松果体等结构（图11-6）。

（4）下丘脑　位于背侧丘脑下方，构成第三脑室的下壁和侧壁的下部。从脑底由前向后可见视交叉、灰结节和乳头体（一对卵圆形突起）。灰结节向下以漏斗与垂体相连，垂体是重要的内分泌腺。下丘脑内含有多个核团，其神经元联系广泛，有些神经元不仅能接受神经冲动，而且还可接收血液和脑脊液的理化信息。另外，还有部分神经元有合成激素的功能。

下丘脑与大脑边缘叶共同调节内脏活动，其内有体温调节、水盐代谢等中枢，还与睡眠和情绪反应有关。

（5）底丘脑　位于间脑和中脑被盖的过渡区，内含底丘脑核。

第三脑室是位于两侧背侧丘脑和下丘脑之间的狭窄矢状裂隙。其前方借两室间孔与两侧大脑半球的侧脑室相通，后方借中脑水管与第四脑室相通，顶由第三脑室脉络组织封闭，底由下丘脑组成。

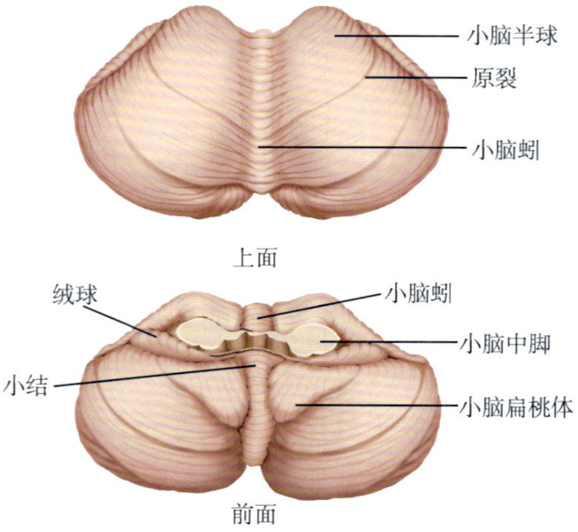

图11-8　小脑外形

**3. 小脑**　位于颅后窝，延髓和脑桥的背侧。两侧膨隆的部分称为小脑半球，中间较窄的部分称为小脑蚓（图11-8）。小脑表面为灰质，称为小脑皮质；皮质的深部是白质，白质内藏有灰质核团。小脑通过一些纤维束与脑干相连，并进一步与大脑、脊髓发生联系。

根据发生、结构联系和功能特点，可将小脑分为3叶：绒球小结叶（古小脑），与身体平衡功能有关；前叶（旧小脑），与肌张力调节有关；后叶（新小脑），对大脑皮质所控制的随意运动起协调作用。

考点：小脑的位置及功能

**4. 端脑**　又称大脑，由左、右大脑半球借胼胝体连接而成，是脑的最高级部分。人类的端脑是在长期进化过程中发展起来的思维和意识的器官。大脑皮质约占全脑重的40%，总表面积约2200cm$^2$。大脑皮质在功能上有一定分工，可以定位。

（1）大脑半球的外形和分叶　左、右大脑半球都有3个面，即膨隆的背外侧面、垂直的内侧面和凹凸不平的底面。半球内的腔隙称为侧脑室，借室间孔与第三脑室相通。半球表面凹凸，布满深浅不同的沟和裂，沟裂之间的隆起部分称为脑回。每侧半球借外侧沟、中央沟和顶枕沟3条沟分为5个叶：中央沟前方的额叶、中央沟与顶枕沟之间的顶叶、顶枕沟后方的枕叶、外侧沟下方的颞叶和隐于外侧沟深处的岛叶（图11-9）。

考点：大脑半球的外形和分叶

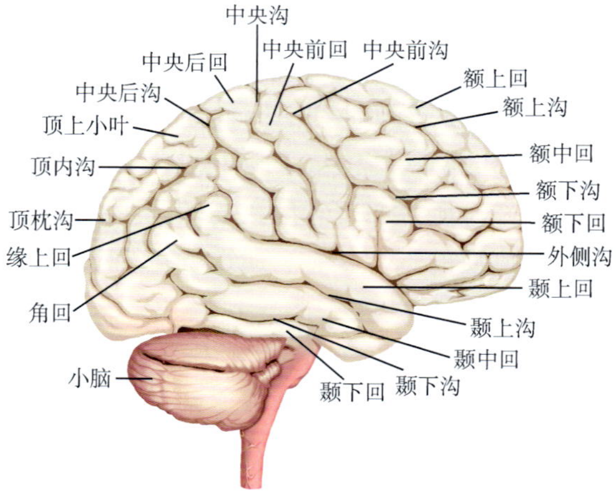

图11-9　大脑半球外侧面

（2）大脑半球的内部结构　被覆在大脑半球表面的灰质称为大脑皮质，是神经元胞体集中的地方。这些神经元在皮质中的分布具有严格的层次，内侧面的古皮质分化简单，一般只有3层，即分子层、锥体细胞层和多形细胞层；外侧面的新皮质分化程度较高，有6层，即分子层、外颗粒层、外锥体细胞层、内颗粒层、内锥体细胞层和多形细胞层。

**链接**　阿尔茨海默病

阿尔茨海默病又称老年性痴呆，属病因未明、进行性、退行性、致死性脑疾病。有痴呆家族史者患病率为普通人群的3倍。本病多于老年期发病，起病隐匿，病程缓慢且不可逆，临床表现为认知和记忆功能不断缺失，日常生活能力进行性减退，并伴有多种神经精神症状和行为障碍。病理改变主要为大脑皮质弥漫性萎缩，沟回增宽，脑室扩大，神经元大量减少，并可见老年斑、神经原纤维缠结等病变，胆碱乙酰化酶及乙酰胆碱含量显著减少。

---

在大脑的基底部，包埋于大脑半球髓质中的4个灰质块总称为基底核或基底神经节，主要包括尾状核、豆状核、屏状核和杏仁体（图11-10）。豆状核和尾状核合称为纹状体。尾状核弯曲如马蹄铁形环绕豆状核和背侧丘脑，头部较大，尾部较细、连接杏仁体；豆状核位于尾状核和丘脑的外侧，分为苍白球和壳（核）。苍白球又称为旧纹状体，尾状核和壳合称为新纹状体。纹状体是锥体外系的重要组成部分，其主要功能是调节骨骼肌的张力以及协调肌群的运动。杏仁体属于边缘系统，与内分泌、内脏活动及行为有关。

**考点：**基底核的组成及功能

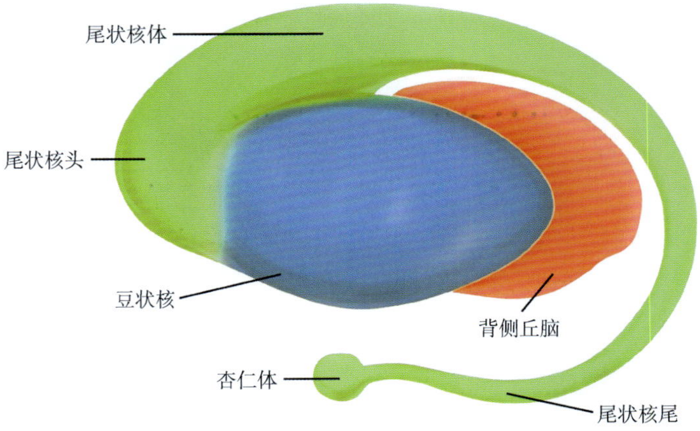


**图11-10　基底核**

髓质在大脑皮质的深面，由大量神经纤维组成，其中包括半球内的回与回之间、叶与叶之间（联络纤维）和两半球之间（连合纤维），以及皮质与皮质下各级脑区之间的上、下联系（投射纤维）的神经纤维。其中，胼胝体在两半球间的底部，是联系左、右半球的横行连合纤维；内囊是位于丘脑、尾状核与豆状核之间的上、下行纤维，内含皮质脊髓束、皮质延髓束、丘脑皮质束以及视觉、听觉传导束等。

**考点：**内囊的位置、通过的主要传导束

## （二）脑神经

一端与脑相连的周围神经称为脑神经，共有12对，以罗马数字为序，主要分布于头面部：Ⅰ嗅神经、Ⅱ视神经、Ⅲ动眼神经、Ⅳ滑车神经、Ⅴ三叉神经、Ⅵ展神经、Ⅶ面神经、Ⅷ前庭蜗神经、Ⅸ舌咽神经、Ⅹ迷走神经、Ⅺ副神经、Ⅻ舌下神经。

构成脑神经的纤维成分有4种。脑神经的运动纤维，由脑干内的脑神经运动核发出的轴突构成。躯体运动神经来自脑干内躯体运动神经核，支配头颈部骨骼肌；内脏运动神经来自脑干内的内脏运动神经核，属副交感节前纤维，在副交感神经节内换神经元后，节后纤维支配平滑肌、心肌和腺体。感觉纤维包含躯体感觉纤维和内脏感觉纤维，均由脑神经节内的感觉神经元的周围支构成，其中央支与脑干内的脑神经感觉核相连。在12对脑神经中，每对脑神经所含纤维种类有1～4种不等。第Ⅰ、Ⅱ、Ⅷ对脑神经是感觉神经；第Ⅲ、Ⅳ、Ⅵ、Ⅺ、Ⅻ对脑神经是运动神经；第Ⅴ、Ⅶ、Ⅸ、Ⅹ对脑神经是混合神经。其中第Ⅹ对脑神经迷走神经，还分布到胸、腹腔脏器中。

**考点：**脑神经的名称与性质

### （三）脑脊髓被膜、脑室、脑脊液及脑屏障

**1. 脑脊髓被膜** 脑和脊髓的被膜共有3层，由外向内分别称为硬膜、蛛网膜和软膜，它们具有保护、支持及营养脑和脊髓的功能。硬膜厚而坚韧，可保护脑和脊髓，并防止细菌的入侵。蛛网膜由很薄的结缔组织构成，是一层无血管的透明薄膜。蛛网膜在颅顶部上矢状窦两旁形成颗粒状突起并伸入硬脑膜静脉窦内，称为蛛网膜颗粒。蛛网膜与软膜间的腔隙，称为蛛网膜下隙（图11-11）。脑脊液主要经蛛网膜颗粒回到硬脑膜静脉窦内而进入血液循环。软膜很薄，具有丰富的血管，紧贴在脑脊髓的表面。在脑室的某些部位，软脑膜、毛细血管和室管膜上皮共同突入脑室内形成脉络丛，是产生脑脊液的主要结构。

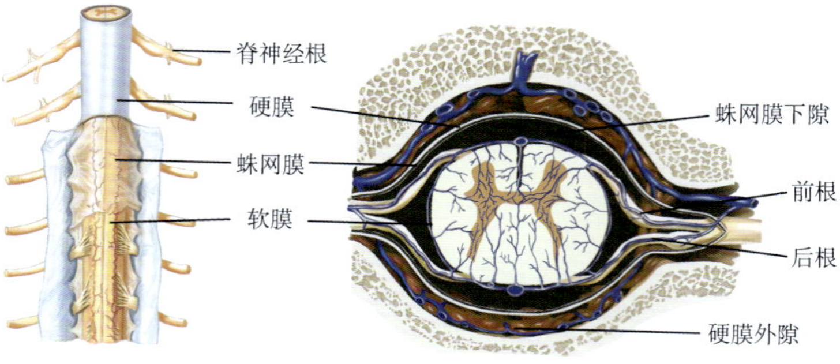


图11-11 脊髓被膜

考点：脑和脊髓的3层被膜，蛛网膜下隙

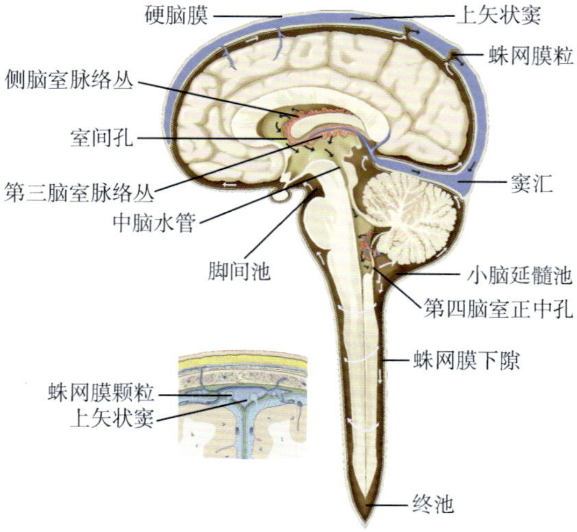


图11-12 脑脊液循环

**2. 脑室** 是脑内的腔隙，其中充满脑脊液。脑室包括：侧脑室，位于大脑半球内，左、右各一；第三脑室，位于间脑内；中脑水管，位于中脑；第四脑室，位于延髓、脑桥背面和小脑之间。各脑室互相连通。侧脑室以室间孔与第三脑室相通，第三脑室以中脑水管通第四脑室，第四脑室有三个孔（正中孔与两旁的外侧孔）与小脑延髓池相通（蛛网膜下隙），同时，第四脑室向下续脊髓中央管（图11-12）。

**3. 脑脊液** 是无色透明的液体，在成人约150ml，每天约生成800ml，可见脑脊液更新速度较快，存在生成和吸收入血的循环过程。脑脊液充满于蛛网膜下隙、脑室和脊髓中央管内，形成脑和脊髓的水垫，可缓冲震动、分散压力；还作为脑与血液之间进行物质交换的中介，并可调整颅内压等，对脑和脊髓有营养和保护作用。

由侧脑室产生的脑脊液，经左、右室间孔流入第三脑室，与第三脑室产生的脑脊液汇合经中脑水管流入第四脑室，再汇合第四脑室的脑脊液一起经正中孔和两个外侧孔流入蛛网膜下隙，再由蛛网膜颗粒渗入硬膜窦，回归静脉。

考点：脑脊液的产生、循环途径及生理意义

**4. 脑屏障** 在毛细血管与脑组织周围间隙和脑脊液之间存在着一种对物质交换起屏障作用的结构，称为脑屏障，它能选择性地让某些物质透过，而另一些物质却不易透过。脑屏障对脑起保护作用。

脑屏障可分成3部分：血脑屏障、血-脑脊液屏障及脑脊液-脑屏障。血液和脑脊液之间存在物质转运的限制，仿佛存在某种特殊的屏障，称为血-脑脊液屏障。血-脑脊液屏障的物质基础是无孔的毛细血管和脉络丛细胞中运输各种物质的特殊载体系统。脑脊液中蛋白质的含量极微，与血浆相比葡萄

糖、$K^+$、$HCO_3^-$和$Ca^{2+}$含量低，但$Na^+$和$Mg^{2+}$含量高，可见血液和脑脊液之间的物质转运是主动过程。类似地，血液与脑组织之间也存在血脑屏障（blood-brain barrier，BBB）。血脑屏障允许葡萄糖、氨基酸以及$O_2$、$CO_2$等脂溶性物质透入脑组织中，而延缓或阻挡另一些物质透入脑组织。毛细血管紧密连接的内皮细胞、基膜和星形胶质细胞的血管周足等结构可能是血脑屏障的形态学基础。血脑屏障和血-脑脊液屏障的存在，对于保持神经元周围稳定的化学环境和防止血液中有害物质侵入脑内、扰乱脑内神经元的正常功能活动具有重要的生理意义。脑脊液-脑屏障位于脑室和蛛网膜下隙的脑脊液与脑和脊髓的神经细胞之间，结构基础是室管膜上皮、软脑膜和软膜下的神经胶质细胞，其不能有效阻止大分子物质通过，屏障作用低。

**考点：**脑屏障的组成及生理意义

# 第2节 神经元和反射活动的一般规律

## 一、神经元和神经胶质细胞的功能

神经组织是构成人体神经系统的主要成分，是一种高度分化的组织，由神经元和神经胶质细胞组成。神经元即神经细胞，是神经系统的基本结构和功能单位。神经胶质细胞是神经组织中的辅助成分。

**1. 神经元的基本结构与功能** 人类中枢神经系统中约含1000亿（$10^{11}$）个神经元，其形态和大小不一，胞体直径为4～150μm。神经元的基本功能是接受、整合和传导冲动。下丘脑等处的某些神经元还能够合成和分泌激素。

尽管神经元的形态不一，但其结构大致可分为胞体和突起两部分。细胞体呈圆形或多角形，中央有一个大而圆的细胞核，核中间含有一个明显的核仁。胞体是神经元的营养和代谢中心。突起由细胞体向外突出，分为树突和轴突两种（图11-13）。每个神经元可有1个或多个树突。树突分支多而短，呈树枝状，其功能主要是接受刺激，将神经冲动传至胞体。轴突由胞体轴丘发出，直径均一，细长光滑，有时有分支垂直分出，末端分支较多，称轴突末梢，其功能是将神经冲动由胞体传递到其他神经元或效应细胞。每个神经元只有1个轴突。各种神经元的轴突长短不一，短者仅数微米，长者可达1m以上。

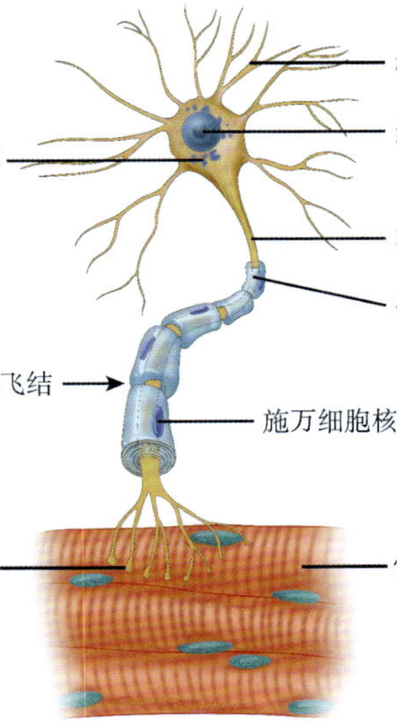


图11-13 神经元结构

**考点：**神经元的基本结构与功能

**2. 神经元的分类** 神经元的分类方法很多，常以神经元的突起数目、功能等进行分类。

根据形态结构可将神经元分为3类（图11-14）：①假单极神经元，从胞体伸出一个突起，很快呈T形分为两支，一支伸向外周的感受器，称周围突；一支伸入脑脊髓称中枢突。周围突接受刺激，中枢突传出冲动。②双极神经元，从胞体相对两端各伸出一突起，一个为轴突，一个为树突。③多极神经元，具有一支轴突和多支树突，此类神经元分布很广。

根据神经元在神经活动中所处的位置和功能的不同，可将神经元分为3种：①感觉神经元，又称传入神经元，多为假单极神经元，将感受器所获得的神经冲动传入中枢，胞体位于神经节内（如脊神经节）。②运动神经元，又称传出神经元，一般为多极神经元，将神经冲动从中枢传到效应器（肌肉或腺体），胞体主要位于中枢神经内。③联络神经元，即中间神经元，主要为多极神经元，是中枢神经内位于感觉神经元和运动神经元之间起联络作用的神经元。三类神经元与感受器和效应器共同构成反射弧，完成反射活动。人体的中间神经元占神经元总数的99%以上。

此外，神经元还可按引起后继单位兴奋还是抑制而分为兴奋性神经元和抑制性神经元。

考点：神经元的分类

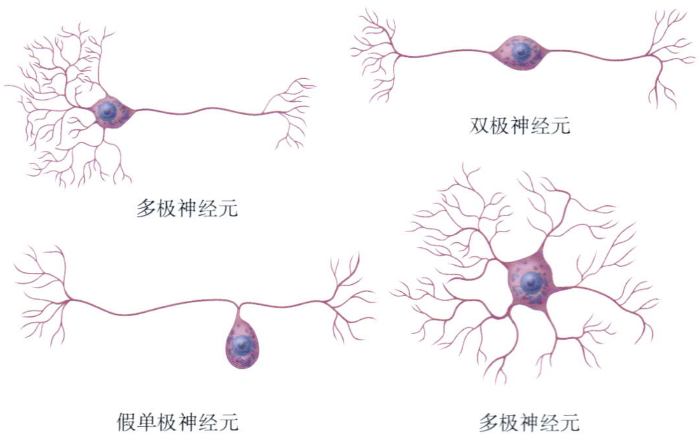


图11-14 神经元类型

**3. 神经纤维的兴奋传导** 神经纤维是由轴突或长树突（二者统称轴索）外包神经胶质细胞所组成，可分为有髓神经纤维和无髓神经纤维两种。周围神经系统有髓神经纤维的轴突被施万细胞多层包裹成髓鞘，每个髓鞘节段长50～1000μm，而郎飞结长约1μm（图11-13）。中枢神经系统有髓神经纤维的髓鞘由少突胶质细胞形成。

无髓神经纤维并非绝对无髓鞘，而是一条至多条轴突被一个施万细胞所单层包裹。施万细胞与轴突间有15nm的间隔，轴突与细胞外液相通。

神经纤维的基本功能是传导兴奋，即传导动作电位，亦即传导神经冲动。神经冲动是指沿神经纤维传导着的兴奋（动作电位）。兴奋在神经纤维上的传导是依靠局部电流的跳跃式或连续传导而完成的。

神经纤维在传导兴奋时具有以下特征。

（1）生理完整性 神经冲动沿神经纤维的正常传导，要求神经纤维在结构和功能上保持完整性。如果神经纤维被损伤、麻醉或低温处理而破坏了完整性，则会造成传导阻滞。

（2）绝缘性 每条神经内包含有许多条神经纤维，但每条神经纤维在传导神经冲动时，各自传导，互不干扰，这样就保证了神经调节的准确性。这是因为局部电流主要在一条神经纤维上构成回路，加上各纤维之间存在着神经胶质细胞和结缔组织的缘故。

（3）双向传导 在实验条件下，刺激神经纤维的任何一点所产生的动作电位都可沿神经纤维向胞体和末梢两端传导。但是在体内自然条件下，神经纤维只作单向传导，如从树突的末梢传向胞体，由胞体传向轴突末梢。

（4）相对不疲劳性 神经纤维传导神经冲动时耗能极少，因此神经纤维的兴奋传导不易发生疲劳。实验证明，用每秒50～100次的电刺激连续刺激神经纤维9～12h，神经纤维始终保持传导能力。

神经纤维还具有轴浆运输功能和对所支配的组织产生营养性作用。反过来，神经所支配的组织和星形胶质细胞也能产生支持神经元的神经营养性因子。

考点：神经纤维的分类和功能特征

**4. 神经胶质细胞** 神经系统中，除神经元外，还有大量的神经胶质细胞。它们一般比神经细胞小，其数量为神经元数量的10～50倍。神经胶质细胞包括周围神经系统中的施万细胞、卫星细胞和中枢神经系统中的星形胶质细胞、少突胶质细胞、小胶质细胞和室管膜细胞等。它们具有分裂和增殖能力，填充于神经元之间，对神经元起到支持、绝缘、营养、保护及修复再生等作用。

## 二、神经元之间的功能联系

神经元与神经元之间在结构上虽没有原生质直接沟通，但在功能上通过不同形式的联系可以传递信息。神经元之间的联系方式包括经典的化学性突触传递、电突触传递和非突触性化学传递等（图11-15）。

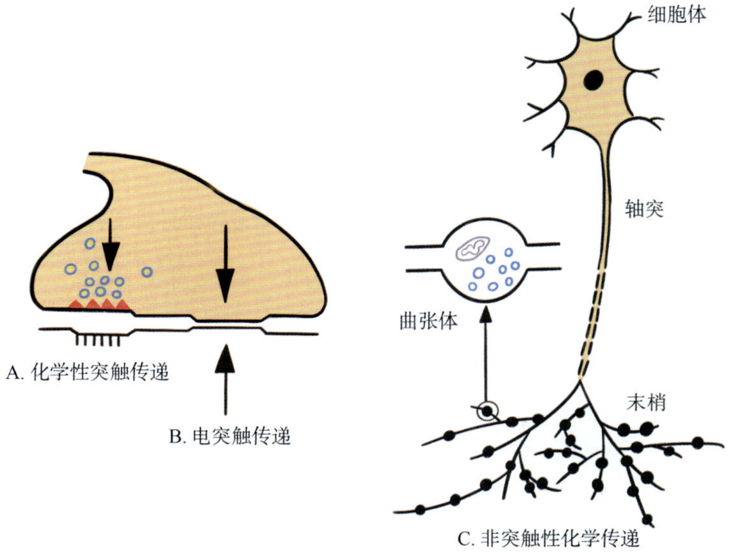


图11-15　神经元之间的功能联系

电突触传递常为树-树突触，间隙2～3nm，缝隙连接为其基础；可双向传递，不存在潜伏期。电突触传递的功能可能是促进不同神经元产生同步性放电并同步化活动。

非突触性化学传递常见于自主神经支配内脏活动。神经纤维末梢上串珠状的曲张体释放的递质，通过扩散可以作用于400nm，甚至几十微米外的许多靶细胞。目前已明确，这种传递方式也存在于中枢神经系统内。

神经元之间的联系方式中最重要、最基本的联系方式是化学性突触传递，简称突触传递。

### （一）突触的结构和分类

突触是指神经元与神经元之间以及神经元与效应器细胞之间相互接触并传递信息的部位。在电镜下观察到突触由突触前膜、突触间隙和突触后膜3部分构成（图11-16）。一个神经元的轴突末梢形成许多分支，每个分支末端膨大形成突触小体。突触小体的轴浆内有较多的线粒体和大量的含高浓度递质的突触小泡（或称囊泡）。突触小体贴附于另一个神经元胞体、轴突或树突表面的膜称为突触前膜；与突触前膜相对应的另一个神经元的膜称为突触后膜。突触前、后膜之间有20～40nm的间隙，称为突触间隙。

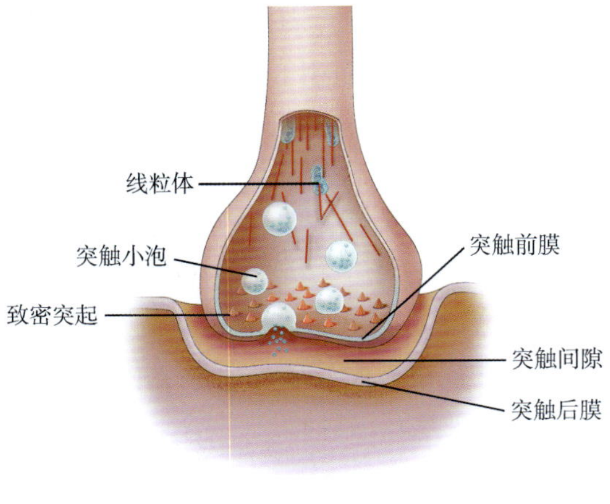


图11-16　突触结构

根据神经元之间接触部位的不同，突触可分为很多种，最常见的是轴突-胞体式突触（轴-体突触）、轴突-树突式突触（轴-树突触）、轴突-轴突式突触（轴-轴突

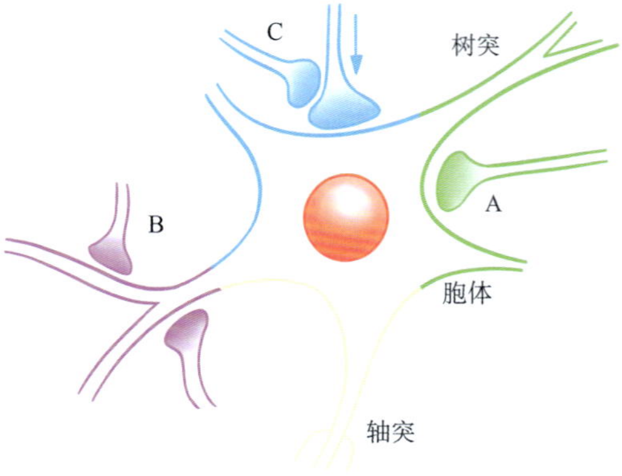


**图11-17　突触类型**

A. 轴-体突触；B. 轴-树突触；C. 轴-轴突触

触）3类（图11-17）。按对突触后神经元功能活动的影响不同，突触可分为兴奋性突触和抑制性突触。

**考点：** 突触的概念及结构

### （二）突触传递的基本过程

突触传递过程与神经-骨骼肌接头传递过程相类似。当神经冲动到达轴突末梢时，引起突触前膜去极化，使膜上$Ca^{2+}$通道开放，于是$Ca^{2+}$内流进入突触小体，促使突触小泡向突触前膜移动。通过出胞作用将突触小泡内的递质释放到突触间隙中。递质通过扩散与突触后膜上的特异性受体相结合，改变突触后膜对一些离子的通透性，引起离子的跨膜流动，使突触后膜的电位发生变化，产生兴奋性或抑制性突触后电位，从而引起突触后神经元的兴奋或抑制。

如果突触小泡释放的是兴奋性递质，它与突触后膜上的特异性受体结合后，提高了突触后膜对$Na^+$、$K^+$，特别是$Na^+$的通透性，促使$Na^+$内流，从而引起局部去极化，称为兴奋性突触后电位（excitatory post synaptic potential，EPSP）。如果突触小泡释放的是抑制性递质，与突触后膜受体结合后，提高突触后膜对$K^+$、$Cl^-$，尤其是$Cl^-$的通透性，促使$Cl^-$内流，从而引起局部超极化，称为抑制性突触后电位（inhibitory post synaptic potential，IPSP）。

一个神经元上可能有许多突触，如一个脊髓前角运动神经元上有2000个突触，而一个大脑皮质神经元更可高达30 000个。EPSP和IPSP都属于局部电位，同时活动的突触产生的EPSP和IPSP会在突触后膜上发生整合效应。当EPSP占优势，并且总代数和去极化幅度增大达到突触后神经元阈电位水平时，则在轴突的始段产生动作电位，进而扩布到整个神经元，即沿轴突扩布至末梢以及逆向传到胞体（完成对细胞膜的刷新）。若EPSP不能达到阈电位水平，虽不能引起动作电位，但可提高突触后神经元的兴奋性，使之容易产生动作电位。反之，IPSP占优势时，它使突触后神经元不易产生动作电位而呈现抑制效应。

**考点：** 突触传递的基本过程

### （三）突触传递的抑制现象

中枢神经系统内的反射活动包括兴奋和抑制两个基本过程。两者保持对立统一关系，由此维持反射活动的协调。中枢抑制主要通过突触抑制实现，根据其产生机制的不同，一般将其分为突触后抑制和突触前抑制。

**1. 突触后抑制**　是指发生在突触后膜上的超极化抑制，由抑制性中间神经元的活动引起。当一个神经元兴奋时，也引起抑制性中间神经元兴奋，其末梢释放抑制性递质，使突触后膜产生IPSP，即出现超极化，从而引起突触后神经元抑制。突触后抑制有传入侧支性抑制和回返性抑制两种形式（图11-18）。

**2. 突触前抑制**　是指发生在突触前膜上的去极化抑制，主要是通过轴-轴突触活动来完成的。兴奋性神经元的突触前膜，在另一个中间神经元的轴突末梢影响下，即通过轴-轴突触的活动，发生了去极化，使随之传来突触前膜的动作电位幅度变小，而使递质的释放量减少，使突触后神经元产生的EPSP的幅值亦减小，突触后神经元不易或不能发生兴奋，而呈现抑制效应（图11-19）。突触前抑制在中枢广泛存在，尤其多见于感觉传入途径中，对调节感觉传入活动具有重要作用。相应地，也存在突触前易化现象。

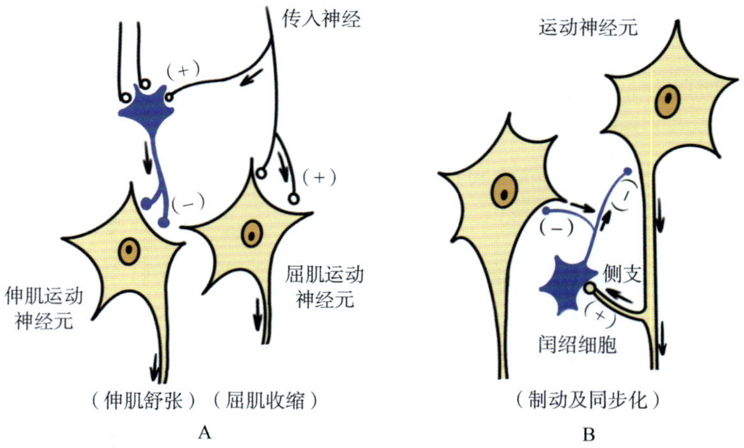


**图 11-18** 两类突触后抑制

A. 传入侧支性抑制；B. 回返性抑制（蓝色神经元代表抑制性中间神经元）

（+）兴奋（-）抑制

### （四）突触传递的特征

兴奋通过突触的传递明显不同于神经纤维上的冲动传导，这是突触本身的结构和化学递质的参与等因素所决定的。突触传递的特征主要表现在以下几方面。

**1. 单向传递** 在突触传递过程中，只有突触前膜能释放神经递质，因此兴奋只能由突触前神经元向突触后神经元传递，而不能逆传。

**2. 突触延搁** 在突触传递过程中，突触前膜释放递质、递质扩散及发挥作用等环节均需消耗较长时间，故称为突触延搁。兴奋通过一个单突触所用时间为0.3～0.5ms。反射过程中通过的突触越多，突触延搁所消耗的时间就越长，反射时间就越长。

**3. 总和** 在中枢内，由单根传入纤维的单一冲动所引起的EPSP较小，不足以使突触后神经元产生动作电位及引起反射传出效应。但EPSP作为一种局部电位，可以发生总和现象，IPSP亦然。总和现象可分为空间性总和及时间性总和两种。聚合式联系是产生空间性总和的结构基础。总和的结果是突触后神经元的兴奋性提高而使之容易产生兴奋（称为易化），一旦去极化达到阈电位则爆发动作电位。

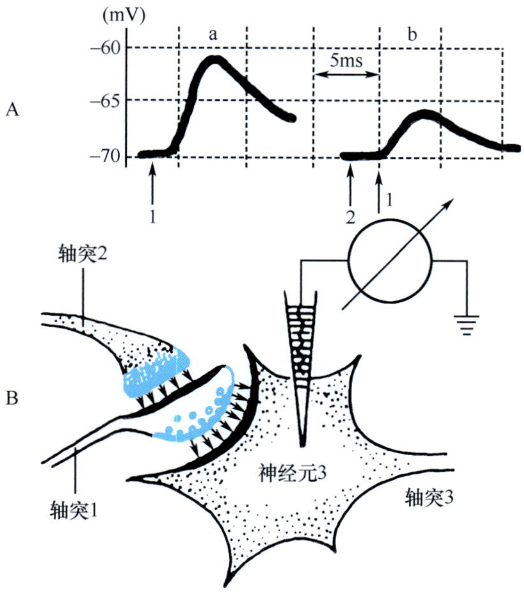


**图 11-19** 突触前抑制的发生

A. 神经元3的突触电位变化；B. 产生突触前抑制的结构及实验装置；

1. 表示刺激轴突1；2. 表示刺激轴突2；a. 只刺激轴突1；b. 先刺激轴突2，后立即刺激轴突1

**4. 兴奋节律的改变** 在反射活动中，传出神经（突触后神经元）和传入神经（突触前神经元）的冲动频率往往不同，这是因为传出神经元的冲动频率不但取决于传入冲动的节律，还取决于中间神经元和传出神经元的功能状态。

**5. 对内环境变化的敏感和易疲劳性** 突触传递是一个电-化学-电的过程。因此突触部位最容易受内环境变化的影响，如缺$O_2$、$CO_2$过多、酸性代谢产物和某些药物等都可影响递质的释放或递质与受体的结合，从而影响突触的传递。另外，突触部位也是反射弧中最容易疲劳的环节，疲劳的产生可能与突触前膜内递质的耗竭有关。

## 三、神经递质与受体

突触传递过程必须有神经递质的参与。神经递质（neurotransmitter）是指由突触前神经元合成并在神经末梢所释放的，作为传递信息的媒介对突触后膜起作用的物质。

按神经递质产生部位的不同，分为外周神经递质和中枢神经递质两大类。

### （一）外周神经递质

**1. 乙酰胆碱** 交感神经和副交感神经节前纤维、副交感神经节后纤维、交感神经节后纤维中的一部分（支配汗腺和骨骼肌血管的节后纤维）及躯体运动神经纤维末梢释放乙酰胆碱（acetylcholine，ACh）作为递质。凡末梢释放乙酰胆碱作为递质的神经纤维称为胆碱能纤维。

**2. 去甲肾上腺素** 除支配汗腺的交感神经节后纤维和支配骨骼肌血管的交感舒血管神经纤维外，大部分交感神经节后纤维末梢释放的递质均为去甲肾上腺素（noradrenaline，NA或norepinephrine，NE）。凡末梢释放去甲肾上腺素作为递质的神经纤维称为肾上腺素能纤维。

在胃肠中还发现了以释放嘌呤类或肽类物质为递质的神经纤维，称为嘌呤能神经纤维或肽能神经纤维。

### （二）中枢神经递质

中枢神经递质种类较多，主要可分为4类。

**1. 乙酰胆碱** 在中枢内分布很广，是很重要的递质。脊髓前角的闰绍细胞、丘脑后部腹侧的特异感觉投射神经元、脑干网状结构上行激动系统的各级神经元、纹状体和边缘系统内某些神经元均以乙酰胆碱为中枢递质。

**2. 单胺类** 单胺类递质包括多巴胺、去甲肾上腺素、肾上腺素和5-羟色胺。多巴胺主要由中脑的黑质合成，组成黑质-纹状体多巴胺递质系统，其功能被破坏是出现帕金森病的主要原因。去甲肾上腺素递质系统的神经元主要位于低位脑干的网状结构内，其功能与觉醒、睡眠、情绪活动有关。5-羟色胺递质系统主要位于低位脑干的中缝核内，其功能与觉醒、睡眠及内脏活动调节有关。

**3. 氨基酸类** 中枢神经系统内一部分氨基酸是神经递质。其中，谷氨酸主要分布于大脑皮质和感觉传入系统，是兴奋性递质；γ-氨基丁酸、甘氨酸在脊髓、小脑和大脑皮质均有分布，是抑制性递质。

**4. 肽类** 肽类递质主要有P物质、内啡肽、脑啡肽、强啡肽及下丘脑调节性多肽等，不仅分布于神经组织中，也分布于其他组织中，其功能十分复杂。

近年来研究发现，中枢内还有一些物质也可能属于神经递质。例如，一氧化氮具有许多神经递质的特性。某些神经元含有一氧化氮合成酶，可使精氨酸生成一氧化氮。生成的一氧化氮可扩散到另一个神经元中，起到在神经元之间传递信息的作用。此外，组胺、一氧化碳也可能是脑内的神经递质。

**考点：** 神经递质的分类

### （三）受体

受体是指细胞膜或细胞内能与某些化学物质（如递质、激素等）发生特异性结合并诱发生物效应的特殊生物分子。

**1. 胆碱能受体** 能与乙酰胆碱结合发挥生理效应的受体称为胆碱能受体。根据其药理特性，胆碱能受体又可分为毒蕈碱受体和烟碱受体。

（1）毒蕈碱受体 主要存在于大多数副交感神经节后纤维和少数交感神经节后纤维所支配的效应细胞膜上，能与毒蕈碱结合，产生与乙酰胆碱结合时相似的效应，故称为毒蕈碱受体（muscarinic receptor，M受体）。这类受体兴奋时产生的效应称为毒蕈碱样作用（M样作用）。M型受体可分为$M_1$、$M_2$、$M_3$等亚型。阿托品是M受体阻滞剂，它能和M型受体结合，从而阻滞乙酰胆碱的M样作用。

（2）烟碱受体 主要存在于交感和副交感神经节神经元的突触后膜及骨骼肌终板膜上，能与烟碱结合，产生与乙酰胆碱结合时相似的效应，故称为烟碱受体（nicotinic receptor，N受体）。这类受体兴奋时产生的效应称为烟碱样作用（N样作用）。N受体可分为$N_1$和$N_2$两种亚型。$N_1$受体分布于自主神经节神经元突触后膜上，$N_2$受体分布于骨骼肌终板膜上，二者都是化学门控通道。筒毒能阻滞$N_1$和$N_2$受体的作用，六烃季铵主要阻滞$N_1$受体的作用，十烃季铵主要阻滞$N_2$受体的作用。

**2. 肾上腺素受体** 能与儿茶酚胺类物质（包括肾上腺素、去甲肾上腺素）相结合发挥生理作用的受体称为肾上腺素受体，主要分为α和β两类。

（1）α型肾上腺素受体（简称α受体） 又能再分为$\alpha_1$和$\alpha_2$受体两种亚型。儿茶酚胺与α受体结合后产生的平滑肌效应以兴奋为主，如血管收缩、子宫收缩、扩瞳肌收缩等。但也有抑制作用，如引起小肠舒张。酚妥拉明是α受体的阻滞剂。

（2）β型肾上腺素受体（简称β受体） 又可分为$\beta_1$、$\beta_2$和$\beta_3$三种亚型。$\beta_1$受体主要分布于心肌，其作用是兴奋性的；$\beta_2$受体分布于支气管、胃、肠、子宫及许多血管平滑肌细胞上，作用是抑制性的，即促使这些平滑肌舒张；$\beta_3$受体主要分布于脂肪组织，与脂肪分解有关。普萘洛尔（propranolol，心得安）是重要的β受体阻滞剂，阿替洛尔（atenolol，氨酰心宁）是$\beta_1$受体阻滞剂，丁氧胺（butoxamine）是$\beta_2$受体阻滞剂。

肾上腺素受体不仅对交感神经末梢释放的递质起反应，对肾上腺髓质分泌入血的肾上腺素和去甲肾上腺素及进入体内的儿茶酚胺类药物也起反应。

体内自主神经系统中胆碱能、肾上腺素受体的分布及效应，见表11-1。

**3. 突触前受体** 受体不仅存在于突触后膜，在突触前膜上也存在，称为突触前受体（presynaptic receptor），其作用是调节神经末梢递质的释放。例如，肾上腺素能纤维末梢的突触前膜存在α受体（为$\alpha_2$型受体），当末梢释放的去甲肾上腺素超过一定量时，则能与之相结合，反馈抑制末梢合成和释放去甲肾上腺素。

**4. 中枢递质的受体** 中枢神经递质种类繁多，相应的受体也很多。除胆碱能受体和肾上腺素受体外，还有多巴胺受体（分为$D_1$～$D_5$五个亚型）、5-羟色胺受体（主要有5-$HT_1$～5-$HT_7$七种亚型）、γ-氨基丁酸受体（分为$GABA_A$、$GABA_B$两个亚型）、甘氨酸受体、阿片受体（分为μ、δ、κ、σ等亚型）、组胺受体（分为$H_1$和$H_2$两个亚型）及腺苷受体等。

表11-1 体内自主神经系统中胆碱能受体和肾上腺素受体的分布及效应

| 效应器官 | | 交感神经 | | | 副交感神经 | | |
|---|---|---|---|---|---|---|---|
| | | 递质 | 受体 | 作用 | 递质 | 受体 | 作用 |
| 循环 | 窦房结 | NE | $\beta_1$ | 心率加快 | ACh | M | 心率减慢 |
| | 房室传导系统 | NE | $\beta_1$ | 传导加快 | ACh | M | 传导减慢 |
| | 心肌 | NE | $\beta_1$ | 收缩加强 | ACh | M | 收缩减弱 |
| | 脑血管 | NE | α | 轻度收缩 | — | — | — |
| | 冠状血管 | NE | α | 收缩 | — | — | — |
| | | | $\beta_2$ | 舒张（为主） | — | — | — |
| | 皮肤黏膜血管 | NE | α | 收缩 | — | — | — |
| | 胃肠道血管 | NE | α | 收缩（为主） | — | — | — |
| | | NE | $\beta_2$ | 舒张 | — | — | — |
| | 骨骼肌血管 | NE | α | 收缩 | — | — | — |
| | | NE | $\beta_2$ | 舒张（为主） | — | — | — |
| | | ACh | M | 舒张 | — | — | — |
| | 外生殖器血管 | NE | α | 收缩 | ACh | M | 舒张 |

续表

| 效应器官 | | 交感神经 | | | 副交感神经 | | |
|---|---|---|---|---|---|---|---|
| | | 递质 | 受体 | 作用 | 递质 | 受体 | 作用 |
| 呼吸 | 支气管平滑肌 | NE | $\beta_2$ | 舒张 | ACh | M | 收缩 |
| | 支气管腺体 | — | — | — | ACh | M | 分泌↑ |
| 消化 | 胃平滑肌 | NE | $\beta_2$ | 舒张 | ACh | M | 收缩 |
| | 小肠平滑肌 | NE | α | 舒张 | ACh | M | 收缩 |
| | 括约肌 | NE | α | 收缩 | ACh | M | 舒张 |
| | 唾液腺 | NE | α | 分泌↑ | ACh | M | 分泌↑ |
| | 胃腺 | — | — | — | ACh | M | 分泌↑ |
| 泌尿 | 膀胱逼尿肌 | NE | $\beta_2$ | 舒张 | ACh | M | 收缩 |
| | 内括约肌 | NE | α | 收缩 | ACh | M | 舒张 |
| 生殖 | 妊娠子宫 | NE | α | 收缩 | — | — | — |
| | 未孕子宫 | NE | $\beta_2$ | 舒张 | — | — | — |
| 眼 | 瞳孔开大肌 | NE | α | 收缩（扩瞳） | — | — | — |
| | 瞳孔括约肌 | — | — | — | ACh | M | 收缩（缩瞳） |
| 皮肤 | 竖毛肌 | NE | α | 收缩（竖毛） | — | — | — |
| | 汗腺 | ACh | M | 分泌↑ | — | — | — |
| 代谢 | 胰岛 | NE | α | 胰岛素↓ | ACh | M | 分泌↑ |
| | | NE | β | 胰高血糖素↑ | — | — | — |
| | 肝 | NE | α | 肝糖原分解↑ | — | — | — |

注：NE，去甲肾上腺素；ACh，乙酰胆碱

考点：受体的分类、分布及作用

## 四、反射和反射弧

**1. 反射的概念和分类** 反射（reflex）是神经系统活动的基本方式。反射是指在中枢神经系统参与下，机体对内、外环境变化所作出的规律性应答。例如，叩诊膝关节下股四头肌的肌腱，立即产生踢腿动作的膝跳反射。又例如，用手电筒照射眼睛引起瞳孔缩小的瞳孔对光反射。

巴甫洛夫在前人的基础上，进一步研究了大脑皮质的功能，提出了条件反射学说。将反射分为非条件反射和条件反射两大类（表11-2）。

表11-2 非条件反射与条件反射的区别

| 非条件反射 | 条件反射 |
|---|---|
| 1. 在种族进化过程中形成的先天性反射 | 1. 在个体生活过程中建立的获得性反射 |
| 2. 脑干和脊髓的反射 | 2. 大脑反射 |
| 3. 永久的固定的神经联系 | 3. 暂时的易变的神经联系 |
| 4. 已通反射 | 4. 接通反射 |
| 5. 必须用该感受器的特殊刺激才能引起 | 5. 任何无关刺激都可变成条件反射的刺激 |
| 6. 比较简单 | 6. 有高度分化性 |
| 7. 适应有很大的限制 | 7. 适应的范围广 |

非条件反射是人和动物生来就具有的反射活动，由种族遗传因素所决定，反射弧是相对固定的，同一物种之间没有个体的差异。非条件反射的基本中枢大都位于中枢神经系统的低级部分，因此是一种较低级的神经调节方式。非条件反射按其生物学意义可分为防御反射、食物反射、性反射等。非条件反射的数量有限，只能维持人和动物的基本生存和简单的适应。但机体的生存环境是变化无穷的，仅靠非条件反射很难精确与完善地适应环境的变化，需要有新的补充，这就是条件反射。

条件反射是指通过后天学习和训练而形成的反射。它是反射活动的高级形式，是人和动物在个体的生活过程中在非条件反射的基础上不断建立的。例如，给犬喂食会引起唾液分泌，这是非条件反射，食物是非条件刺激。给犬以铃声刺激，不会引起唾液分泌，即铃声与唾液分泌无关，称为无关刺激。如果每次犬在进食前先给铃声然后再给食物，这样多次结合后，当铃声一出现，犬就有唾液分泌。此时铃声已成为进食的信号，具有引起唾液分泌的作用，称为条件刺激。可见，形成条件反射的基本条件就是无关刺激与非条件刺激在时间上的多次结合，这个过程称为强化。它靠大脑皮质形成暂时的神经联系（图11-20），并没有事先的固定反射弧，容易受外界条件的影响而改变。条件反射建立以后，如果多次只给予条件刺激而不给予非条件刺激进行强化，已形成的条件反射就会逐渐减弱甚至消退。

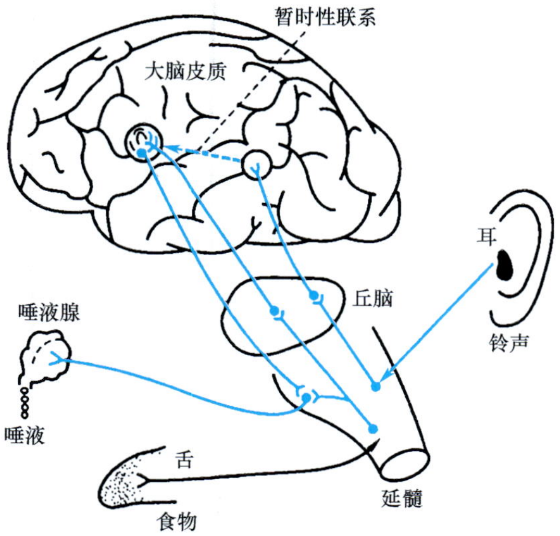


**图11-20** 条件反射的建立

条件反射的数量几乎是无限的，而且具有极大的易变性，可以新建，也能消退、分化或改造。通过条件反射活动才能使机体具有更大的预见性、灵活性、主动性和对环境高度完善的适应性。

在人和动物个体的一生中，纯粹非条件反射也只有在刚出生时看得见，以后由于条件反射不断建立，条件反射与非条件反射越来越不可分地融合在一起了。

人类通过长期的生产劳动和社会活动，大脑皮质得到高度发展，在形成条件反射的功能上与动物存在本质的差别，主要表现在人类具有两个信号系统，产生了语言和思维功能。巴甫洛夫把具体的刺激信号称为第一信号，如灯光、铃声等。能对第一信号发生反应的大脑皮质功能系统，称为第一信号系统，是人类和动物共有的。第二信号是具体信号的抽象概括，是第一信号的信号，如“食物”这个词语。能对第二信号发生反应的大脑皮质功能系统，称为第二信号系统，是人类所特有的，也是人类区别于动物的主要特征。因此，人类具有更加复杂的条件反射活动，可以借助语言文字沟通思想、表达情感、进行学习，不断扩大认知能力，从而更深刻地认识和改造客观世界。

**考点：**非条件反射和条件反射

**2. 反射弧的组成** 实现反射的结构基础和基本单位是反射弧（reflex arc）。最简单的反射（如膝跳反射）只要传入和传出两个神经元即可完成，而绝大多数的反射活动要通过多个神经元才能实现。一般反射弧是由感受器、传入神经、神经中枢、传出神经和效应器五个部分组成（图1-2）。反射弧中的神经中枢在反射活动的实现过程中起着关键性作用。神经中枢是指在中枢神经系统内调节某一特定生理功能的神经元群。一些简单的反射活动，其神经中枢范围较窄，如角膜反射中枢只局限在脑桥。而许多复杂的反射活动，其神经中枢范围较广，往往分布于中枢神经系统从脊髓到大脑的各个部位，其中有一个是其基本中枢所在的部位。

反射过程：一定的刺激作用于相应的感受器，使感受器发生兴奋，兴奋以神经冲动的方式经传入神经传向神经中枢；通过中枢的分析与综合活动，中枢产生兴奋过程；中枢的兴奋过程又经一定的传出神经到达效应器，使效应器发生相应的活动或活动变化，如运动神经纤维末端释放递质引起肌肉产生收缩和腺体分泌活动增强等。在自然条件下，反射活动一般都需要经过完整的反射弧来实现。如果反射弧的任何一环节中断，则反射不能发生。

神经中枢的活动除可以通过传出神经直接影响效应器外，在某些情况下，传出神经也可以作用于内分泌腺，通过引起该腺体分泌激素，再间接作用于效应器。这时内分泌调节成为神经调节的延伸部分，称为神经-体液调节。在内分泌腺的参与下，反射效应往往就变得比较缓慢、广泛而持久。

**3. 中枢神经元的联系方式** 根据神经元在反射弧中所处的地位，可将其分为传入神经元、中间神经元和传出神经元3类。

人体中枢神经系统的传出神经元约有数十万个，传入神经元较传出神经元多1～3倍，而中间神经元的数量最大，单大脑皮质就约有140亿个。充分说明中间神经元具有重要的生理作用。

在中枢神经系统内，神经元不仅数量巨大，它们之间的联系也非常复杂（图11-21）。一个神经元的轴突可以通过分支与许多神经元建立突触联系，称为辐散原则，这种联系常见于传入路径，可以使一个神经元的兴奋引起许多神经元的同时兴奋或抑制。同一神经元的胞体与树突可接受许多不同轴突来源的突触联系，称为聚合原则，这种联系常见于传出路径，可以使许多神经元的作用都引起同一神经元的兴奋而发生总和，也可以使来自不同神经元的兴奋和抑制在同一神经元上发生整合。例如，各级中枢就是将调控信息聚合到脊髓前角α运动神经元，整合后的指令通过运动神经纤维完成对躯体骨骼肌的支配。

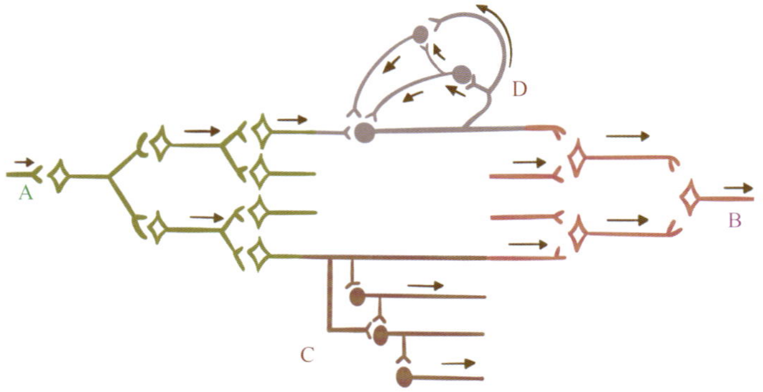


**图11-21** 中枢神经元的联系方式

A. 辐射式；B. 聚合式；C. 链锁式；D. 环式

两个或两个以上的神经元可通过侧支连接成链锁式或环式回路。通过链锁式联系，可以在空间上扩大作用范围。兴奋冲动通过环式联系，借助于兴奋型或抑制型中间神经元引起后放或“及时终止”的调节，即正反馈或负反馈效应。后放是指在反射活动中，当刺激停止后，反射活动还可持续一段时间的现象。

考点：中枢神经元的联系方式

## 第3节 神经系统的感觉功能

内、外环境的各种刺激，作用于人体相应感受器后，即转变为神经冲动，通过感觉传导通路逐级上传，最后到达大脑皮质和脑的其他部位，经分析综合引起不同的感觉。反之，大脑皮质和脑的其他部位发出的冲动也通过一定的神经通路传至效应器官，引起反应。这种传导神经冲动的通路称神经传导通路，包括感觉传导通路（上行传导通路）和运动传导通路（下行传导通路）。

## 一、感觉传导通路

### （一）浅感觉传导通路

浅感觉是指皮肤与黏膜的痛、温、触、压等感觉，它们的感受器位置较浅，因此由这些感受器上行的感觉传导系统称为浅感觉传导通路。浅感觉传导通路由三级神经元组成。

**1. 躯干、四肢的浅感觉传导通路** 其第一级的感觉神经元（假单极神经元）位于脊神经节内，其周围支构成脊神经的感觉纤维，分布到躯干和四肢皮肤的痛、温度觉感受器；其中枢支经后根进入脊髓背外侧束，在束内上升1～2个节段后进入脊髓灰质后角固有核更换神经元（第二级）后其纤维交叉到对边，组成脊髓丘脑束上行至丘脑，在丘脑腹后外侧核再次更换神经元（第三级）后发出纤维参与组成丘脑中央辐射，经内囊投射至大脑皮质躯干和四肢的感觉区（图11-22）。

**2. 头面部的浅感觉传导通路** 其感觉纤维是经三叉神经传入，进入脑桥后换元交叉至对边上行，组成三叉丘系至丘脑腹后内侧核，再次换元后的纤维参与组成丘脑中央辐射，经内囊投射至大脑皮质中央后回下部的感觉区（图11-23）。

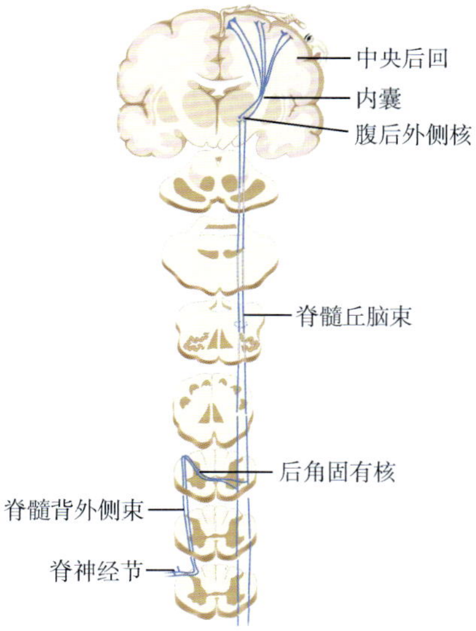


图11-22 躯干和四肢的浅感觉传导通路

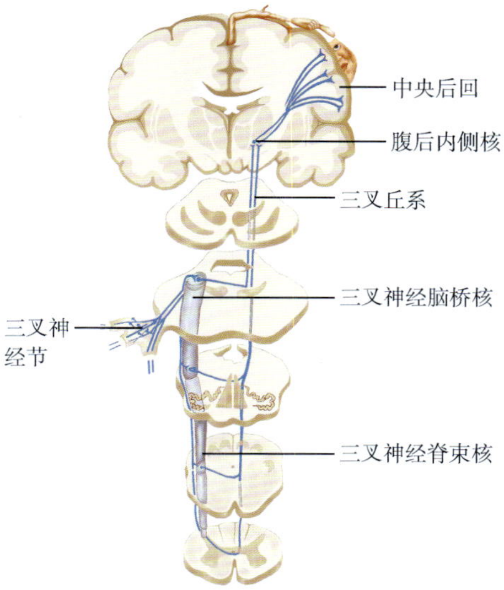


图11-23 头面部的浅感觉传导通路

### （二）深感觉传导通路

深感觉是指感受肌肉、肌腱、关节和韧带等深部结构的本体感觉和皮肤的精细触觉。如肌肉是处于收缩还是舒张的状态、肌腱和韧带是否被牵拉，以及关节处于屈曲还是伸直的状态等的位置觉、运动觉和振动觉。精细触觉是指能辨别物体形状和纹理粗细，以及两点之间距离等的皮肤感觉。

躯干、肢体的深感觉传导通路，感觉神经元也位于脊神经节内，进入脊髓后，在同侧后索内上行组成薄束（来自胸髓第5节以下的上行纤维）和楔束（胸髓第4节以上的上行纤维组成，位于薄束外侧），在延髓薄束核和楔束核更换神经元后的神经纤维交叉到对边，组成内侧丘系，再上行到丘脑腹后外侧核，再次更换神经元后的神经纤维参与组成丘脑中央辐射，经内囊投射至大脑皮质中央后回的中、上部及中央旁小叶后部的感觉区（图11-24）。

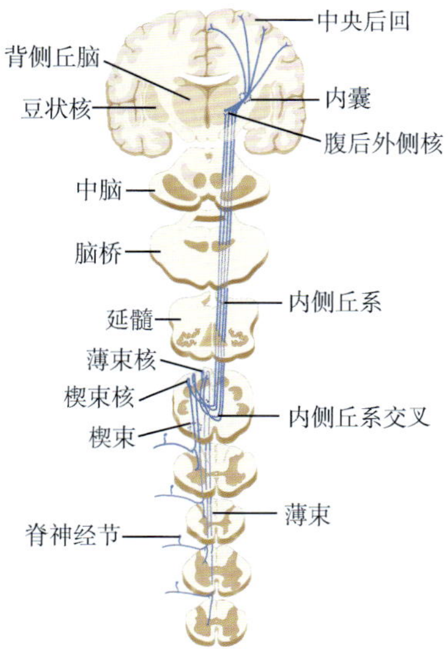


图11-24 躯干和四肢的深感觉传导通路

感觉传导通路一般有三级神经元，第一级位于脊神经节内或脑神经节内；第二级位于脊髓后角或脑干内；第三级位于丘脑内。各种感觉传导通路的第二级神经元发出的纤维，一般交叉到对侧，最后投射到大脑皮质相应的区域。

**考点：**感觉传导通路的三级神经元组成及纤维交叉部位

## 二、丘脑与感觉投射系统

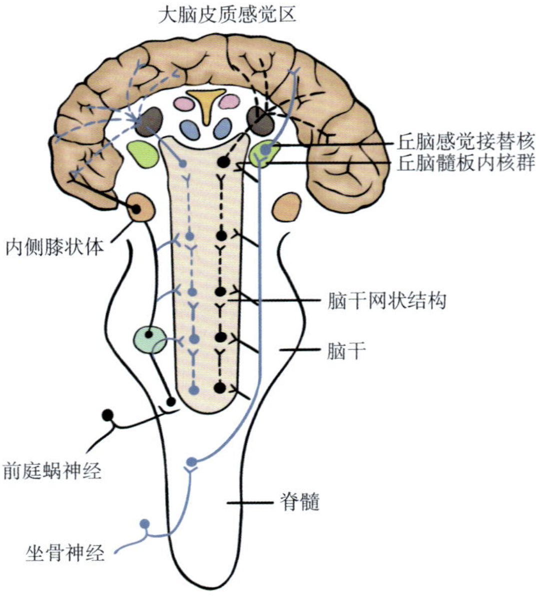


**图 11-25　感觉投射系统示意图**
实线代表特异投射系统；虚线代表非特异投射系统

丘脑是由大量神经元组成的灰质块，由数十个神经核组成。人体除嗅觉以外的各种感觉传导通路都要在丘脑内更换神经元，然后再投射到大脑皮质。因此，丘脑是感觉传导的总换元站，同时也能对感觉进行粗略分析与综合，并向大脑皮质发出投射纤维，决定大脑皮质的觉醒及感觉功能。

由丘脑投射到大脑皮质的感觉投射系统，根据其投射特征的不同，可分为两大系统（图 11-25）。

### （一）特异投射系统

经典感觉传导通路的传导束和神经元序列是固定的，它们经脊髓或脑干上传到丘脑的感觉接替核更换神经元，再发出纤维投射到大脑皮质的特定感觉区，引起特定的感觉，并激发大脑皮质产生传出神经冲动。每一种感觉的传导投射径路都是专一的，具有点对点的投射关系，故称为特异投射系统。

**考点：**特异投射系统

### （二）非特异投射系统

感觉传导通路的神经纤维经过脑干时，发出许多侧支，与脑干网状结构的神经元发生反复多次的突触联系，到达丘脑的非特异感觉接替核群，更换神经元后弥散地投射到大脑皮质的广泛区域，维持和改变大脑皮质的兴奋状态。这一投射途径不具有点对点的投射关系，失去了原先具有的特异感觉功能，是不同感觉的共同上传途径，故称为非特异投射系统。

实验证明，刺激中脑网状结构，可唤醒动物。而在中脑头端切断网状结构时，动物则由清醒转入昏睡状态。临床上也观察到，中脑网状结构受损的患者，也呈现昏睡状态。这些说明，在脑干网状结构内存在着具有上行起唤醒作用的功能系统，称为脑干网状结构上行激动系统（ascending reticular activating system，ARAS）。这一系统主要是通过丘脑非特异投射系统而发挥作用的，其作用是维持与改变大脑皮质的兴奋状态。由于这一系统是一个多突触接替的上行系统，因此易受药物的影响而发生传导阻滞。例如，巴比妥类催眠药的作用，可能就是阻断了上行激动系统的传导；一些全身麻醉药（如乙醚）也可能是首先抑制了上行激动系统而发挥麻醉作用的。

**考点：**非特异投射系统

## 三、大脑皮质的感觉分析功能

人体各种感觉神经冲动最后到达大脑皮质，通过对传入信息的分析和综合，可产生各种特定的感觉。因此，大脑皮质是感觉分析的最高级中枢。大脑皮质不同区域具有不同的功能，这就是大脑皮质的功能定位。不同性质的感觉在大脑皮质有不同的代表区。例如，全身体表感觉在大脑皮质的投射区主要位于中央后回，称为第一体表感觉区。

第一体表感觉区定位明确而且清晰，其投射特点有：①交叉投射，即一侧体表感觉纤维投射到对侧大脑皮质的相应区域；但头面部感觉的投射是双侧性的。②倒置安排，是指投射区的空间安置呈倒置性，即下肢代表区在顶部，上肢代表区在中间部，头面部代表区在底部；但头面部代表区内部的安排是正立的。③投射区的大小与不同体表部位的感觉灵敏度有关，感觉灵敏度高的唇、舌、拇指和示指的代表区比感觉迟钝的躯干代表区大得多（图11-26）。

在中央前回和岛叶之间还有第二体表感觉区，能对感觉作比较粗糙的分析。体表感觉在第二感觉区的投射是双侧性的，其分布正立而不倒置，定位也较差，可能与痛觉有关。

此外，大脑皮质还有本体感觉区、内脏感觉区、视觉区、听觉区等。

考点：大脑皮质第一体表感觉区的位置及投射特点

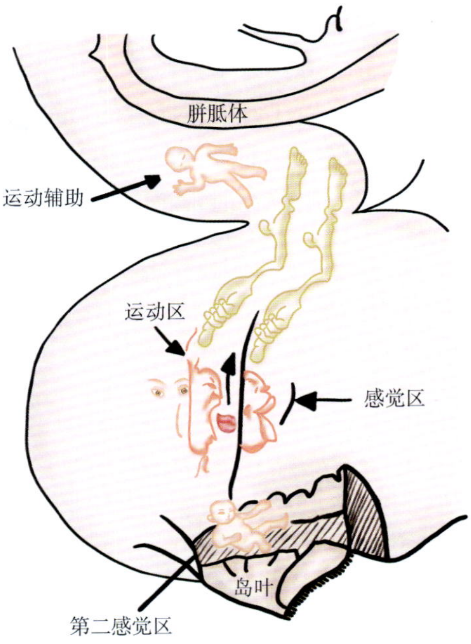

图11-26 大脑皮质体表感觉区与躯体运动区

## 四、内脏感觉和痛觉

### （一）内脏感觉

由内脏感受器传入的感觉称为内脏感觉。内脏感觉在大脑皮质的投射分布于第二体表感觉区、运动辅助区及边缘系统等部位，它与体表感受投射区有较多的重叠。

内脏感觉与体表感觉相比，有以下几个特点。

（1）内脏感觉传入纤维比体表感觉传入纤维的数量少，痛阈较高。

（2）内脏感觉传入纤维混杂在交感与副交感神经中，在进入脊髓或脑干引起相应反射活动的同时，可进一步经丘脑上行达大脑皮质的感觉区及边缘叶等部位，对内脏活动进行调节。

（3）某些生理性刺激，如牵张刺激以及血压、血浆渗透压、血浆pH的改变都是内脏感觉器的适宜刺激。

（4）内脏的传入冲动一般不引起有意识的感觉，或引起的意识感觉一般较模糊，定位不准确，如胃肠的正常活动及心的正常搏动均不会引起主观的感觉。

（5）内脏传入冲动引起的意识感觉一般较模糊，定位不准确。

### （二）痛觉

痛觉是伤害性刺激作用于人体时所产生的一种复杂感觉，常伴有不愉快的情绪活动和防御反应，对人体具有保护意义。另外，疼痛又是许多疾病常见的症状，往往伴有组织细胞的损伤。因此，认识疼痛的产生及其规律具有重要意义。

一般认为，痛觉感受器就是游离的神经末梢，它广泛分布于皮肤的表层及某些内部组织如关节、肌肉（深部痛）和内脏等。任何形式的刺激达到一定强度有可能或已经造成组织损伤时，都能引起组织内释放某些致痛物质，如$K^+$、$H^+$、组胺、5-羟色胺、缓激肽、前列腺素等，作用于游离神经末梢，产生痛觉传入冲动，冲动传入中枢而引起痛觉。

**1. 皮肤痛觉** 伤害性刺激作用于皮肤时，可先后出现两种性质不同的痛觉，即快痛和慢痛。快痛是受刺激后立即出现的尖锐的刺痛，它的产生和消失迅速，感觉清晰，定位准确，还可引起防御反射。慢痛是一种定位不明确的“烧灼痛”，在刺激后0.5～1.0s出现，强烈而难以忍受，持续时间较长，并伴有情绪反应及心血管和呼吸等方面的变化。在外伤时，快痛和慢痛相继出现，不易明确区分；但皮肤炎症时，常以慢痛为主。

**2. 内脏痛与牵涉痛** 内脏痛（visceral pain）是内脏器官受到伤害性刺激时产生的疼痛感觉，与皮肤痛相比较有下列特点：①缓慢、持续；②定位不清楚和对刺激的分辨能力差，产生内脏痛时不易清楚指出疼痛的部位，对痛的性质也难以描述；③对切割、烧灼等刺激不敏感，而对机械性牵拉、痉挛、缺血和炎症等刺激十分敏感，并伴有明显的情绪反应。

内脏疼痛往往引起体表的特定部位发生疼痛或痛觉过敏，这种现象称为牵涉痛（referred pain）。例如，心绞痛或心肌梗死时常出现左胸前区和左上臂尺侧皮肤疼痛（图11-27）；肝、胆病变时出现右肩胛区疼痛；阑尾炎时常感上腹部或脐区有疼痛。

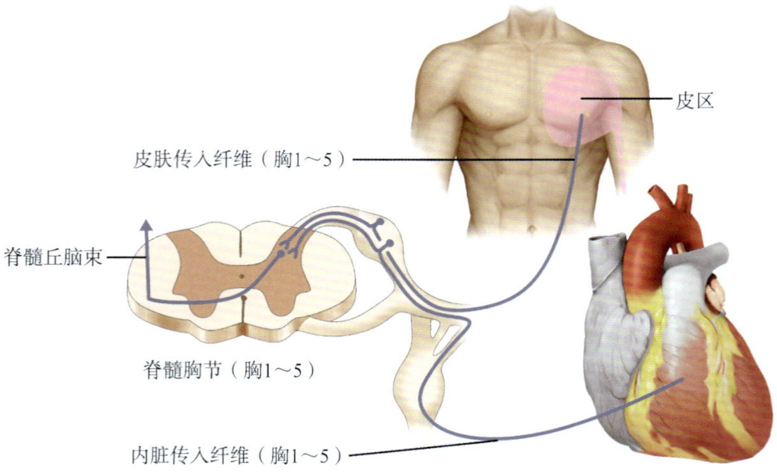


图11-27 牵涉痛

牵涉痛产生的机制尚不十分清楚，有会聚学说和易化学说两种解释。一般认为患病内脏和发生牵涉痛皮肤部位的传入纤维，由同一后根进入脊髓，它们在脊髓灰质内会聚到同一个后角神经元或后角同一区域内非常接近的不同神经元，由患病内脏传来的冲动将会提高相应的脊髓中枢的兴奋性，从而对体表传入冲动产生易化作用，以致由皮肤传入的较弱冲动就能使相应的脊髓中枢发生较大的兴奋，使平常不致引起疼痛的皮肤刺激变成了致痛刺激。生活中的疼痛多来自体表部位，大脑皮质习惯于识别体表的刺激信息，因而将内脏痛觉冲动的传入信息，误认为是来自皮肤，于是产生了牵涉痛。

**考点：**内脏感觉和痛觉的特点，牵涉痛的概念

# 第4节 神经系统对躯体运动的调节

人体各种形式的躯体运动，从简单的腱反射到复杂的随意运动，都是在中枢神经系统控制下进行的。人体的肌肉经常保持着一定的紧张性，在此基础上身体才能保持平衡，维持一定的姿势，并通过许多肌群的协调活动来完成各种运动。神经系统对各种姿势和随意运动的调节都是复杂的反射活动。中枢神经系统的不同部位在躯体运动调节中所起的作用不同。

## 一、脊髓对躯体运动的调节

脊髓前角的运动神经元分为α、γ和β三类，其轴突经前根离开脊神经后，直达所支配的骨骼肌。骨骼肌中的一般肌纤维即梭外肌纤维，受α运动神经元支配。当α运动神经元兴奋时，引起所支配的肌纤维收缩。α运动神经元胞体直径从几十到150μm不等，大α运动神经元支配快肌纤维，小α运动神经元支配慢肌纤维。与梭外肌纤维并联的肌梭中的肌纤维即梭内肌纤维，受γ运动神经元支配。γ运动神经元较小，兴奋性较高，可调节肌梭的敏感性。此外，还有较大的β运动神经元，它们发出的神经纤维对骨骼肌的梭内肌和梭外肌都有支配（图11-28）。

脊髓对躯体运动的调节主要有屈肌反射和牵张反射。

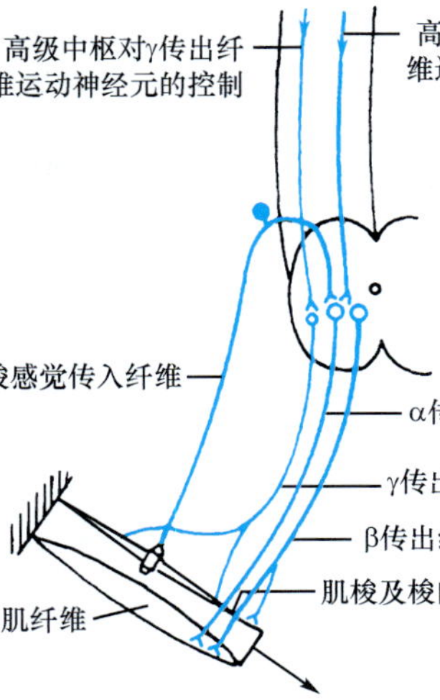


图11-28 高级中枢对骨骼肌运动控制的模式图

**1. 屈肌反射和对侧伸肌反射** 当肢体皮肤受到伤害性刺激时，引起受刺激一侧肢体的屈肌收缩，伸肌舒张，肢体屈曲，称为屈肌反射。屈肌反射可使受损伤的肢体避开伤害性刺激，具有保护性意义。

如果受到的伤害性刺激较强，则在同侧肢体发生屈肌反射的同时，出现对侧肢体伸直的反射活动，称为对侧伸肌反射。对侧伸肌反射是姿势反射之一，可在一侧肢体屈曲时起到支持体重及维持姿势的重要作用。

**2. 牵张反射** 有神经支配的骨骼肌受到外力牵拉使其伸长时，可反射性地引起受牵拉的肌肉收缩，称为牵张反射，它是维持姿势及完成躯体运动的基础。牵张反射有两种类型：腱反射和肌紧张。

（1）腱反射 是指快速牵拉肌腱时发生的牵张反射。膝跳反射就是典型的腱反射，为单突触反射，反射时很短，约0.7ms。临床上常通过检查腱反射来了解脊髓的功能状态，如果腱反射减弱或消失，则提示相应节段的脊髓功能受损；如果腱反射亢进，则提示相应节段的脊髓失去了高位中枢的制约。

（2）肌紧张 是指缓慢持续牵拉肌腱时发生的牵张反射。其表现为受牵拉的肌肉能发生紧张性收缩，阻止被拉长。肌紧张是保持身体平衡和维持姿势最基本的反射活动，也是进行各种复杂运动的基础。肌紧张的反射收缩力量并不大，只是抵抗肌肉被牵拉，不表现明显的动作。这可能是因为在同一肌肉内的不同运动单位进行交替性的收缩而不是同步性收缩，因此肌紧张能持久维持而不易疲劳。

牵张反射的感受器是肌肉中的肌梭，效应器是该肌肉的梭外肌纤维。当肌肉受到牵拉时，肌梭感受器兴奋，冲动经肌梭传入纤维到达脊髓，引起α运动神经元兴奋，使其支配的梭外肌纤维收缩（图11-28）。

在肌腱的胶原纤维之间存在着另一种牵张感受器，称为腱器官，与梭外肌纤维呈串联关系。腱器官的功能与肌梭的功能不同，是一种张力感受器；而肌梭是感受肌肉长度的感受器。当梭外肌收缩产生的张力或肌肉被动牵拉力量较大时，腱器官发放的传入冲动频率增加，其传入冲动对支配同一肌肉的α运动神经元起抑制作用，从而使牵张反射受到抑制，以保护被牵拉的肌肉不受损伤。

**3. 脊休克** 脊髓与高位中枢离断的动物（脊动物）在术后脊髓的反射功能暂时消失的现象，称为脊休克。脊休克的主要表现：横断面以下脊髓所支配的骨骼肌反射消失，肌肉紧张性减弱或消失；外周血管扩张，血压下降；发汗反射消失；尿粪潴留等。脊髓反射在一定时间内可逐渐恢复，恢复的速度与动物的种类有关。蛙在脊髓离断后数分钟内即可恢复，犬和猫需数天。脊休克的发生是由于横断面以下的脊髓突然失去了高级中枢的调节，主要指大脑皮质、前庭核和脑干网状结构的下行纤维对脊髓的易化作用。

脊休克的产生与恢复说明了脊髓可以完成某些简单的反射活动，但正常情况下这些活动是在高位中枢调节下进行的。

**考点：** 脊髓对躯体运动的调节，脊休克的概念

## 二、脑干对肌紧张的调节

脑干对肌紧张的调节，主要是通过脑干网状结构易化区和抑制区的活动而实现的。

动物实验证明，脑干网状结构中有加强肌紧张和肌运动的区域，称为易化区；也有抑制肌紧张和肌运动的区域，称为抑制区。

如图11-29所示，脑干网状结构易化区的范围较广，下丘脑和丘脑的中线核群对肌紧张和肌运动

也有易化作用。它们通过网状脊髓束向下与脊髓前角的γ运动神经元联系，使γ运动神经元传出冲动增加，梭内肌收缩，肌梭敏感性升高，从而使肌紧张和肌运动加强。另外，易化区对α运动神经元也有一定的易化作用。

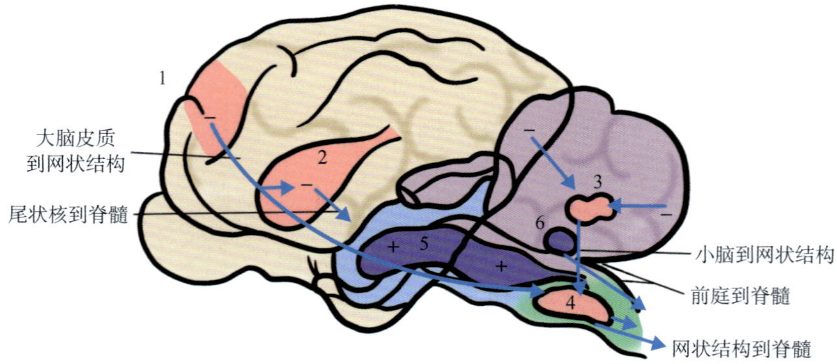


图11-29　猫脑肌紧张易化区、抑制区及其路径

1. 大脑皮质；2. 尾状核；3. 小脑；4. 网状结构抑制区；5. 网状结构易化区；6. 延髓前庭核；+表示易化区；–表示抑制区

脑干网状结构抑制区较小，位于延髓网状结构的腹内侧。它通过网状脊髓束发放下行冲动抑制γ运动神经元，使肌梭敏感性降低，从而抑制肌紧张和肌运动。大脑皮质运动区、纹状体和小脑前叶蚓部等部位也存在脑干外抑制肌紧张的区域。它们不仅通过加强网状结构抑制区的活动抑制肌紧张，而且还能抑制网状结构易化区的活动，使肌紧张减弱。

正常情况下，易化区的活动比较强，抑制区的活动比较弱。因此，在肌紧张的调节中，易化区略占优势，从而形成了适宜的肌紧张。

## 三、小脑对躯体运动的调节

小脑的主要功能是维持身体平衡、调节肌紧张和协调随意运动。根据小脑的传入、传出纤维的联系，可以将小脑分为前庭小脑、脊髓小脑和皮质小脑3个主要的功能部分。

**1. 前庭小脑**　主要由绒球小结叶构成，与前庭器官和前庭核有密切的纤维联系，其主要功能是维持身体平衡。实验观察到，切除绒球小结叶的猴，由于平衡功能失调而站立不稳，但其他随意运动仍然很协调。

**2. 脊髓小脑**　由小脑前叶和后叶的中间带区构成，主要接收来自脊髓的本体感觉信息，也接收视觉、听觉等传入信息，其主要功能是调节肌紧张。它对肌紧张既有易化作用又有抑制作用。在进化过程中，对肌紧张的抑制作用逐渐减弱，而易化作用则逐渐加强。因此，人类小脑损伤后，主要表现为肌紧张降低，即易化作用减弱，造成肌无力症状。

**3. 皮质小脑**　主要指后叶的外侧部，不接收外周感觉的传入信息，而接受由大脑皮质广大区域（感觉区、运动区和联络区）传来的信息，还与丘脑、脑干等处的神经核有密切的纤维联系，其主要功能是协调随意运动，使各种精巧运动能准确、熟练地进行。当切除或损伤皮质小脑后，可出现随意运动的力量、方向及准确度异常，不能完成精巧动作，行走摇晃，步态不稳，这种动作性协调障碍，称为小脑性共济失调。

**考点：**小脑的功能

## 四、大脑对躯体运动的调节

**1. 基底神经节对躯体运动的调节**　基底神经节有重要的运动调节功能，它与随意运动的稳定、肌紧张的控制及本体感觉传入冲动信息的处理都有关系。临床上基底神经节损害的主要表现可以分为两大类：一类是具有运动过多而肌紧张不全的综合征，另一类是具有运动过少而肌紧张过强的综合征。前者的实例是舞蹈病，后者的实例是帕金森病。

中脑黑质内含多巴胺神经元，而纹状体内存在乙酰胆碱递质系统。由黑质上行抵达纹状体的多巴胺能抑制纹状体乙酰胆碱递质系统的活动。舞蹈病的主要病变部位在纹状体，其中的胆碱能神经元和γ-氨基丁酸能神经元功能减退，而黑质多巴胺能神经元功能相对亢进。给予利血平耗竭脑内多巴胺，可使症状缓解。帕金森病的主要病变部位在黑质，其中的多巴胺能神经元受损，脑内多巴胺含量明显下降，导致乙酰胆碱递质系统的功能亢进，因而出现一系列症状。应用左旋多巴以增强多巴胺的合成，或应用M受体阻滞剂以阻滞乙酰胆碱的作用，均对帕金森病有一定的治疗作用。

**考点：**基底神经节损害后的主要表现

**2. 大脑皮质的主要运动区** 大脑皮质是调节躯体运动的最高级中枢，人类大脑皮质运动区主要在中央前回，它对躯体运动的支配有以下特征：①交叉支配，即一侧皮质运动区支配对侧躯体的骨骼肌，但对头面部的支配主要是双侧性的；②具有精细的功能定位，即特定部位皮质的刺激引起一定肌肉的收缩；③代表区的大小与运动的精细复杂程度有关，运动越精细而复杂的肌肉，其代表区也越大；④倒置分布，即从运动区的上下分布来看，其定位安排呈身体的倒影，但头面部代表区的内部安排仍是正立的（图11-26）。

**考点：**大脑皮质运动区的位置及对躯体运动的支配特征

**3. 运动传导通路** 锥体系和锥体外系下传大脑皮质的神经冲动对躯体运动进行调节。二者在功能上互相协调、互相配合，共同完成人体各项复杂的随意运动。

（1）锥体系 管理骨骼肌的随意运动，由上、下两级运动神经元组成。上运动神经元是位于中央前回和中央旁小叶前部的大锥体细胞和其他类型的锥体细胞，它们的轴突组成下行的锥体束。其中，下行止于脊髓前角运动神经元的神经纤维称为皮质脊髓束（图11-30）；下行止于脑神经运动核的神经纤维称为皮质核束（皮质脑干束）（图11-31）。下运动神经元包括脑神经运动核的运动神经元和脊髓前角运动神经元。

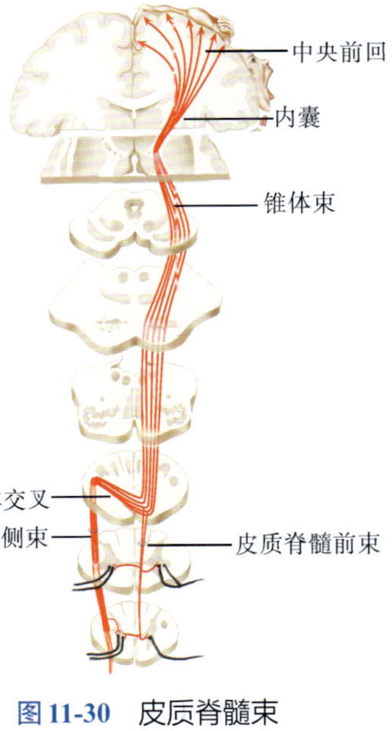


图11-30 皮质脊髓束

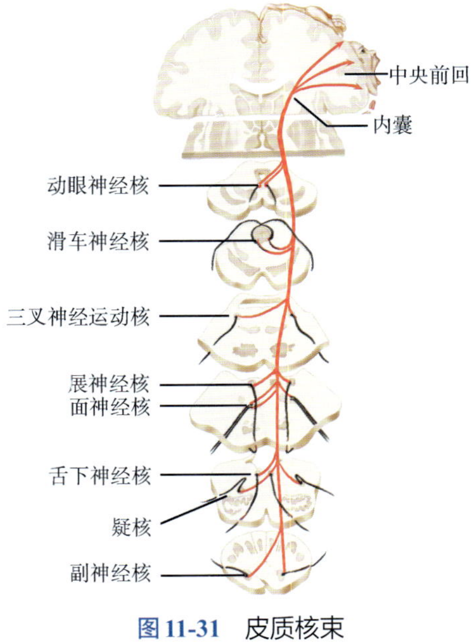


图11-31 皮质核束

锥体系的主要功能是传达大脑皮质运动区的指令，以支配全身骨骼肌的随意运动。它下传的冲动主要是引起α运动神经元兴奋，发动随意运动；同时也可兴奋γ运动神经元，以调节肌紧张，协调骨骼肌的收缩，完成精细动作。

（2）锥体外系　除锥体系以外的所有调节躯体运动的下行传导通路称为锥体外系。锥体外系的皮质起源比较广泛，几乎包括全部大脑皮质，主要来源于额叶和顶叶的感觉区、运动区和运动辅助区的中、小型锥体细胞。从它们发出的纤维到达脊髓前角运动神经元之前，需多次更换神经元。锥体外系的主要功能是调节肌紧张、维持身体姿势和协调肌群的运动。

考点：锥体系的主要功能

**案例 11-1**

患者，男，70岁，于2h前饮少量酒后洗澡时突然昏倒失去知觉，不省人事，送来医院。体格检查：患者呈昏迷状，血压180/120mmHg，呼吸不稳，左侧半身对痛刺激无反应，偶见右侧上下肢无意识的自发动作，腱反射存在，瞳孔对光反射正常。经门诊紧急抢救后转入住院部治疗，3个月后左侧半身感觉逐渐有恢复迹象，安排功能锻炼。

问题：从患者的临床表现来看，患者可能患有哪个系统的疾病?

## 第5节　神经系统对内脏活动的调节

内脏神经按功能可分为内脏感觉神经和内脏运动神经两部分。内脏感觉神经将来自内脏、心血管等处的感觉传入中枢，直至大脑，通过反射调节内脏、心血管的活动，而且进一步通过调节心率、血压、呼吸节律、体温及其他内脏活动维持人体内环境的稳态。内脏运动神经支配的平滑肌、心肌和腺体的活动，在一定程度上不受人主观意志的控制，又称自主神经。自主神经根据形态结构和生理特点的不同分为交感神经和副交感神经两大部分（图11-32）。

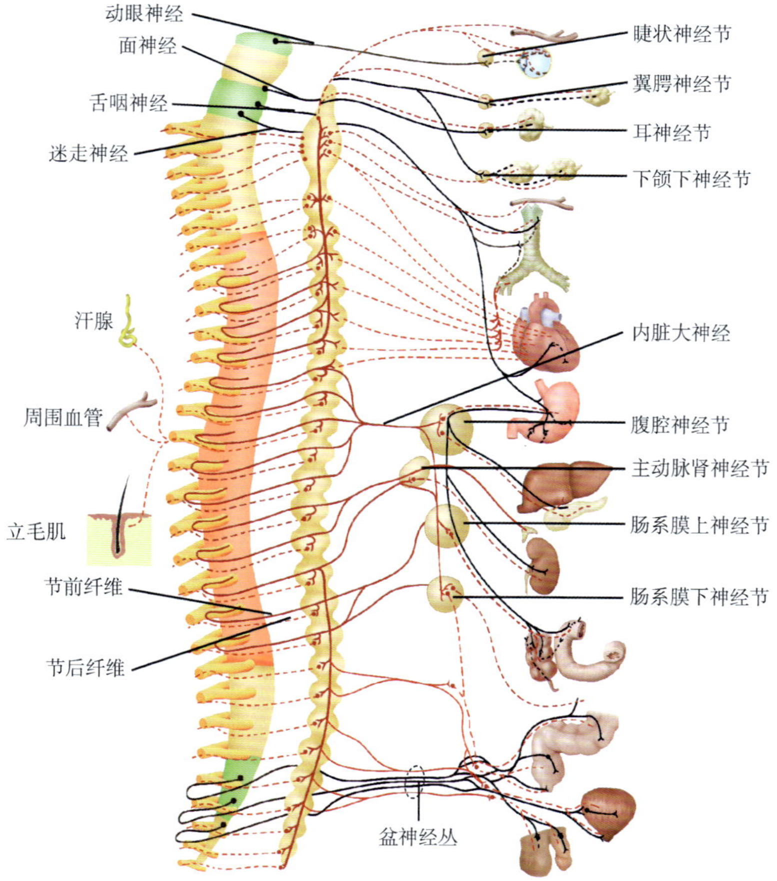


图11-32　自主神经

## 一、自主神经系统的结构特点

交感神经起源于脊髓第1胸节至第3腰节灰质侧角，副交感神经起源于脑干内副交感神经核和脊髓第2～4骶节灰质相当于侧角的部位。

从中枢发出的自主神经纤维在抵达效应器前，必须先进入外周神经节更换神经元，然后再发出神经纤维支配效应器官。由中枢发出到神经节的神经纤维称为节前纤维，由神经节发出到效应器的神经纤维称为节后纤维。

交感神经节包括交感干神经节（椎旁神经节）和椎前神经节。由于交感干神经节距离效应器较远，因此节前纤维短，节后纤维长。一根交感神经节前纤维往往和多个交感干神经节内的几十个神经元发生接替，所以一根节前纤维兴奋便可引起广泛的节后纤维兴奋。

副交感神经节都位于所支配器官的附近或效应器官壁内，因此节前纤维长，节后纤维短。一根副交感神经节前纤维常与副交感神经节内1～2个神经元发生接替，所以一根节前纤维兴奋只引起比较局限的节后纤维兴奋。

**考点：** 交感神经与副交感神经的中枢位置

自主神经系统的递质、受体的分布与作用见表11-1。

## 二、自主神经系统的功能特征

**1. 双重神经支配** 体内多数器官都接受交感和副交感神经的双重支配，但也有些器官如肾上腺髓质、汗腺、竖毛肌、皮肤和肌肉内的血管等，就只接受交感神经支配。

**2. 功能相互拮抗** 交感神经和副交感神经对同一器官的作用具有拮抗性，如迷走神经对心有抑制作用，而交感神经则有兴奋作用。但也有例外，如对唾液腺，两者均促进其分泌，只是交感神经促进分泌的量少而黏稠，副交感神经使其分泌的唾液量多而稀薄。

**3. 具有紧张性作用** 自主神经对所支配的内脏器官持续地发放低频神经冲动，使效应器经常维持一定程度的活动状态，这就是紧张性作用。各种功能调节都是在紧张性活动的基础上进行的。

**4. 对整体生理功能调节的意义** 交感神经系统的作用比较广泛，常以整个系统参与反应。例如，在剧烈运动、紧张、窒息、失血或寒冷状态下，交感神经的活动亢进，引起心搏加快加强、皮肤和内脏血管收缩、循环血量增加、血压升高、支气管扩张、消化道活动减弱、肾上腺髓质激素分泌增多、肝糖原分解加速及血糖升高等现象。可见，交感神经系统的主要作用在于动员机体许多器官的潜在功能，提高机体的应急能力，以适应环境的急骤变化，维持内环境的相对稳定。副交感神经系统的活动比较局限，机体安静时活动增强，常伴有胰岛素分泌增多，主要作用在于促进消化吸收、积蓄能量、加强排泄和生殖功能，有利于人体的休整恢复（表11-3）。

**考点：** 自主神经系统的功能特征

表11-3 自主神经系统的主要功能

| 器官 | 交感神经 | 副交感神经 |
| --- | --- | --- |
| 循环器官 | 心跳加快加强；腹腔内脏血管、皮肤血管及分布于唾液腺和外生殖器官的血管收缩；血管平滑肌可收缩（肾上腺素能）或舒张（胆碱能） | 心跳减慢，心房收缩减弱，部分血管（如软脑膜动脉与分布于外生殖器官的血管等）舒张 |
| 呼吸器官 | 支气管平滑肌舒张 | 支气管平滑肌收缩，促进黏膜腺分泌 |
| 消化器官 | 分泌黏稠唾液；抑制胃肠运动；促进括约肌收缩，抑制胆囊活动 | 分泌稀薄唾液，促进胃液、胰液分泌；促进胃肠运动和使括约肌舒张，促进胆囊收缩 |
| 泌尿系统 | 抑制输尿管蠕动，膀胱逼尿肌舒张、括约肌收缩（尿潴留） | 使逼尿肌收缩和括约肌舒张（排尿） |

续表

| 器官 | 交感神经 | 副交感神经 |
| --- | --- | --- |
| 眼 | 使瞳孔开大肌收缩，瞳孔扩大；使睫状肌舒张（视远物） | 使瞳孔括约肌收缩，瞳孔缩小；使睫状肌收缩（视近物） |
| 皮肤 | 竖毛肌收缩，汗腺分泌 | — |
| 代谢 | 促进糖原分解，促进肾上腺髓质分泌 | 促进胰岛素分泌 |

## 三、各级中枢对内脏活动的调节

脊髓是某些内脏反射活动的初级中枢，如血管活动、排尿、排便、发汗和勃起反射等。调节这些内脏活动的交感神经及部分副交感神经节前神经元位于脊髓胸腰段或骶段。

脑干具有许多重要的内脏活动中枢。其中延髓有基本生命中枢之称，这是因为呼吸运动、心血管活动、胃肠运动和消化腺分泌等基本反射中枢都位于延髓。此外，中脑有瞳孔对光反射中枢，脑桥还有呼吸调整中枢、角膜反射中枢等。

下丘脑是大脑皮质下调节内脏活动的较高级中枢。在下丘脑存在体温调节中枢，能调整机体的产热和散热过程，以保持体温恒定；下丘脑外侧区存在摄食中枢与饱中枢，共同调节人的摄食行为。下丘脑对水的摄入与排出均有影响，控制摄水的区域与上述摄食中枢极为靠近，控制排水的功能是通过改变抗利尿激素的分泌来完成的，两者协同调节着水平衡。下丘脑的神经分泌细胞能合成调节腺垂体激素分泌的肽类化学物质，称为下丘脑调节性多肽，促进或抑制某种腺垂体激素的分泌，组成下丘脑-腺垂体系统。在下丘脑内存在“假怒”中枢和防御反应区，调节动物的情绪反应。人类下丘脑的疾病也往往伴随着不正常的情绪反应。下丘脑视交叉上核的神经元具有日周期节律活动，这个核团是体内日周期节律活动的控制中心。

大脑皮质新皮层的某些区域和边缘系统与内脏活动有密切的关系。在动物实验中电刺激新皮层，除可引起躯体运动外，也可引起内脏活动的改变，如引起血管收缩、汗腺分泌、呼吸运动、直肠和膀胱活动等的改变。这表明，新皮层具有调节内脏活动的功能，而且其区域分布与躯体运动代表区的分布有一致的部分。

大脑边缘系统是由边缘叶的概念衍生出来的，是边缘叶、额叶的眶回、岛叶前部、颞极，以及杏仁核、下丘脑等的统称。边缘系统的主要功能大致可归纳为：个体保存（如寻食、防御等）和种族保存（如生殖行为），边缘系统是内脏活动的重要中枢，可以调节呼吸、胃肠、瞳孔和膀胱等活动，还与情绪、记忆、食欲、生殖和防御等活动有密切关系。

# 第 6 节　脑的高级功能

大脑除了能产生感觉、支配躯体运动和调节内脏活动外，还能完成许多更为复杂的高级神经活动，如条件反射、睡眠与觉醒、学习与记忆、动机行为等。所谓高级功能也就是高级的整合功能，依赖于中枢神经系统高级部位即大脑皮质的存在，因此称高级神经活动，或脑的高级功能。

## 一、学习与记忆

学习与记忆是脑的高级功能之一。学习是指通过神经系统接收外界环境信息而获得新的行为习惯的神经活动过程。记忆是指将学习到的信息储存和提取再现的神经活动过程。

### （一）学习与记忆过程

外界环境中经常有大量的信息通过感觉不断地传入大脑，但只有约1%的信息能较长时间地被储存起来，而大部分被遗忘了。被长期储存的信息是反复作用于大脑、对个体具有重要意义的信息。人类的记忆过程可分为四个阶段：感觉性记忆、第一级记忆、第二级记忆和第三级记忆。感觉性记忆，是指人体获得信息后，在脑内感觉区储存的阶段，储存时间不超过1s，如果没有经过注意和处理就会很快消失。如果经过处理，把那些不连续的、先后进入的信息整合成新的连续的印象，就可以从短暂的感觉性记忆转入第一级记忆。信息在第一级记忆中储存的时间也很短，平均约几秒钟。若经过反复学习和运用（复习），信息储存的时间被延长，并容易从第一级记忆转入第二级记忆。第二级记忆是一个大而持久的信息储存系统，信息可在这一阶段储存数分钟至数年而不被忘记。有些信息，如自己的名字和日常性的操作手艺等，永不被遗忘，这类记忆属于第三级记忆。感觉性记忆和第一级记忆属于短时性记忆，第二级记忆和第三级记忆属于长时性记忆（图11-33）。

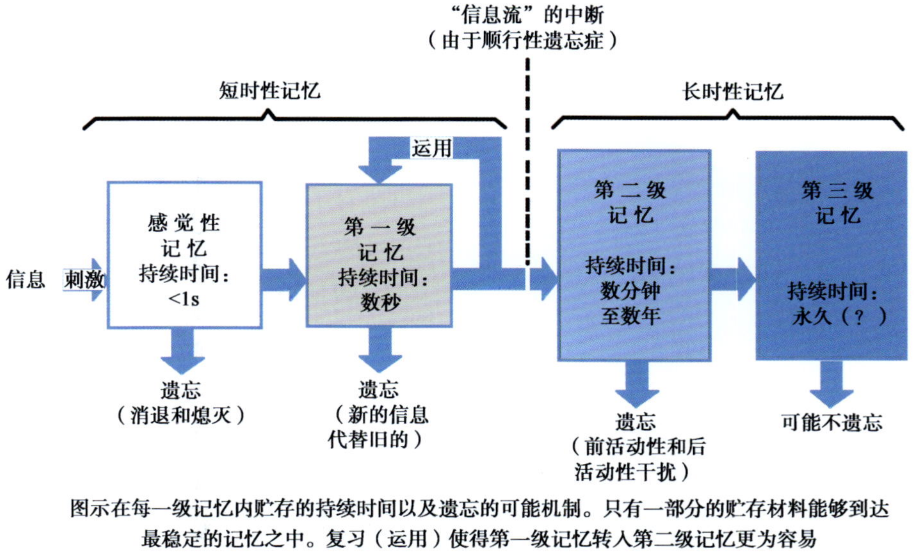


图11-33 从感觉性记忆到第三级记忆的信息流图解

遗忘是指部分或完全失去回忆和再认的能力。遗忘是一种正常的生理现象。遗忘在学习后就开始，最初遗忘的速率很快，以后逐渐减慢。遗忘并不意味着记忆痕迹的消失，因为复习已经遗忘的材料总比学习新的材料容易。产生遗忘的原因，一是条件刺激长久不予强化、久不复习所引起的消退抑制；二是后来信息的干扰。

临床上将疾病状况下发生的遗忘称为记忆障碍，并分为顺行性遗忘和逆行性遗忘两类。顺行性遗忘表现为不能保留新近获得的信息，可能是由于信息不能从第一级记忆转入第二级记忆。该症多见于慢性酒精中毒。逆行性遗忘表现为不能回忆脑功能障碍发生之前一段时间内的经历，多见于脑震荡。可能是由于脑内蛋白质合成代谢受到了破坏，第二级记忆发生了紊乱，而第三级记忆却未受影响。

### （二）学习与记忆的机制

综合神经生理学、神经生物化学和神经解剖学等方面材料对学习记忆的机制综述如下。短时性记忆主要是神经元生理活动的功能表现。神经元活动的后作用可能是感觉性记忆的机制，而第一级记忆常用返回震荡环路学说解释。长时性记忆与突触可塑性及脑内的物质代谢有关，尤其是与脑内蛋白质的合成有关。实验中观察到，在复杂环境中生活的大鼠大脑皮质比生活在简单环境中的更厚，说明学习记忆活动多的大鼠大脑皮质发达、突触的联系多。中枢递质与学习记忆活动也有关。给训练时的动物注射拟胆碱药可加强记忆活动，而注射抗胆碱药可使学习记忆减退。临床研究发现，老年人血液中神经垂体激素的含量减少，用血管升压素喷鼻可提高记忆效率。

**考点：**学习与记忆的机制

## 二、大脑皮质的语言功能

### （一）大脑皮质的语言中枢

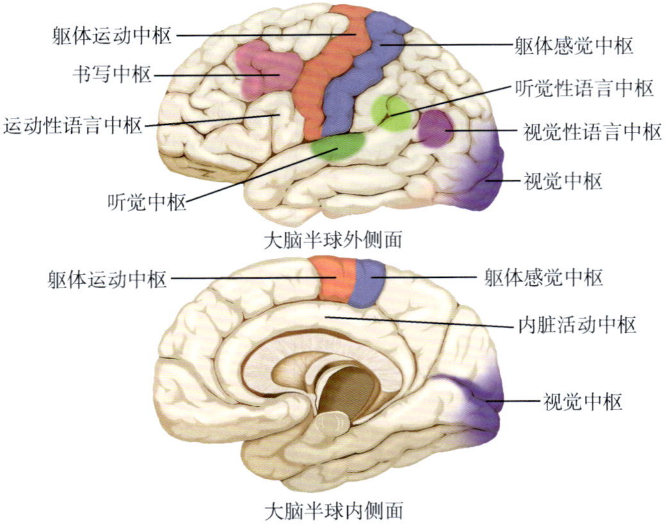


图 11-34 大脑皮质功能定位

人类大脑皮质某些特定区域的损伤，可引起特定的语言功能障碍。临床发现，中央前回底部前方损伤会引起运动失语症，患者能听懂别人的语言，却不会讲话。若额中回后部接近中央前回手代表区损伤，则引起失写症，患者能听懂别人的讲话和看懂文字，会讲话，手的运动也正常，但不会书写。颞上回后部听觉性语言区损伤会引起感觉失语症，患者能讲话、书写、看懂文字和听清别人讲话的发音，但不理解别人讲话的内容含义。角回损伤则引起失读症，患者视觉正常，但看不懂文字的含义，其他的语言功能健全。可见，大脑皮质的语言功能具有一定的分区（图 11-34），各区管理语言功能的内涵不同，但各区的活动又是密切相关的。正常情况下，它们共同活动，以完成复杂的语言功能。

### （二）大脑皮质语言功能的一侧优势

语言活动的中枢主要集中在一侧大脑半球，称为语言中枢的优势半球。惯用右手的人（右利者），其优势半球在左侧。因此左侧大脑皮质某语言中枢受损，可引起相应的失语症，而右侧相应部位受损则不会发生语言功能障碍。这种一侧优势的现象仅在人类存在，它与遗传因素有关，但主要还是在后天生活实践中逐渐形成的，与人类习惯用右手劳动密切相关。惯用左手的人（左利者），双侧大脑皮质都有可能成为语言活动中枢。

一侧优势的现象说明人类两侧大脑半球的功能是不对称的，左半球在语言功能上占优势，而右半球在非词语性认识功能上占优势，如对空间的辨认、深度知觉和触觉的认识及对音乐的欣赏等。但是这种一侧优势现象也是相对的，左半球也有一定的非词语性认识功能，右半球也有一定的简单语言活动功能。

**考点：** 大脑皮质的语言中枢

## 三、脑　电　图

临床上将引导电极安置在头皮表面，通过脑电图机记录到的大脑皮质自发电活动变化图形称为脑电图（electroencephalogram，EEG）。正常脑电图波形不规则，主要根据其频率不同将成人脑电波人为划分为以下四种基本波形（图 11-35）。

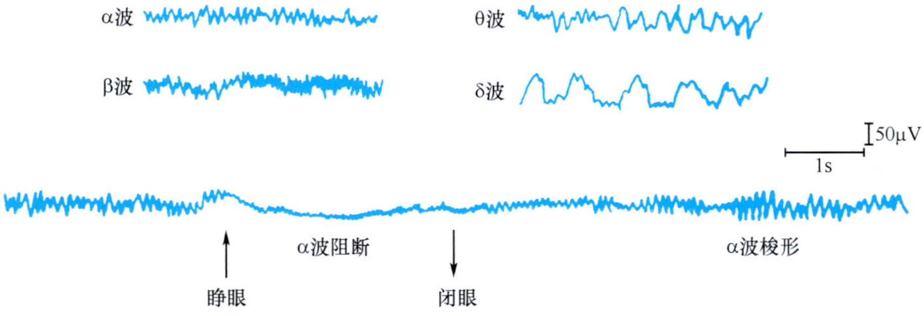


图 11-35 正常脑电波各种波形

**1. β波** 频率为14～30Hz，波幅为5～20μV。当受试者睁眼视物或接受其他刺激时出现。一般认为，β波是大脑皮质在紧张活动状态下的主要脑电表现。

**2. α波** 频率为8～13Hz，波幅为20～100μV。人类α波在清醒、安静、闭目时出现。α波幅度由小变大，又由大变小，如此反复，形成α波的梭形。当睁开眼或思考问题时，α波立即消失并转为β波，这一现象称为α波阻断。α波是人体大脑皮质处于清醒、安静状态时的主要脑电表现。

**3. θ波** 频率为4～7Hz，波幅为100～150μV。在困倦时一般即可见到，在睡眠或深度麻醉时也可出现。θ 波显示中枢神经系统处于抑制状态。

**4. δ波** 频率为0.5～3Hz，波幅为20～200μV。成人在清醒状态下不出现 δ 波，在睡眠期间、极度疲劳及深度麻醉状态下可以出现。一般认为此波是睡眠状态的主要脑电表现。

## 四、睡眠与觉醒

睡眠是人体必需的生理活动过程。通过睡眠，可以使人体的精力和体力得到恢复，保持良好的觉醒状态。成人一般每日需要7～9h睡眠，儿童需要的时间比成年人长，而老年人需要睡眠的时间就比较短。与觉醒相比，睡眠时许多生理功能发生了变化。一般表现：①嗅、视、听、触等感觉功能暂时减退；②骨骼肌反射运动和肌紧张减弱；③伴有自主神经系统功能的改变。例如，心率减慢、血压下降、瞳孔缩小、尿量减少、体温下降、代谢率减低、呼吸变慢、胃液分泌增多而唾液分泌减少、发汗增多等。

### （一）睡眠的时相

睡眠具有慢波睡眠和快波睡眠两种不同的时相状态。

**1. 慢波睡眠** 脑电图呈现同步化慢波的时相称为慢波睡眠（slow wave sleep，SWS）或正相睡眠，这是一般熟知的睡眠状态。此期除了表现上述生理功能的变化之外，生长激素的分泌也明显增多，有利于促进生长和恢复体力。

**2. 快波睡眠** 脑电图呈现去同步化快波的时相称为快波睡眠（fast wave sleep，FWS）或异相睡眠。此期各种感觉功能进一步减退，以致唤醒阈提高；骨骼肌反射运动和肌紧张进一步减弱，肌肉几乎完全松弛；做梦者占80%左右；生长激素的分泌减少；脑内蛋白质合成加快，有利于建立新的突触联系，促进学习记忆活动和精力的恢复。此外，还出现间断的阵发性表现，如出现眼球快速运动、部分躯体抽动、血压升高、心率加快、呼吸快而不规则等。因此，该时相也被称为快速眼动（rapid eye movements，REM）睡眠。这可能与某些疾病（心绞痛、哮喘、阻塞性肺气肿及脑血管病等）在夜间突然发作有关。

在整个睡眠过程中，慢波睡眠和快波睡眠两个时相相互转化。成年人睡眠时首先进入慢波睡眠，持续80～120min后转入快波睡眠，快波睡眠持续20～30min后又转入慢波睡眠。在整个睡眠期间，两个时相反复转化4～5次。越接近睡眠后期，快波睡眠持续时间延长。在成年人，慢波睡眠和快波睡眠均可直接转为觉醒状态，但觉醒状态通常只能首先进入慢波睡眠，而不能直接进入快波睡眠。做梦是快波睡眠的特征之一。

### （二）睡眠发生的机制

睡眠是中枢内发生了一个主动过程造成的，而不是脑活动的简单抑制。有人认为脑干尾端存在着引起睡眠的中枢，称为上行抑制系统（ascending inhibitory system）。由这一中枢发出的冲动向上传导，作用于大脑皮质，与上行激动系统的觉醒作用相拮抗。在它们的共同作用下，调节着睡眠和觉醒的相互转化。

随着中枢神经递质研究的进展，已把睡眠的发生机制与不同的中枢递质系统功能活动联系起来。慢波睡眠可能与脑干内5-羟色胺递质系统有关，快波睡眠可能与脑干内5-羟色胺和去甲肾上腺素递质系统有关。

**考点：** 睡眠发生的机制

# 自测题

## 一、名词解释

1. 脊神经节 2. 脑屏障 3. 有髓神经纤维 4. 突触
5. 兴奋性突触后电位（EPSP） 6. 胆碱能受体
7. 反射弧 8. 特异投射系统 9. 牵张反射

## 二、选择题

A型题

1. 脑不包括（ ）
   A. 脑干 B. 间脑 C. 小脑
   D. 大脑 E. 脑神经
2. 脊神经共几对（ ）
   A. 12 B. 31 C. 2
   D. 10 E. 22
3. 神经系统的基本单位是（ ）
   A. 轴突 B. 树突 C. 神经元
   D. 细胞体 E. 突触
4. 灰质主要包括神经元的（ ）
   A. 轴突 B. 树突 C. 细胞体
   D. 分泌物 E. 神经纤维
5. 神经元与神经元接触和传递信息的部位，称为（ ）
   A. 闰盘 B. 缝隙连接
   C. 紧密连接 D. 突触
   E. 神经连接
6. 神经冲动传到轴突末梢时，使下列哪项内流，可导致递质释放（ ）
   A. $Na^{+}$ B. $K^{+}$ C. $Ca^{2+}$
   D. $Mg^{2+}$ E. $Cl^{-}$
7. 兴奋通过突触传递，较沿神经纤维传导缓慢，称为（ ）
   A. 突触延搁 B. 单向传递
   C. 总和 D. 后放
   E. 集中
8. 关于丘脑特异投射系统的叙述，正确的是（ ）
   A. 经典的感觉传导路是由三个神经元接替完成的
   B. 切断该系统动物将出现昏睡
   C. 弥散性地投射到大脑皮质的广泛区域
   D. 该系统功能是维持大脑皮质的兴奋状态
   E. 该系统容易受到内环境变化的影响
9. 关于非特异投射系统的叙述，正确的是（ ）
   A. 经典的感觉传导路是由三个神经元接替完成的
   B. 途经脑干时发生多突触联系，多次更换神经元后上行
   C. 点对点地投射到大脑皮质特定区域
   D. 引起特定的感觉
   E. 该系统不容易受到内环境变化的影响
10. 大脑皮质的主要运动区在（ ）
    A. 中央前回 B. 中央后回
    C. 枕叶皮层 D. 大脑皮质内侧面
    E. 边缘系统
11. 锥体系的主要功能是（ ）
    A. 调节肌紧张 B. 维持姿势平衡
    C. 协调随意运动 D. 发动随意运动
    E. 调节内脏活动
12. 神经系统实现其调节功能的基本方式是（ ）
    A. 兴奋和抑制
    B. 正反馈和负反馈
    C. 躯体反射和内脏反射
    D. 条件反射和非条件反射
    E. 神经内分泌调节和神经免疫调节
13. 基本生命中枢位于（ ）
    A. 脊髓 B. 延髓 C. 中脑
    D. 下丘脑 E. 端脑
14. 属于M受体阻滞剂的是（ ）
    A. 箭毒类 B. 酚妥拉明
    C. 普萘洛尔 D. 阿替洛尔
    E. 阿托品
15. 属于胆碱能纤维的是（ ）
    A. 交感神经节前纤维
    B. 副交感神经节前纤维
    C. 小部分交感神经节后纤维
    D. ABC都是
    E. ABC都不是
16. 副交感神经节后纤维递质为（ ）
    A. 去甲肾上腺素 B. 多巴胺
    C. 甘氨酸 D. 乙酰胆碱
    E. 肾上腺素
17. 以下属于肾上腺素受体的是（ ）
    A. M受体和N受体
    B. α受体和β受体
    C. M受体和α受体
    D. N受体和β受体
    E. M受体和β受体
18. 交感神经兴奋可引起（ ）
    A. 瞳孔缩小 B. 逼尿肌收缩
    C. 肠蠕动增强 D. 心率加快
    E. 支气管平滑肌收缩
19. 属于长时性记忆的是（ ）
    A. 感觉性记忆 B. 第一级记忆
    C. 第二级记忆 D. 瞬时记忆
    E. 神经元后放

20. 一般熟知的睡眠状态为（　　）

A. 快波睡眠　　B. 异相睡眠

C. 快速眼动睡眠　　D. 深睡眠

E. 慢波睡眠

## 三、简答题

1. 大脑半球可分为几个叶？是如何划分的？
2. 试述脑脊液的产生、循环途径及生理意义。
3. 简述突触的基本结构及突触传递的基本过程。
4. 特异投射系统和非特异投射系统的生理功能有何不同？
5. 试述大脑皮质体表感觉区和运动区定位的规律。
6. 试述自主神经系统的递质、受体类型、分布及作用。

（季常新）

# 第12章

# 内分泌系统

学习目标

**知识目标**：掌握内分泌与激素的概念；主要内分泌腺的位置、形态；几种主要激素的生理作用及其分泌的调节。熟悉激素的分类；下丘脑与垂体的联系。了解激素的作用机制。

**能力目标**：根据激素的生理作用及其分泌调节的机制分析内分泌系统疾病的临床表现。

**素质目标**：加强预防内分泌系统疾病的保健意识。

## 第1节 激　　素

内分泌系统对机体的调节作用，是通过其分泌的激素来实现的。激素是指由内分泌腺和散在的内分泌细胞所分泌的，以体液为媒介，在细胞之间传递调节信息的高效能生物活性物质。

考点：激素的概念

内分泌系统由内分泌腺和散在于人体某些组织器官中的内分泌细胞所组成。由于其分泌物直接进入血液或其他体液中，故称之为内分泌。

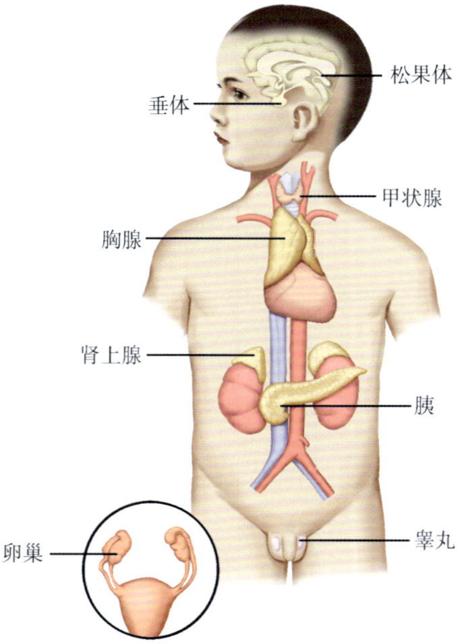


图12-1　人体内分泌腺分布

内分泌腺是由内分泌细胞构成的结构上独立的器官，如垂体、甲状腺、甲状旁腺、肾上腺、胸腺、松果体等（图12-1）。有些内分泌组织无典型的腺体结构，内分泌细胞分散在组织器官中，如胰岛、睾丸中的间质细胞，卵巢中的卵泡、心、肺、肾、胃肠道、呼吸道、泌尿生殖管道黏膜及中枢神经系统等处的内分泌细胞等。

内分泌系统作为体内一个重要的信息传递系统，与神经系统密切联系，相互作用，共同调节各器官、系统的功能活动。可概括为：①调节新陈代谢。②调节水电解质平衡，维持内环境稳态。③促进各组织器官的正常生长、发育和功能活动。④参与应激反应。⑤调节生殖器官发育成熟和生殖活动等。

### 一、激素的分类

激素按其化学本质可分为两大类。

#### （一）含氮类激素

含氮类激素包括蛋白质类、肽类及胺类，人体内多数内分泌腺分泌的激素属于此类，这类激素易为胃肠道消化酶所破坏（甲状腺激素除外），故不宜口服，一般需以注射方式给药。

#### （二）类固醇激素

类固醇激素主要包括肾上腺皮质激素和性激素，该类激素不易被消化酶破坏，可口服。

此外，前列腺素属于脂肪酸衍生物，胆钙化醇属固醇类激素。

考点：激素的分类

## 二、激素作用的一般特性

人体内的激素种类繁多，作用各异，但不同激素在发挥调节作用的过程中，表现出一些共同的特征。

### （一）相对特异性

激素释放入体液后，它只能选择性地作用于某些特定的器官、组织和细胞，表现为专一性作用，称激素作用的特异性。被激素选择性作用的特定器官、组织和细胞分别称为该激素的靶器官、靶组织和靶细胞。有些激素作用非常广泛，没有特定的靶细胞，如生长激素几乎对全身组织细胞的代谢过程都发挥作用。激素这一特征与其特异结合的靶细胞相应受体的分布有关。

### （二）高效能生物放大作用

激素是体内高效能生物活性物质。正常情况下，在血液中含量甚微，但其作用却十分显著。当激素与受体结合后，可引起细胞内一系列逐级放大的酶促效应，称为激素的生物放大作用。因此，当体内某激素水平稍有升高或降低时，均可引起该激素所调节的器官功能出现异常。

### （三）信息传递作用

激素在发挥作用的过程中，犹如传递信息的信使，其所携带的信息只能调节细胞原有的生理生化过程，既不增加新功能，也不提供额外能量，仅起传递信息作用，从而实现内分泌系统对机体功能的调节，使靶细胞固有的功能活动增强或减弱。

### （四）激素间的相互作用

激素在发挥作用时，常相互影响，当多种激素共同调节某一生理活动时，这些激素之间常相互作用。主要表现为：①协同作用，即作用相同，如生长激素、肾上腺素、胰高血糖素等，均可升高血糖，在升高血糖效应上有协同作用。②拮抗作用，即作用相反，如胰岛素能降低血糖，而胰高血糖素能升高血糖，在调节血糖浓度上有拮抗作用，从而维持机体血糖浓度的相对稳定。③允许作用，有些激素虽然不能直接对某器官、组织和细胞发挥作用，但其存在却是使其他激素发挥作用的必要条件，这种现象称为激素的允许作用。如皮质醇本身无缩血管效应，但它的存在才能使去甲肾上腺素更有效地发挥缩血管作用。④竞争作用：化学结构相似的激素可竞争同一受体位点。

考点：激素间的相互作用

## 三、激素作用的机制

### （一）含氮类激素作用机制——第二信使学说

含氮类激素首先与靶细胞膜上的特异性受体结合，激素作为携带调节信息的第一信使，激活细胞膜上的腺苷酸环化酶（adenylate cyclase，AC），在$Mg^{2+}$的参与下，腺苷酸环化酶可催化ATP转化为环磷酸腺苷（cyclic adenosine monophosphate，cAMP）。cAMP作为第二信使，激活细胞质中无活性的蛋白激酶系统，并进一步引起细胞内特有的生理效应，实现激素的调节作用，故此作用机制称为第二信使学说（图12-2）。此外，环磷酸鸟苷（cyclic guanosine monophosphate，cGMP）、三磷酸肌醇（inositol triphosphate，$IP_3$）、二酰甘油（diacylglycerol，DAG）和$Ca^{2+}$等也可作为第二信使。

### （二）类固醇激素作用机制——基因表达学说

类固醇激素分子量小，脂溶性高，可透过细胞膜与细胞质内特异性受体结合成激素-胞质受体复合物，使受体发生变构，同时获得穿过核膜的能力而进入细胞核内，与核内受体结合，形成激素-核受体复合物，再与染色质上非组蛋白的特异性位点结合，从而启动或抑制该部位的DNA的转录，促进或抑制mRNA的形成，诱导或减少某种蛋白激酶的合成，产生相应的生理效应（图12-3）。

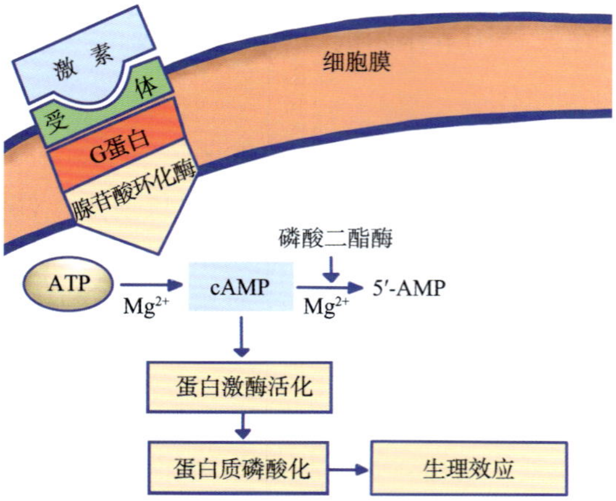


图12-2 含氮类激素的作用机制

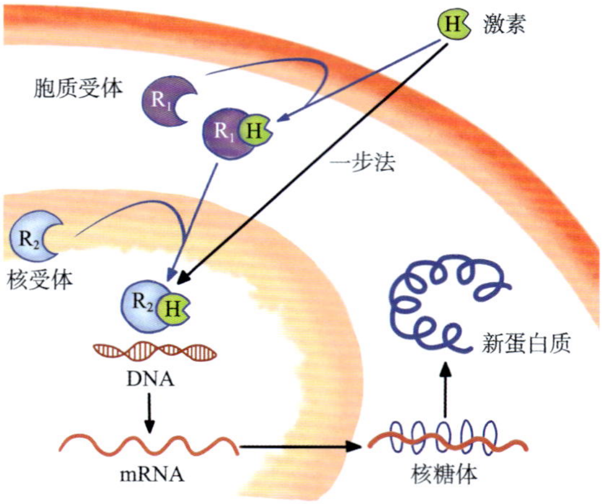


图12-3 类固醇激素的作用机制

## 第2节 下丘脑与垂体

垂体又称脑垂体，位于颅中窝蝶骨体上的垂体窝内，上端借漏斗与下丘脑相连，前上方与视交叉相邻，呈椭圆形，色灰红，表面有一薄层被膜。垂体体积很小，重量不足1g，但它是人体内最复杂的内分泌腺，对人体的生命活动十分重要。垂体的构造和功能都比较复杂，根据其发生和结构上的特点，可分为腺垂体和神经垂体两部分（图12-4）。

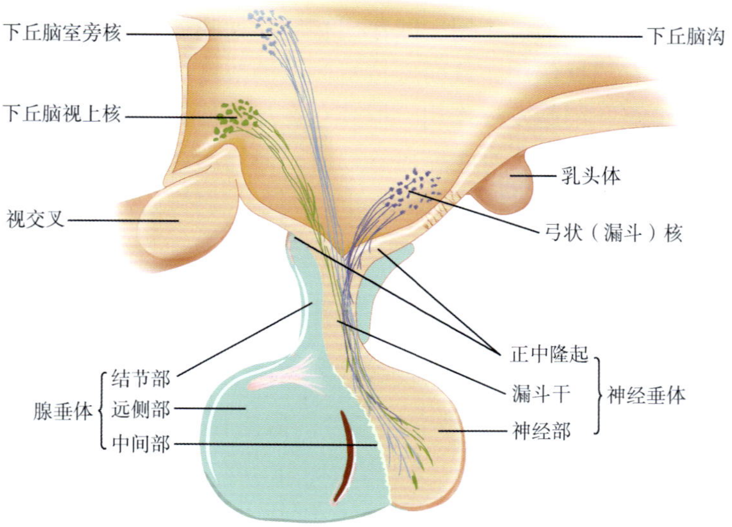


图12-4 垂体结构

下丘脑位于丘脑的前下方，紧贴颅底中部，前以视交叉为界，下借漏斗与垂体相连。下丘脑的内部结构比较复杂，内有两组重要的神经内分泌细胞。一组是视上核和室旁核，其神经纤维下行至神经垂体，构成下丘脑-垂体束。由视上核和室旁核所合成的血管升压素和缩宫素（催产素）沿下丘脑-垂体束（无髓神经纤维）的轴质运输至神经垂体储存，组成下丘脑-神经垂体系统；另一组集中在下丘脑内侧基底部，构成下丘脑“促垂体区”，其分泌的下丘脑调节肽，经垂体门脉系统运送到腺垂体，调节腺垂体功能，形成下丘脑-腺垂体系统（图12-5）。

**考点：** 下丘脑和垂体之间的结构联系

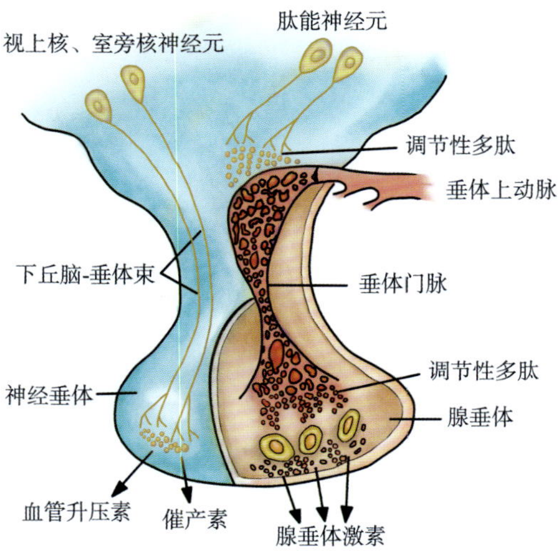


图12-5　下丘脑与垂体的联系

## 一、下丘脑-腺垂体系统

### （一）下丘脑调节肽

下丘脑促垂体区肽能神经元分泌的肽类激素，其主要作用是调节腺垂体的活动，称为下丘脑调节肽（hypothalamic regulatory peptide，HRP），目前已知的有9种。下丘脑调节肽的化学性质与主要作用见表12-1。

表12-1　下丘脑调节肽的化学性质与主要作用

| 名称 | 简写 | 化学本质 | 主要作用 |
| --- | --- | --- | --- |
| 促甲状腺激素释放激素 | TRH | 3肽 | 促进TRH释放，也能刺激PRL释放 |
| 促性腺激素释放激素 | GnRH | 10肽 | 促进LH与FSH释放 |
| 生长激素释放激素 | GHRH | 44肽 | 促进GH释放 |
| 生长激素释放抑制激素（生长抑素） | GHRIH | 14肽 | 抑制GH释放，对LH、FSH、TSH、PRL及ACTH的分泌也有抑制作用 |
| 促肾上腺皮质激素释放激素 | CRH | 41肽 | 促进ACTH释放 |
| 催乳素释放因子 | PRF | 未定 | 促进PRL释放 |
| 催乳素释放抑制因子 | PIF | 未定 | 抑制PRL释放 |
| 促黑（素细胞）激素释放因子 | MRF | 未定 | 促进MSH释放 |
| 促黑（素细胞）激素释放抑制因子 | MIF | 未定 | 抑制MSH释放 |

注：PRL，催乳素；LH，黄体生成素；FSH，卵泡刺激素；GH，生长激素；TSH，促甲状腺激素；ACTH，促肾上腺皮质激素；MSH，促黑（素细胞）激素。

### （二）腺垂体的激素及其生理作用

腺垂体是人体最重要的内分泌腺。其腺细胞可合成和分泌七种激素：生长激素（growth hormone，GH）、催乳素（prolactin，PRL）、促黑（素细胞）激素（melanocyte stimulating hormone，MSH）、促甲状腺激素（thyroid stimulating hormone，TSH）、促肾上腺皮质激素（adrenocorticotropic hormone，ACTH）、卵泡刺激素（follicle stimulating hormone，FSH）和黄体生成素（luteinizing hormone，LH）。其中TSH、ACTH、FSH、LH通过调节各自的靶腺来发挥作用，所以又称为促激素（图12-6）。

**1. 生长激素**　是由191个氨基酸组成的蛋白质激素，其生理作用主要是促进生长发育及调节代谢作用。

（1）促进生长　机体生长发育受多种激素调节，GH是起关键作用的因素。它能促进各组织器官的生长，尤其是对骨骼、肌肉及内脏器官（对脑组织无作用）作用显著。GH的作用，主要是通过刺激肝脏等器官的靶细胞，产生一种称为生长激素介质（somatomedin，SM）的小分子多肽物质实现的。SM可促进软骨组织的增殖与骨化，使长骨增长。在幼年时GH分泌不足，可引起生长发育迟缓，身材矮小（智力正常），称侏儒症；若分泌过多，可引起长骨生长超过正常，身材高大，称巨人症；当成人分泌过多时，可出现手足粗大、鼻高唇厚、下颌突出，肝、肾等内脏器官也增大，称为肢端肥大症。

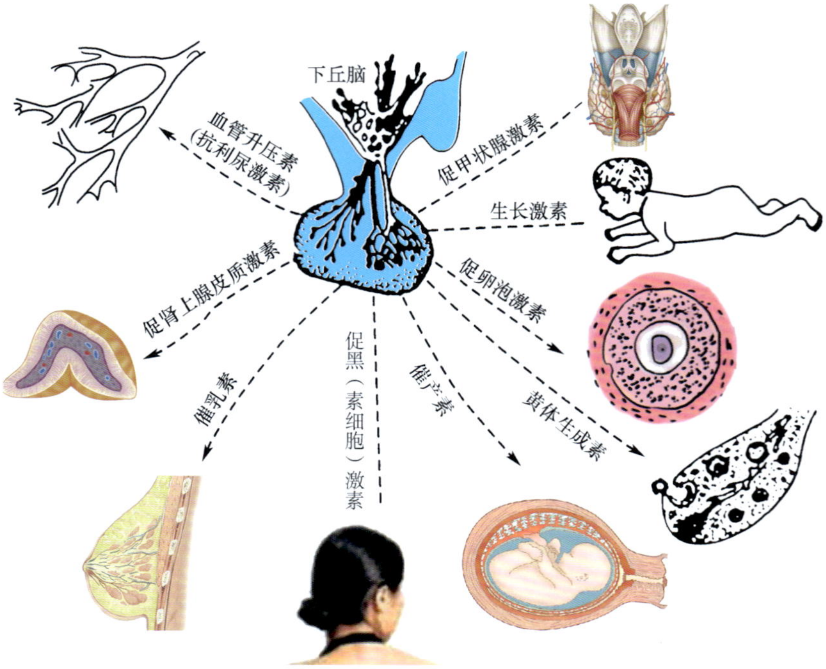


图12-6　腺垂体激素与靶器官

（2）调节代谢作用　GH可加速蛋白质代谢，促进氨基酸进入细胞，使蛋白质合成加强，分解减少；能加速脂肪分解，增强脂肪酸氧化；可抑制外周组织摄取与利用葡萄糖，使血糖升高。当GH分泌过多时，可产生垂体性糖尿病。

考点：生长激素的生理作用

**2. 催乳素**　以女性分泌较多，尤其是在妊娠期和哺乳期。PRL作用广泛，主要生理作用如下。

（1）促进乳腺的发育生长，引起和维持分娩后泌乳。

（2）刺激黄体分泌孕激素，促进排卵和黄体生长。在男性则促进前列腺和精囊腺的生长，加强黄体生成素促进睾丸合成睾酮的作用。

**3. 促黑（素细胞）激素**　主要生理作用是刺激黑素细胞合成黑色素，使皮肤和毛发的颜色变深。

**4. 促激素**

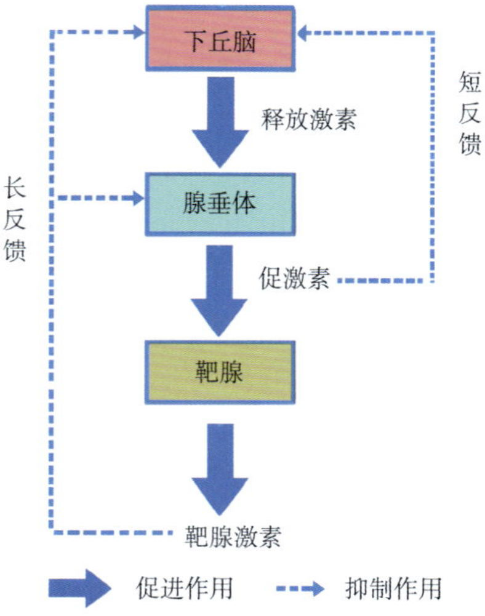


图12-7　激素分泌的反馈调节示意图

（1）促甲状腺激素　作用是促进甲状腺腺体增生及甲状腺激素的合成与释放。

（2）促肾上腺皮质激素　主要作用是促进肾上腺皮质束状带和网状带的生长发育，促进糖皮质激素的合成与分泌。

（3）促性腺激素　有两种，即FSH和LH。FSH促进卵泡的生长发育，LH促进排卵和黄体生成，两者协同作用时可使卵泡分泌雌激素。在男性，卵泡刺激素称为精子生成素，可促进睾丸的生精作用；黄体生成素称为间质细胞刺激素，刺激睾丸间质细胞发育并分泌睾酮。

腺垂体激素的分泌，主要接受下丘脑调节肽的调节和血液中靶腺激素对下丘脑和腺垂体的反馈调节。从而形成下丘脑-腺垂体-靶腺轴（图12-7）。如下丘脑-腺垂体-甲状腺轴、下丘脑-腺垂体-肾上腺皮质轴、下丘脑-腺垂体-性腺轴等。

## 二、下丘脑 - 神经垂体系统

神经垂体没有腺细胞，不能合成激素，仅起储存与释放由下丘脑视上核和室旁核神经内分泌细胞所合成的血管升压素（vasopressin，VP）和催产素（oxytocin，OXT）的作用。血管升压素又称抗利尿激素（antidiuretic hormone，ADH），主要由视上核合成。催产素主要由室旁核合成。

### （一）血管升压素

生理情况下，血管升压素的主要作用是促进肾远曲小管和集合管对水的重吸收，使尿量减少，而不参与血压调节；只有当机体大失血时，血中血管升压素浓度升高，才能使小动脉平滑肌收缩，血压升高，对维持血压相对稳定有一定作用。

### （二）催产素

催产素的生理作用只有在分娩和哺乳时才能发挥。

**1. 分娩时的作用** 促进子宫收缩，它对妊娠子宫的作用较强，而对非妊娠子宫的作用较弱。临床上常用于引产和产后子宫收缩无力而引起出血时。

**2. 哺乳时的作用** 使乳腺腺泡周围的肌上皮细胞收缩，从而使乳汁排出。催产素还能维持乳腺泌乳，当婴儿吸吮母亲乳头时，刺激催产素释放入血，引起排乳。

# 第3节 甲 状 腺

甲状腺是人体内最大的内分泌腺，略呈H形，由左右两个侧叶和中间的甲状腺峡部组成，成人重20～40g（图12-8）。侧叶呈锥体形，上端可达甲状软骨中部，下端可达第6气管软骨环高度。峡部连接左、右两侧叶，位于第2～4气管软骨的前面。甲状腺血液供应丰富，呈棕红色，借结缔组织固定于喉和气管壁上，因此吞咽时甲状腺可随喉上、下移动。

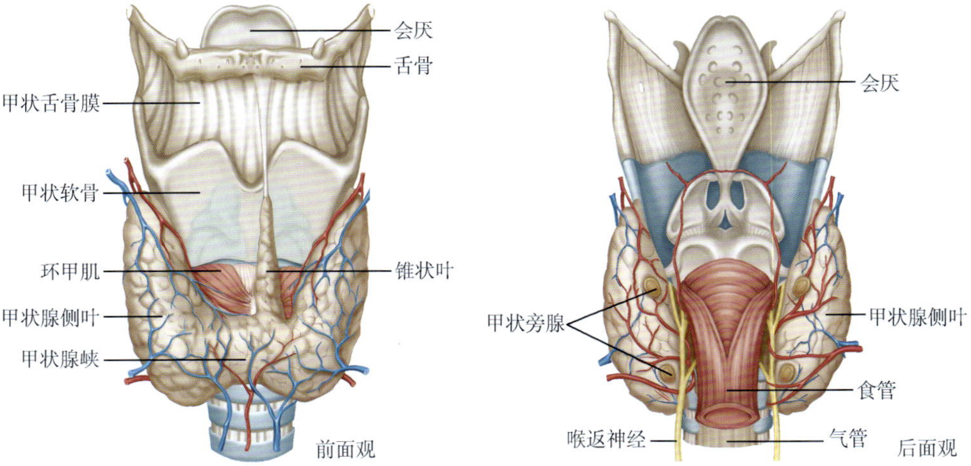


图 12-8 甲状腺和甲状旁腺

甲状腺内含有许多大小不等的圆形或椭圆形滤泡（图12-9）。滤泡由单层上皮细胞围成。滤泡上皮细胞是甲状腺激素合成与释放的部位。滤泡腔是激素的储存库，其内充满胶质，胶质是滤泡上皮细胞的分泌物，主要成分是甲状腺球蛋白。在甲状腺滤泡之间和滤泡上皮细胞之间有滤泡旁细胞，又称C细胞，其分泌降钙素，功能是调节钙、磷代谢。

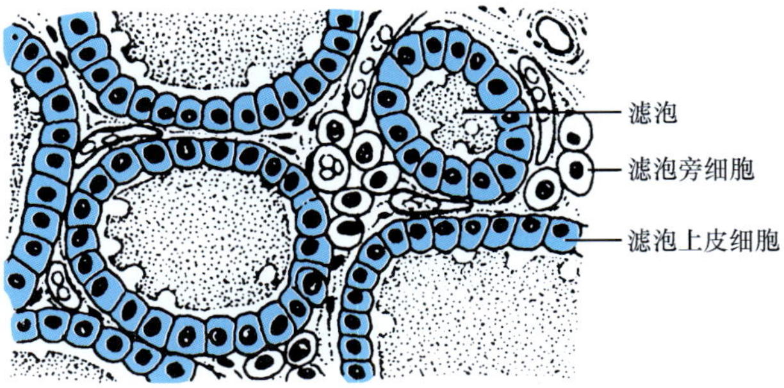


图 12-9 甲状腺的组织结构

## 一、甲状腺激素的生理作用

甲状腺激素由甲状腺滤泡上皮细胞合成，在血中有两种形式：一种是甲状腺素，又称四碘甲状腺原氨酸（$T_4$），另一种是三碘甲状腺原氨酸（$T_3$），它们都是酪氨酸碘化物。碘和甲状腺球蛋白是合成甲状腺激素的原料，碘主要来自食物。

甲状腺激素的合成包括甲状腺滤泡聚碘、$I^-$的活化、酪氨酸的碘化和耦联等步骤。某些药物，如哇巴因可抑制甲状腺滤泡对碘的摄取能力。而$I^-$的活化、酪氨酸碘化等过程均在甲状腺过氧化酶的催化作用下完成，硫氧嘧啶类药能抑制此酶活性，从而抑制甲状腺素的合成，故临床上可用上述类药物治疗甲状腺功能亢进症（简称甲亢）。

已合成的$T_3$、$T_4$，储存在甲状腺滤泡腔中。当血中$T_3$、$T_4$含量降低或机体需要量增加时，甲状腺球蛋白在溶酶体蛋白水解酶的作用下，释放出$T_3$、$T_4$。$T_3$和$T_4$入血后，以游离和结合两种形式存在，但只有游离形式可发挥生物作用。

甲状腺激素在体内的生理作用十分广泛，作用迟缓且持久。其主要作用是促进人体代谢和生长发育的过程。

### （一）对代谢的作用

**1. 对能量代谢的调节** 甲状腺激素可提高绝大多数组织细胞的能量代谢水平，增加组织的耗氧量和产热量，使基础代谢率升高。故测定基础代谢率，有助于了解甲状腺的功能。临床上患甲亢时，患者基础代谢率将升高。患者因产热过多而表现为怕热多汗。甲状腺功能减退时则相反，患者基础代谢率会降低，因产热不足而怕冷。

**2. 对物质代谢的调节** 甲状腺激素对蛋白质、糖和脂肪代谢均有调节作用。①蛋白质代谢：此作用的发生，可因甲状腺激素量的多少而不同。生理剂量的甲状腺激素可促进蛋白质的合成，尤其是肌肉、肝及肾的蛋白质合成明显增加。大剂量的甲状腺激素则使蛋白质分解加速，特别是骨骼肌蛋白质的分解增强，故临床上甲亢患者可出现消瘦、乏力。甲状腺激素分泌不足时，蛋白质合成减少，肌肉萎缩无力，并可引起黏液性水肿，是甲状腺功能减退的典型表现。②糖代谢：甲状腺激素可促进小肠对糖的吸收，增强糖原分解，使血糖升高；同时又增强外周组织对糖的利用，使血糖降低。故甲亢患者在进食后血糖迅速升高，甚至出现糖尿，但随后又快速降低。③脂肪代谢：甲状腺激素可促进脂肪酸氧化。甲状腺激素既可促进胆固醇的合成，又可通过肝脏降解胆固醇，但后者作用较强。故甲亢患者血中胆固醇含量常低于正常，甲状腺功能减退症（甲减）患者血中胆固醇水平常高于正常。

### （二）对生长发育的作用

甲状腺激素是维持正常生长发育不可缺少的激素，对婴儿脑和骨骼的发育尤为重要。另外，甲状腺激素对生长激素有允许作用，缺少甲状腺激素，生长激素便不能很好地发挥作用。甲状腺功能减退的婴幼儿，不仅身材矮小，而且智力低下，称为呆小病（克汀病）。

**考点：** 甲状腺激素对代谢和生长发育的影响

### （三）其他作用

**1. 对神经系统的作用** 甲状腺激素除了影响中枢神经系统的发育，还能提高中枢神经系统的兴奋性。甲亢患者常表现为情绪易激动、兴奋失眠，可出现手指震颤等；甲减患者则有记忆力减退、反应迟钝、表情淡漠、嗜睡等表现。

**2. 对心血管活动的作用** 甲状腺激素可使心率加快，心肌收缩力增强，心输出量增多，故甲亢患者可表现为心动过速。

**3. 对胃肠活动的影响** 甲状腺激素可使胃肠蠕动增强、消化腺分泌增加。甲亢患者可出现食欲增强，胃肠蠕动加速，胃排空加快，肠道吸收减少，甚至出现顽固性吸收不良性腹泻；甲减患者可出现腹胀和便秘。

甲状腺功能主要受下丘脑和腺垂体的调节，形成了下丘脑-腺垂体-甲状腺轴调节。此外，甲状腺还有明显的自身调节。

## 二、甲状腺功能的调节

### （一）下丘脑-腺垂体-甲状腺轴的调节

下丘脑释放的促甲状腺激素释放激素（thyrotropin releasing hormone，TRH）能促进腺垂体分泌TSH，TSH又能刺激甲状腺腺体增生和甲状腺激素（$T_3$、$T_4$）的合成和释放。血中甲状腺激素水平的高低，对TSH的分泌具有经常性的反馈调节作用。当血中$T_3$、$T_4$水平增高时，可反馈性抑制腺垂体TSH的分泌，使$T_3$、$T_4$的合成与释放减少；血中$T_3$、$T_4$水平降低时，对腺垂体TSH分泌的抑制作用则减弱，TSH分泌增多，使$T_3$、$T_4$的合成与释放增多，从而维持血中$T_3$、$T_4$含量的相对稳定。

### （二）甲状腺的自身调节

甲状腺可根据血碘水平调节自身摄取碘及合成甲状腺激素的能力，称为甲状腺的自身调节。当食物供碘增加时，最初$T_3$、$T_4$的合成增加，但碘量超过一定限度后，甲状腺摄碘则减少，$T_3$、$T_4$的合成速度明显下降，使甲状腺激素的合成不致过多；当血碘含量不足时，甲状腺的聚碘作用增强，甲状腺激素的合成也加强。

**案例 12-1**

患者，女，50岁，1年半前无明显诱因出现双下肢水肿，之后逐渐感觉反应迟钝，怕冷，毛发干枯脱落，舌大声嘶，食欲减退。近半个月双下肢水肿加重，伴呼吸困难，活动后加重。体格检查：颈静脉怒张，心脏向左扩大达腋前线，向右扩大于右锁骨中线。辅助检查：胸部X线示心包积液；$T_3$、$T_4$含量降低，TSH含量升高。初步诊断：甲状腺功能减退症，心包积液。

问题：此疾病与哪一种激素代谢有关？

# 第4节　甲状旁腺和滤泡旁细胞

甲状旁腺为棕黄色、扁椭圆形、黄豆大小的腺体，位于甲状腺侧叶的后面，一般有上、下两对，有时甲状旁腺可埋入甲状腺组织内（图12-8）。甲状旁腺主细胞合成并分泌甲状旁腺激素（parathyroid hormone，PTH）。

## 一、甲状旁腺激素

PTH主要作用是调节钙、磷代谢，通过作用于体内的骨组织、肾和小肠，使血钙升高、血磷降低。

### （一）对骨组织的作用

骨骼是体内最大的钙库。PTH一方面可提高骨细胞膜对$Ca^{2+}$的通透性，动员骨钙入血；另一方面可增强破骨细胞的活动，加速溶骨活动，使钙大量入血，从而使血钙升高。

### （二）对肾的作用

PTH可抑制近曲小管对磷的重吸收，并促进远曲小管对钙的重吸收，使血钙升高、血磷降低。

### （三）对小肠的作用

PTH可激活1，25-羟化酶，从而促进活性更高的1，25-二羟维生素$D_3$[1，25-$(OH)_2$-$D_3$]的生成，促进小肠上皮细胞对钙的吸收，使血钙升高（图12-10）。

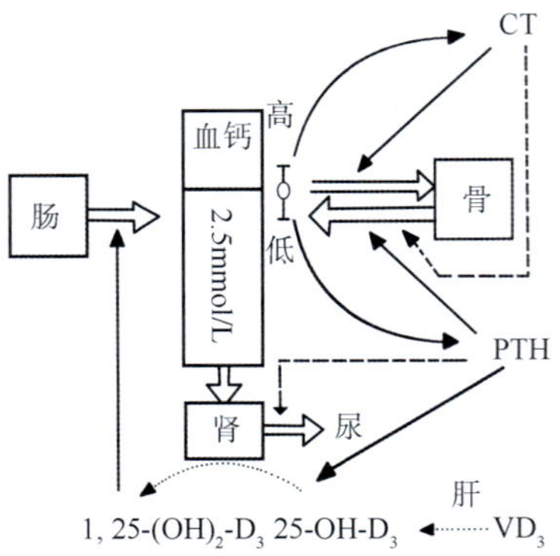


图12-10 PTH、CT与1, 25-(OH)$_2$-D$_3$对血钙的调节

→ 表示促进；⇢ 表示抑制；⋯→ 表示变为

PTH是体内维持血钙水平相对稳定的主要激素。在人类，若甲状腺术中不慎误将甲状旁腺摘除，将导致严重的低血钙，患者出现手足搐搦，严重者可因呼吸肌痉挛而窒息。PTH的分泌主要受血钙水平的负反馈调节。

考点：甲状旁腺素与血钙的关系

## 二、降 钙 素

降钙素（calcitonin，CT）是由滤泡旁细胞（又称甲状腺C细胞）所分泌，其主要生理作用是降低血钙和血磷。它一方面可直接抑制破骨细胞的溶骨作用，增加成骨细胞的活动，使钙、磷沉积于骨；另一方面可抑制肾小管对钙、磷的重吸收，增加尿中钙、磷的排出，从而发挥降低血钙、血磷的作用。

体内调节钙代谢的物质还有维生素D$_3$（也称胆钙化醇，VD$_3$），主要来源于皮肤及动物性食物。皮肤中的7-脱氢胆固醇在日光中紫外线的作用下，转化为维生素D$_3$，再经羟化酶催化成活性很高的1, 25-二羟维生素D$_3$（图12-10）。1, 25-二羟维生素D$_3$可促进小肠黏膜上皮细胞对钙的吸收及肾小管对钙的重吸收，使血钙浓度升高；1, 25-二羟维生素D$_3$对动员骨钙入血和钙在骨中沉积均有作用，是骨更新、重建的重要因素。缺乏1, 25-二羟维生素D$_3$，可导致儿童佝偻病或成人骨质疏松症。

# 第5节 肾 上 腺

肾上腺位于两侧肾的内上方，与肾共同包在肾筋膜内，左、右各一，左侧者近似半月形，右侧者呈三角形（图9-2）。其结构上包括周围部分的皮质和中央部分的髓质，两者在胚胎发生、组织结构和功能上均不相同，实际上是两个独立的内分泌腺。

## 一、肾上腺皮质

肾上腺皮质由外向内可分为球状带、束状带和网状带（图12-11），球状带细胞分泌盐皮质激素，主要是醛固酮；束状带细胞分泌糖皮质激素，主要是皮质醇，有少量皮质酮；网状带细胞分泌少量糖皮质激素和少量性激素。

考点：肾上腺皮质分泌的激素

### （一）肾上腺皮质激素的作用

**1. 盐皮质激素的作用** 盐皮质激素主要是醛固酮，作用详见第9章相关内容。

**2. 糖皮质激素的作用**

（1）对物质代谢的调节作用

1）糖代谢：糖皮质激素能增强糖异生，减少外周组织对葡萄糖的利用，具有显著的升血糖效应。若糖皮质激素分泌过多，可使血糖升高，甚至出现糖尿，引起类固醇性糖尿病；相反，肾上腺皮质功能低下时，可出现低血糖。

2）蛋白质代谢：糖皮质激素可促进肝外组织（尤其是肌肉组织）的蛋白质分解。糖皮质激素分泌过多或长期使用糖皮质激素时，由于蛋白质分解增强，可出现生

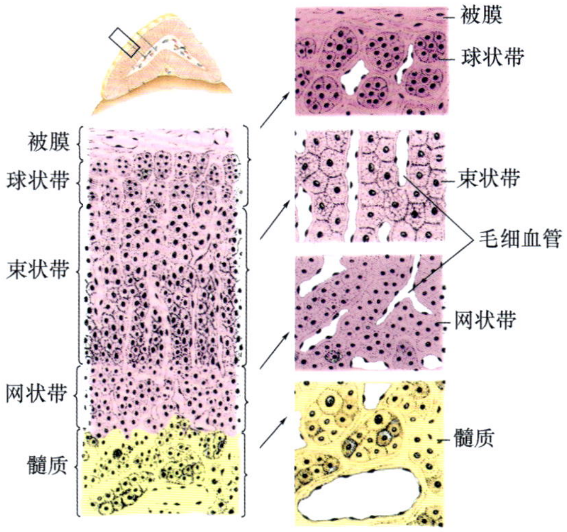


图12-11 肾上腺的组织结构

长停滞、肌肉消瘦、皮肤变薄、骨质疏松、伤口不易愈合、淋巴组织萎缩，以致影响免疫功能等。

3）脂肪代谢：糖皮质激素可促进脂肪分解，增加脂肪酸在肝内的氧化过程，有利于糖异生。肾上腺皮质功能亢进或长期大量使用糖皮质激素时，由于全身不同部位脂肪组织对糖皮质激素的敏感性不同，体内脂肪发生重新分布，出现面圆、背厚、躯干部发胖而四肢消瘦的向心性肥胖的特殊体型。

（2）对水盐代谢的作用 糖皮质激素具有保钠排钾作用，但作用较弱，只在长期大剂量使用时方可出现。糖皮质激素还可增加肾小球血流量，肾小球滤过作用增强，从而促进水的排泄。

（3）对各器官、组织的作用

1）对血细胞的作用：能使血液中的中性粒细胞、血小板、单核细胞和红细胞数量增加，而使淋巴细胞、嗜酸性粒细胞、嗜碱性粒细胞减少。故临床上可用糖皮质激素治疗血小板减少性紫癜、淋巴肉瘤和淋巴细胞性白血病。

2）对心血管系统的作用：糖皮质激素能提高血管平滑肌对儿茶酚胺类的敏感性（即激素的允许作用），对维持正常血压有重要意义。

3）对神经系统的作用：可提高中枢神经系统的兴奋性。小剂量可引起欣快感，大剂量则可引起注意力不集中、烦躁、失眠，严重时可出现幻觉等。

4）对消化系统的作用：糖皮质激素可以促进胃酸、胃蛋白酶原的分泌，抑制胃黏液分泌，加速胃上皮脱落，连续应用可诱发或加剧溃疡病。糖皮质激素分泌减少时，可出现消化功能障碍。

（4）在应激反应中的作用 当人体受到有害刺激时，如创伤、失血、感染、中毒、饥饿、缺氧、寒冷、休克等，引起血中ACTH和糖皮质激素浓度急剧增高，并引起一系列的非特异性反应，称为应激反应。通过应激反应，可增强人体对各种有害刺激的耐受力，对保护机体、维持生命极为重要。

此外，大量使用糖皮质激素还具有抗炎、抗毒、抗过敏、抗休克等药理作用。

**考点：** 糖皮质激素的作用和应激反应

### （二）肾上腺皮质激素分泌的调节

**1. 盐皮质激素分泌的调节** 醛固酮的分泌受肾素-血管肾张素系统和血钠、血钾水平的调节（详见第9章“泌尿系统”）。

**2. 糖皮质激素分泌的调节** 糖皮质激素分泌主要受下丘脑-腺垂体-肾上腺皮质轴的调节。下丘脑释放的CRH可促进腺垂体分泌ACTH，ACTH则可促进肾上腺皮质的生长发育，并刺激糖皮质激素的合成与释放。同时，血中糖皮质激素水平可反馈调节CRH和ACTH的分泌。临床上，长期使用糖皮质激素的患者，可反馈性抑制腺垂体ACTH的释放，导致肾上腺皮质萎缩。若突然停药，将引起肾上腺皮质功能不全的症状。因此长期用药时，不能骤然停药，应逐渐减量直至停药。

## 二、肾上腺髓质

肾上腺髓质位于肾上腺的中央，占肾上腺的10%～20%。从胚胎发生上看，肾上腺髓质和交感神经为同一来源，相当于交感神经节，受交感神经节前纤维支配，形成交感神经-肾上腺髓质系统。

肾上腺髓质的腺细胞内含有细小颗粒，一些颗粒与铬盐呈棕色反应，含有这种颗粒的细胞称为嗜铬细胞。肾上腺髓质的嗜铬细胞分泌肾上腺素（epinephrine，E）和去甲肾上腺素（norepinephrine，NE），两者都是儿茶酚胺激素。肾上腺素和去甲肾上腺素的部分生理作用已在“血液循环”章节中讨论过，这里主要讨论其在应急反应中的作用。

肾上腺髓质受交感神经节前纤维的支配，两者关系密切，交感神经系统和肾上腺髓质组成交感神经-肾上腺髓质系统。当人体遇到紧急情况时，如恐惧、焦虑、剧痛、失血等，这一系统的活动明显增强，肾上腺素和去甲肾上腺素分泌大大增加，使中枢神经系统兴奋性增高，反应灵敏；心率加快，心肌收缩力加强，心输出量增加，血压升高；呼吸加深加快，肺通气量增大；肝糖原和脂肪分解增加，血糖升高，血中游离脂肪酸增多，以适应在应急情况下对能量的需要。这些变化都是在紧急情况下，通过交感-肾上腺髓质系统活动的加强所产生的适应性反应，称为应急反应。应急反应有利于人体随时调整各种功能，以应对环境的急变。引起应急反应的各种刺激同样也可引起应激反应，二者既有区别又相辅相成，使人体的适应能力更加完善。

**考点：**应急反应

# 第6节 胰 岛

胰岛是散在于胰腺外分泌细胞之间的大小不等、形态不规则的内分泌细胞群的总称。经组织学染色，可见胰岛主要由以下几种细胞构成：A细胞，分泌胰高血糖素；B细胞，分泌胰岛素；D细胞，分泌生长抑素；PP细胞，分泌胰多肽（图7-18）。

## 一、胰 岛 素

### （一）胰岛素的生理作用

**1. 调节糖代谢** 胰岛素能促进全身组织，特别是肝、肌肉和脂肪组织摄取和利用葡萄糖，促进肝糖原和肌糖原的合成，抑制糖异生，促进葡萄糖转变为脂肪酸并储存于脂肪组织，从而使血糖降低。如体内缺乏胰岛素，血糖会显著升高，超过肾糖阈时可引起糖尿。

**2. 调节脂肪代谢** 胰岛素可促进脂肪的合成，胰岛素还能抑制脂肪酶的活性，减少脂肪的分解。胰岛素缺乏时，出现脂肪代谢紊乱，脂肪分解增强产生大量脂肪酸，在肝内氧化生成大量酮体，以致引起酮血症与酸中毒。同时，血脂升高易引起动脉硬化。

**3. 调节蛋白质代谢** 胰岛素能促进氨基酸进入细胞内；促进DNA、RNA和蛋白质的合成；抑制蛋白质的分解，因而有利于生长。同时，生长激素的促蛋白质合成的作用，必须在有胰岛素存在的情况下才能表现出来。因此，对人体的生长来说，胰岛素也是不可缺少的激素之一。

**考点：**胰岛素的生理作用

### （二）胰岛素分泌的调节

**1. 血糖浓度的调节** 胰岛素的分泌主要受血糖水平的反馈调节。血糖浓度升高时，胰岛素分泌增加，使血糖水平降低；当血糖水平降至正常时，胰岛素分泌也恢复至基础水平，从而维持血糖浓度相对稳定。此外，血中氨基酸和脂肪的水平升高，也能刺激胰岛素分泌。

**2. 其他激素的调节作用** 抑胃肽、生长激素、甲状腺激素、皮质醇等都可刺激胰岛素分泌。胰高血糖素、生长抑素则抑制胰岛素分泌。

**3. 神经调节** 迷走神经兴奋可直接促进胰岛素分泌，也可刺激胃肠道激素的分泌而间接促进胰岛素分泌；交感神经兴奋则抑制胰岛素的分泌。

**链接** 胰岛素的人工合成

1955年英国化学家完成了胰岛素的全部测序工作，国际上权威学术刊物曾发表评论文章断言："合成胰岛素将是遥远的事情"。然而，中国科学家们在党和国家的大力支持下，近20人的精干专业队伍经过数年攻关，于1965年9月17日，在世界上第一次人工全合成了与天然胰岛素分子相同化学结构并具有完整生物活性的蛋白质，被誉为"前沿研究的典范"，直到今天依然是中国医学界科技界的骄傲。

## 二、胰高血糖素

### （一）胰高血糖素的生理作用

与胰岛素的作用相反，胰高血糖素是体内促进分解代谢、促进能量动员的激素。胰高血糖素具有很强的促进糖原分解和糖异生作用，使血糖明显升高。胰高血糖素还可激活脂肪酶，促进脂肪分解，同时又能加强脂肪酸氧化，使酮体生成增多。胰高血糖素对蛋白质也有促进分解和抑制合成的作用，并能使氨基酸加快进入肝细胞转化为葡萄糖。

### （二）胰高血糖素分泌的调节

血糖浓度是最重要的调节因素。血糖浓度降低时，胰高血糖素分泌增加；血糖浓度升高时，其分泌减少。氨基酸可促进胰高血糖素的分泌。

胰岛素可通过降低血糖间接刺激胰高血糖素的分泌，也可直接作用于邻近的A细胞，抑制胰高血糖素的分泌。

交感神经兴奋可促进胰高血糖素的分泌；迷走神经兴奋时，可抑制其分泌。

# 第7节　其他激素

## 一、松果体及其分泌的激素

松果体为一椭圆形小体，在儿童期比较发达，成年后松果体可部分钙化形成钙斑。松果体分泌的激素主要为褪黑素（melatonin，MT）。MT对哺乳动物最明显的作用是抑制下丘脑-腺垂体-性腺轴，抑制性腺活动，防止儿童性早熟。松果体分泌MT呈明显的昼夜节律变化，白天分泌减少，而黑夜分泌增加。近年来的研究表明，在人和哺乳动物，生理剂量的MT具有促进睡眠的作用，而且MT的昼夜分泌节律与睡眠的昼夜时相完全一致，因此认为MT是睡眠的促发因子，并参与昼夜睡眠节律的调控。

## 二、前列腺素

前列腺素（prostaglandin，PG）是广泛存在于动物和人体内的一组重要的组织激素。PG的化学结构一般是具有五元环和两条侧链的二十碳不饱和脂肪酸。根据其分子结构的不同，可把PG分为A、B、D、E、F、H、I等型。

PG的生物学作用极为广泛而复杂，几乎对机体各个系统的功能活动均有影响。例如，由血小板产生的血栓烷$A_2$，能使血小板聚集，还具有使血管收缩的作用。相反，由血管内膜产生的$PGH_2$，能抑制血小板聚集，并有舒张血管的作用。$PGE_2$有明显地抑制胃酸分泌的作用，可能是胃液分泌的负反馈抑制物，可增加肾血流量，促进排钠利尿。此外，PG对体温调节、神经系统，以及内分泌与生殖功能均有影响。

## 三、瘦　素

瘦素（leptin）是由肥胖基因编码的蛋白质。人类循环血液中的瘦素为146个氨基酸残基构成的肽，分子量为16 000。瘦素主要由白色脂肪组织合成和分泌。褐色脂肪组织、胎盘、肌肉和胃黏膜也可合成少量瘦素。瘦素的分泌具有昼夜节律，夜间分泌水平高。

瘦素具有调节体内脂肪储存量和维持能量平衡的作用。瘦素可直接作用于脂肪细胞，抑制脂肪的合成，降低体内脂肪储存量，并动员脂肪，转化和释放脂肪储存的能量。循环血液中的瘦素可作用于下丘脑的弓状核，使摄食量减少。

# 自测题

## 一、名词解释

1. 允许作用 2. 第二信使 3. 应急反应 4. 应激反应

## 二、填空题

1. 按化学性质不同可将激素分为________和________两大类。
2. 下丘脑和垂体之间构成了________系统和________系统。
3. 幼年时生长激素缺乏可导致________，甲状腺激素缺乏可导致________。
4. 参与应激反应的激素主要是________，参与应急反应的激素主要是________。

## 三、选择题

A型题

1. 侏儒症是由于（ ）
   A. 幼年时期缺乏生长激素
   B. 幼年时期缺乏甲状腺激素
   C. 幼年时期缺乏糖皮质激素
   D. 先天性大脑发育不全
   E. 幼年时期缺乏胰岛素
2. 影响神经系统发育的最重要的激素是（ ）
   A. 糖皮质激素 B. 盐皮质激素
   C. 生长激素 D. 甲状腺激素
   E. 甲状旁腺激素
3. 地方性甲状腺肿的主要发病原因是（ ）
   A. 食物中长期缺少钙
   B. 食物中长期缺少钠
   C. 食物中长期缺少碘
   D. 食物中长期缺少维生素A
   E. 食物中长期缺少锌
4. 胰岛素分泌调节的最重要因素是（ ）
   A. 血中脂肪酸浓度
   B. 胃肠激素
   C. 肾上腺素
   D. 血糖浓度
   E. 血中胆固醇浓度
5. 糖皮质激素对糖与蛋白质代谢的作用是（ ）
   A. 促进葡萄糖的利用，促进肝外蛋白质的合成
   B. 抑制葡萄糖的利用，抑制肝外蛋白质的合成
   C. 促进葡萄糖的利用，抑制肝外蛋白质的合成
   D. 抑制葡萄糖的利用，促进肝外蛋白质的合成
   E. 抑制糖异生，抑制肝外蛋白质的合成
6. 生长激素对蛋白质代谢的作用是（ ）
   A. 促进蛋白质的合成，抑制其分解
   B. 促进蛋白质分解，抑制其合成
   C. 促进肝外组织蛋白质的分解
   D. 是下丘脑产生的激素
   E. 促进蛋白质的合成与分解
7. 有关神经垂体的叙述，正确的是（ ）
   A. 分泌抗利尿激素和催乳素
   B. 分泌抗利尿激素和催产素
   C. 受腺垂体激素的制约
   D. 下丘脑产生的激素都在此储存
   E. 分泌生长激素和催产素
8. 促进肾小管保钠排钾的激素是（ ）
   A. 抗利尿激素 B. 甲状腺激素
   C. 胰岛素 D. 醛固酮
   E. 糖皮质激素
9. 甲状腺激素对生长发育有重要影响的器官是（ ）
   A. 肌肉 B. 内脏
   C. 骨骼和神经系统 D. 脑和内脏
   E. 肌肉和骨骼
10. 促进葡萄糖氧化及糖原合成，抑制糖原分解，降低血糖的激素是（ ）
    A. 生长激素 B. 糖皮质激素
    C. 胰岛素 D. 肾上腺素
    E. 甲状腺激素
11. 糖皮质激素与胰岛素的作用相比的叙述，正确的是（ ）
    A. 对糖异生的作用两者相同
    B. 对血糖的作用两者相反
    C. 组织对糖的利用两者相同
    D. 对蛋白质分解作用两者相同
    E. 对脂肪分解的作用两者相同
12. 关于降钙素的描述，错误的是（ ）
    A. 促进骨中钙盐沉积
    B. 甲状腺腺泡细胞所分泌
    C. 使血钙浓度下降
    D. 腺泡旁细胞所分泌
    E. 使血磷浓度降低
13. 下列激素中不是腺垂体分泌的是（ ）
    A. 生长激素 B. 催产素
    C. 催乳素 D. 卵泡刺激素
    E. 促黑激素
14. 下列关于胰岛素的生理作用中，错误的是（ ）
    A. 降低血糖，促进糖原合成
    B. 促进脂肪的合成与储存
    C. 促进蛋白质的合成
    D. 抑制组织对葡萄糖的摄取和利用
    E. 抑制糖的异生

15. 下列关于糖皮质激素的叙述中，错误的是（　　）
A. 使血糖升高
B. 使血中氨基酸增多
C. 使脂肪异常分布
D. 长期使用，促进肾上腺皮质增生
E. 四肢脂肪对其敏感性较高
16. 下列激素中不属于类固醇激素的是（　　）
A. 糖皮质激素　B. 盐皮质激素
C. 甲状腺激素　D. 雄激素
E. 雌激素

B型题

（17～21题共用备选答案）
A. 侏儒症　B. 呆小症
C. 糖尿病　D. 肢端肥大症
E. 佝偻病
17. 幼年时甲状腺激素分泌不足可导致（　　）
18. 幼年时生长激素分泌不足可导致（　　）
19. 幼年时维生素$D_3$缺乏可导致（　　）
20. 成年人生长激素分泌过多可导致（　　）
21. 胰岛素分泌不足可导致（　　）

X型题

22. 腺垂体分泌的促激素有（　　）
A. 促甲状腺激素
B. 促肾上腺皮质激素
C. 卵泡刺激素
D. 黄体生成素
E. 促黑（素细胞）激素
23. 可能使血压升高的激素有（　　）
A. 甲状旁腺激素　B. 抗利尿激素
C. 胰岛素　D. 盐皮质激素
E. 去甲肾上腺素

## 四、简答题

1. 试述下丘脑和垂体之间的结构和功能联系。
2. 饮食中长期缺碘为什么会引起甲状腺肿大?
3. 简述胰岛素的生理作用。
4. 长期大量使用糖皮质激素的患者，为什么不能突然停药?

（宋　振）

# 第13章 生殖系统

学习目标

**知识目标**：掌握雄激素、雌激素和孕激素的生理作用；熟悉男性睾丸、尿道的结构和功能；熟悉女性生殖器官的结构、功能及月经周期形成的机制。

**能力目标**：了解受孕与分娩的基本过程。

**素质目标**：掌握避孕的方法。

生物体生长发育到一定阶段后，能产生与自己相似的子代个体，这种功能称为生殖。它是维持生命延续和种系繁殖的重要生命活动。高等动物的生殖是通过两性生殖器官活动实现的。这一复杂的过程包括生殖细胞（精子和卵子）的形成、交配与受精、着床、胚胎发育及分娩等重要环节。

## 第1节 男性生殖系统

### 一、男性生殖系统的组成和结构

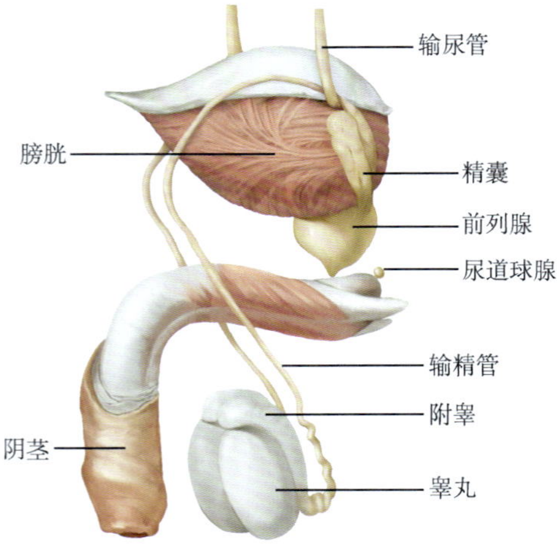

图13-1 男性生殖系统

男性生殖系统包括内生殖器和外生殖器。内生殖器由生殖腺（睾丸）、输送管道（附睾、输精管、射精管、尿道）和附属腺（精囊、前列腺、尿道球腺）组成；外生殖器包括阴囊和阴茎（图13-1）。睾丸是主性器官，能产生精子和分泌雄激素等。

#### （一）睾丸

睾丸位于阴囊内，左、右各一。睾丸呈内、外侧略扁的椭圆形，表面光滑，其后缘与附睾相连，并有血管、淋巴管和神经出入。睾丸表面除后缘外均被覆睾丸鞘膜。睾丸鞘膜为一层浆膜，分为脏层和壁层，脏层紧贴睾丸表面，壁层衬于阴囊的内面。脏、壁两层在睾丸后缘相互移行，构成一个密闭的鞘膜腔，内有少量浆液，起润滑作用。

睾丸表面包有一层坚厚的纤维膜，称白膜。白膜在睾丸后缘增厚并突入睾丸内形成睾丸纵隔。睾丸纵隔向睾丸实质发出许多放射状小隔将睾丸实质分成200多个锥体形的睾丸小叶，每个小叶内有3～4条精曲小管，管壁的上皮能产生精子。精曲小管汇合成精直小管进入睾丸纵隔内吻合成睾丸网，从睾丸网发出12～15条睾丸输出小管，经睾丸后缘上部进入附睾头。

#### （二）附睾、输精管和射精管

附睾附于睾丸上端和后缘，是储存精子的器官，由上向下分为附睾头、附睾体和附睾尾。附睾尾末端向内上折返，延续为输精管，再沿附睾内侧上行至阴囊根部，穿腹股沟管入盆腔，绕至膀胱底的后面，与精囊的排泄管合并为射精管。射精管穿过前列腺，开口于尿道前列腺部。

从腹股沟管深环延至睾丸上端处，有一对柔软的圆索状结构，称为精索。其主要成分为输精管、睾丸动脉、蔓状静脉丛、淋巴管和神经等。

### （三）附属腺

附属腺包括精囊、前列腺和尿道球腺，其分泌物与睾丸精曲小管产生的精子共同组成精液。精液黏稠呈乳白色，一次射精2～5ml，含精子3亿～5亿个。

### （四）阴囊和阴茎

阴囊为一皮肤囊袋，位于阴茎的后下方，容纳睾丸、附睾和输精管的起始部。阴囊皮肤薄而柔软，富有伸展性。阴囊皮肤深层为一层肉膜（浅筋膜），内含平滑肌纤维。平滑肌的舒缩可调节阴囊内的温度，使之略低于体温，以适应精子的发育。

阴茎分为头、体、根3部分。阴茎根附着于耻骨下支、坐骨支及尿生殖膈；阴茎体悬垂于耻骨联合前下方；阴茎头游离，其尖端有矢状位的尿道外口。

阴茎由两条阴茎海绵体和一条尿道海绵体构成，外被筋膜和皮肤。尿道海绵体内有尿道纵行穿过。海绵体由勃起组织构成，充血时胀大变硬，阴茎勃起。阴茎的皮肤薄而柔软，皮肤在阴茎前端形成双层的环形皱襞，称阴茎包皮。在成人，如包皮过长或包皮口过小不能上翻露出阴茎头时，称包皮过长或包茎。

**考点：**男性内、外生殖器的组成

### （五）男性尿道

男性尿道起自膀胱的尿道内口，穿过前列腺、尿生殖膈和尿道海绵体，终于尿道外口。成年男子尿道平均直径5～7mm，长16～22cm。全长有3处狭窄，分别位于尿道内口、尿生殖膈的膜部和尿道外口。导尿时应予以注意。

## 二、睾丸的功能

睾丸主要由精曲小管和间质细胞组成。精曲小管是精子生成的部位，其管壁有两种细胞：一种是生精细胞；另一种是支持细胞。间质细胞存在于精曲小管间的结缔组织内，具有合成和分泌雄性激素等功能。

### （一）睾丸的生精功能

精子是由生精细胞发育形成的。最原始的生精细胞为精原细胞。男子从青春期开始，精原细胞分阶段形成精子，然后进入精曲小管管腔，储存于附睾。从精原细胞发育成为精子需60多天。支持细胞对各级生精细胞有支持和营养的作用，同时支持细胞紧密连接形成血-睾屏障，为生精细胞发育提供微环境，此外还分泌雄激素结合蛋白（ABP），ABP与睾酮结合，促进生精过程和附性器官的发育。精子生成需要适宜的温度，阴囊内温度较腹腔内温度低2℃左右，适于精子的生成。出生后，由于某种原因睾丸未降至阴囊内而停留在腹腔内、腹股沟管内等处，称为隐睾症，会影响精子的生成。新生的精子在经过附睾及运送精子的管道后，逐渐成熟并获得运动能力。精子与附属腺体分泌的分泌物混合形成精液，在性高潮时排出体外。

### （二）睾丸的内分泌功能

睾丸间质细胞分泌雄激素，主要为睾酮。支持细胞分泌抑制素（图13-2）。

**1. 雄激素** 睾丸间质细胞生成的雄激素主要有睾酮、双氢睾酮、雄烯二酮和脱氢异雄酮等，其中双氢睾酮的活性最强，睾酮的活性次之，其余雄激素的生物活性仅为睾酮的1/5。正常青壮年男性（20～50岁），睾丸每日分泌4～9mg睾酮，50岁以后随年龄增长睾酮分泌量逐渐减少。

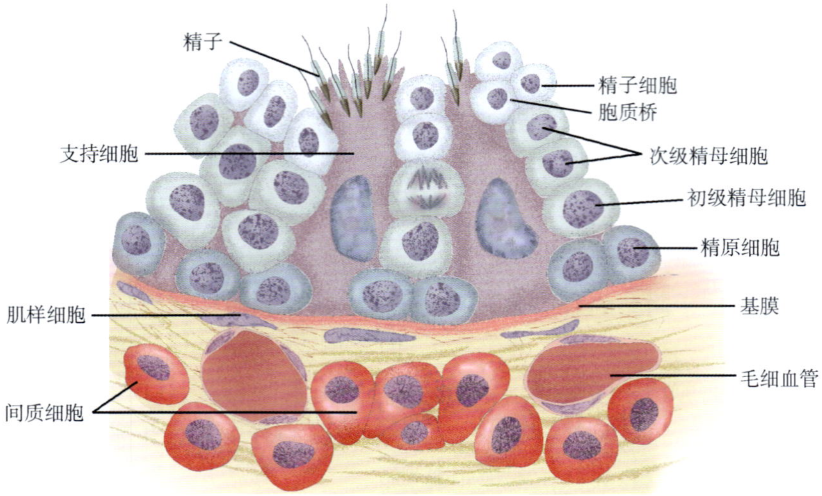


图 13-2 支持细胞和生精细胞

睾酮的生理作用：①维持正常性欲；②促进男性生殖器官的生长发育，促进男性第二性征（副性征）出现并维持其正常状态；③维持生精作用，睾丸间质细胞分泌的睾酮，经支持细胞进入精曲小管，可直接转变为活性更强的双氢睾酮，与生精细胞的雄激素受体结合，促进精子的生成；④促进蛋白质合成，特别是肌肉和生殖器官的蛋白质合成，同时还能促进骨骼生长与钙、磷沉积以及红细胞生成等。

**2. 抑制素** 是由睾丸支持细胞分泌的一种糖蛋白激素，由α和β两个亚单位组成。抑制素对腺垂体分泌卵泡刺激素有很强的抑制作用，而生理剂量的抑制素对黄体生成素分泌却无明显影响。

## 三、睾丸功能的调节

睾丸精曲小管的生精过程和间质细胞的睾酮分泌均受下丘脑-腺垂体-睾丸轴的调节。下丘脑分泌促性腺激素释放激素（GnRH）经垂体门脉系统作用于腺垂体，促进卵泡刺激素和黄体生成素的合成和释放。卵泡刺激素主要作用于生精细胞与支持细胞，促进精子的生成。黄体生成素主要作用于间质细胞，刺激间质细胞的发育并分泌睾酮。当血中睾酮达到一定浓度后，便可作用于下丘脑，抑制GnRH的分泌，进而抑制黄体生成素的分泌，产生负反馈调节作用，使血中睾酮稳定在一定水平。此外，支持细胞和生精细胞与间质细胞之间，还能通过旁分泌的方式对睾酮的分泌和生精过程进行局部调节。

考点：睾丸的内分泌功能

**案例 13-1**

患者，男，32岁，结婚5年，近3年未采取避孕措施，妻子未能受孕。患者妻子检查无任何异常，患者体检时发现站立时左侧睾丸明显低于右侧，可以看到并摸到阴囊内有蚯蚓状的团块。

问题：该患者的诊断是精索静脉曲张，解释该病的解剖学基础。

# 第 2 节 女性生殖系统

## 一、女性生殖系统的组成和结构

女性生殖系统包括内生殖器和外生殖器（图 13-3～图 13-5）。内生殖器由生殖腺（卵巢）和输卵管道（输卵管、子宫、阴道）组成；外生殖器即会阴。

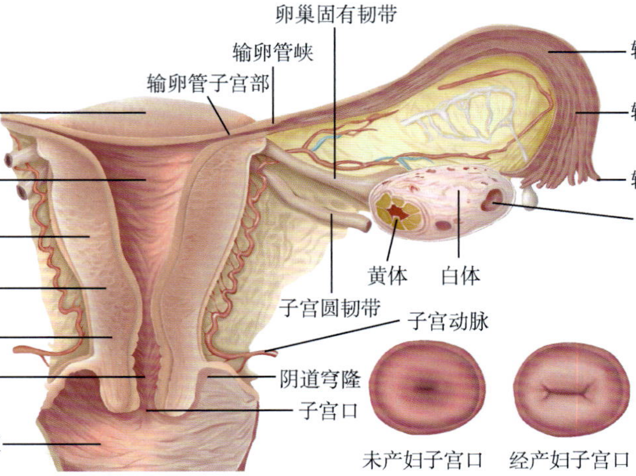


图13-3 女性内生殖器

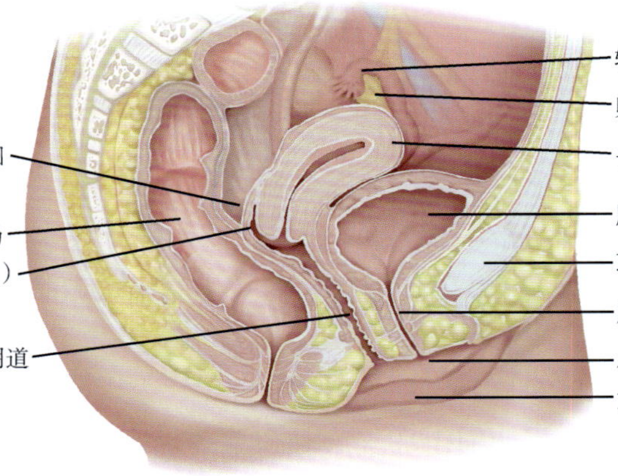


图13-4 女性盆腔（正中矢状面）

## （一）卵巢

卵巢左、右各一，位于盆腔侧壁、髂总动脉分叉处下方的卵巢窝内，呈扁卵圆形，可分为内、外两面和前、后两缘及上、下两端。上端与输卵管伞相触；下端借韧带连于子宫；前缘为卵巢系膜，连于子宫阔韧带后层，有血管、淋巴管和神经出入；后缘游离。卵巢被子宫阔韧带后层腹膜所包裹，是腹膜内位器官。

卵巢的大小和形态随年龄而变化，幼女未经排卵的卵巢表面光滑，性成熟期后，由于多次排卵，卵巢表面形成许多瘢痕，变得凹凸不平，50岁以后卵巢逐渐萎缩。

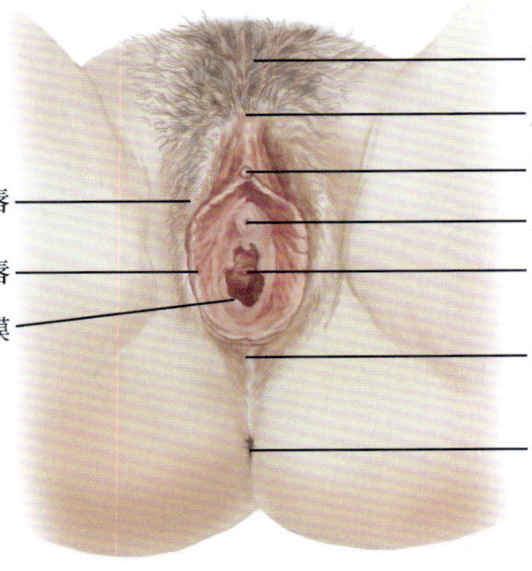


图13-5 女性外生殖器

## （二）输卵管

输卵管是一对输送卵细胞的肌性管道，连于子宫底两侧。输卵管内侧端开口于子宫腔，外侧端开口于腹膜腔，由外向内可分为4部分：①输卵管漏斗，以输卵管腹腔口与腹腔相通，口的周缘有许多指状突起，称输卵管伞；②输卵管壶腹部，粗长且弯曲，是卵细胞受精的部位；③输卵管峡部，细短而直，输卵管结扎术常在此处进行；④输卵管子宫部，为输卵管穿过子宫壁的部分，以输卵管子宫口与子宫腔相通。

**考点：**输卵管的分部及各部的特点

### （三）子宫

子宫是孕育胎儿的肌性器官，腔小壁厚，长约8cm，宽约4cm，厚约2cm。成年人子宫呈前后略扁的倒置梨形，子宫位于盆腔的中央，在膀胱与直肠之间。正常成年人子宫呈前倾前屈位。前倾是指子宫与阴道之间形成的向前开放的钝角；前屈是子宫体与子宫颈之间凹向前的弯曲，亦呈钝角。

子宫分为三部分：子宫底、子宫体、子宫颈。子宫颈是子宫下端呈圆管状的部分，其下端伸入阴道的部分，称子宫颈阴道部，为癌的好发部位。

子宫的内腔狭小，分为上、下两部分。上部位于子宫体内，称子宫腔。下部位于子宫颈内，称子宫颈管。子宫颈管的下口，称子宫口，通向阴道。未产妇的子宫口呈光滑的圆形，经产妇的子宫口为不规则的横裂状。

考点：子宫的形态与结构

### （四）阴道

阴道是前后略扁的肌性管道，上端连于子宫，下端以阴道口开口于阴道前庭，是女性的性交器官，也是排出月经和娩出胎儿的通道。

阴道上端宽大，包绕子宫颈阴道部，二者之间形成的环状间隙，称阴道穹。阴道穹的后部较深，于直肠子宫陷凹处仅隔阴道后壁和腹膜，临床上常于此处穿刺进行诊断和治疗。未婚女子阴道口周围有处女膜，处女膜破裂后，形成处女膜痕。

### （五）会阴

会阴包括阴阜、大阴唇、小阴唇、阴道前庭、阴蒂、前庭球和前庭大腺等。

## 二、卵巢的功能

卵巢由卵泡和结缔组织组成。卵泡由卵细胞和包围卵细胞的卵泡细胞（颗粒细胞）组成。卵细胞是女性生殖细胞；卵泡细胞具有内分泌作用。卵泡周围的结缔组织在卵泡发育过程中可形成内、外两层卵泡膜，后期生长卵泡和成熟卵泡的内层卵泡膜细胞（内膜细胞）具有分泌雄激素和少量雌激素的作用。

### （一）卵巢的生卵功能

卵子是由卵巢内的原始卵泡逐渐发育而成。卵泡发育次序为原始卵泡、生长卵泡（初级卵泡和次级卵泡）及成熟卵泡（图13-6）。成年女性的卵巢中有数万个原始卵泡。生育年龄的女性，一般除妊娠期外，每月都有几个甚至十几个原始卵泡同时生长发育，但通常只有一个发育为成熟卵泡。其他卵泡都在发育的不同阶段退化成闭锁卵泡。成熟卵泡破裂，出现排卵孔，卵细胞与透明带、放射冠及卵泡液被排出卵泡至腹腔，此过程称为排卵。排出的卵细胞随即被输卵管伞捕捉，送入输卵管中。女性从青春期起至绝经时（50岁左右）止，两侧卵巢共能排出400～500个卵细胞。

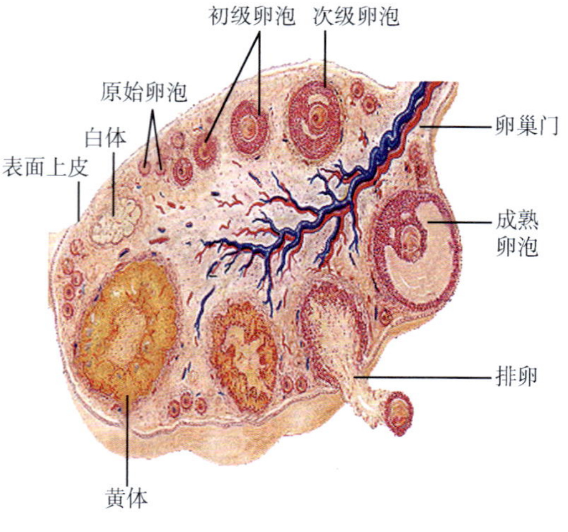

图13-6 卵巢的微细结构

排卵后，残余的卵泡壁内陷，血液进入卵泡腔，发生凝固，形成血体。随着血液被吸收，残留的颗粒细胞与卵泡膜细胞逐渐转变成外观为黄色的黄体。黄体持续的时间，取决于排出的卵子是否受孕。若排出的卵子未受孕，则黄体在排卵后第9～10天开始变性退化，并逐渐被结缔组织取代，成为白体而萎缩、溶解。若排出的卵子受孕，黄体则继续发育为妊娠黄体。

### （二）卵巢的内分泌功能

卵巢是一个重要的内分泌腺，主要分泌雌激素和孕激素，还可分泌抑制素和少量雄激素。雌激素以雌二醇（E2）为主，孕激素主要是孕酮（P）。

排卵前，卵巢主要分泌雌激素和雄烯二酮。排卵后形成的黄体，既分泌孕激素，也分泌雌激素。一般认为黄体细胞主要产生孕激素，以孕酮作用最强。

**1. 雌激素** 主要生理作用是促进女性器官的发育和副性征的出现，并使其维持在正常状态。具体作用：①促进子宫内膜发生增殖期的变化，提高子宫肌对催产素的敏感性；促进输卵管的蠕动；促进阴道上皮细胞增生、角化并合成大量糖原，通过乳酸杆菌分解成乳酸，增强阴道抵抗细菌的能力。②促进乳房发育、刺激乳腺导管系统增生，产生乳晕；使脂肪和毛发分布具有女性特征、音调变高、骨盆宽大等，表现出一系列女性副性征，并使之维持在成熟状态。③促进肾对水和钠的重吸收，增加细胞外液量；促进肌肉蛋白质的合成，加强钙盐沉积，加速骨骼的生长，对青春期发育与成长起促进作用。④维持正常的性欲。

**2. 孕激素** 主要作用是为受精卵着床作准备及维持妊娠过程的正常进行，孕激素通常要在雌激素作用的基础上才能发挥调节作用。具体作用：①使子宫内膜产生分泌期的变化，进一步促进子宫内膜增生，引起腺体分泌，以利于受精卵着床。②降低子宫平滑肌的兴奋性，抑制子宫收缩，有安胎作用。③在雌激素作用的基础上，促进乳腺腺泡发育，为分娩后泌乳做准备。④使宫颈黏液变稠，形成黏液塞，减少精子穿透量。⑤孕激素有产热作用，使基础体温在排卵后升高0.5℃左右，由于体温在排卵前先表现短暂降低，排卵后升高，故临床上将这一基础体温改变作为判定排卵日期的标志之一。

**3. 雄激素** 女子分泌雄激素要比男子分泌水平低得多。适量的雄激素可刺激女性阴毛及腋毛生长。若女性雄激素过多，可引起男性化或女子多毛症。

考点：卵巢的内分泌功能

## 三、卵巢功能的调节

**1. 月经周期** 女性进入青春期后，子宫内膜会发生周期性剥落和出血，称为月经。月经血量一般为100ml左右。月经期内子宫创面容易感染，故要注意经期卫生。每月一次子宫内膜发生剥落和出血的周期性变化，称为月经周期。历时20～40天，平均28天。第一次来月经称初潮，一般在12～14岁。50岁左右的女性月经周期逐渐停止，此后称为绝经期。

若按子宫内膜的变化来区分，以月经周期28天为例：子宫内膜剥脱、出血的第1～4天为月经期；第5～14天为增殖期，第15～28天为分泌期，然后进入下一个周期。如果卵子受精，则子宫内膜继续生长，维持妊娠。

**2. 月经周期形成的机制** 月经周期的形成受下丘脑-腺垂体-卵巢轴的调控。

青春期前，下丘脑GnRH神经元未发育成熟，FSH和LH分泌也很少，因此卵巢未发育成熟，故没有月经周期。进入青春期，GnRH神经元逐渐发育成熟，GnRH分泌增加，FSH和LH分泌也增多。继而，卵巢发育成熟，功能活跃，呈现周期性变化，形成了月经周期（图13-7）。

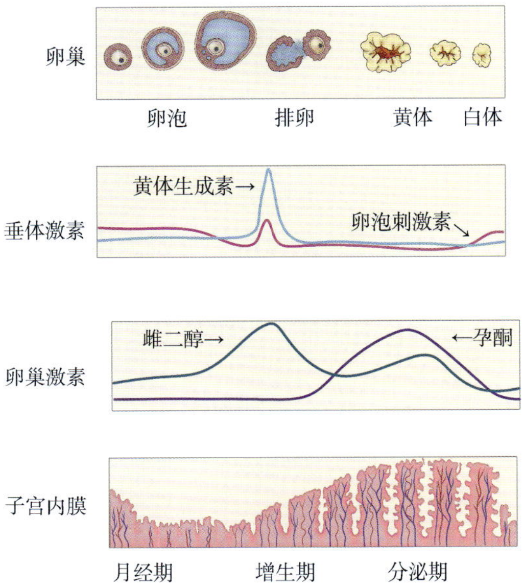


图13-7 子宫内膜周期性变化与卵巢周期性变化的关系

（1）增生期或排卵前期 相当于月经周期第1～14天，又称卵泡期。此期开始时，卵泡发育处于未成熟的初级卵泡阶段，分泌雌激素量很少，血中雌激素与孕激素均处于低水平，两者对下丘脑和垂体反馈作用较弱，血中FSH和LH呈逐渐增高的趋势。FSH促使卵泡生长发育成熟并与LH共同作用，使卵泡分泌雌激素。在雌激素的作用下，子宫内膜发生增生期变化。排卵前一天左右，血中雌激素浓度达到高峰，与此同时，通过正反馈调节作用，使GnRH分泌增多，刺激LH和FSH分泌，而以LH的增加更为明显，形成LH峰。在高浓度LH作用下，使成熟卵泡排卵。排卵通常发生在月经周期的第14天。

在增生期，子宫内膜在雌激素的作用下，发生相应变化，主要表现为内膜增厚、腺体增多并变长。

（2）黄体期或排卵后期　相当于月经周期的第15～28天，亦即分泌期。排卵后，在LH作用下，卵巢内残余的卵泡形成黄体，继续分泌大量孕激素和雌激素。雌激素使黄体细胞上LH受体数量增多，进一步促进孕激素分泌，使黄体分泌的孕激素在排卵后8～10天出现高峰，雌激素也再次升高，形成第二个高峰（略低于第一次），在雌激素和孕激素的作用下，子宫内膜发生分泌期的变化，高浓度的雌激素和孕激素通过负反馈作用，抑制腺垂体分泌FSH和LH，子宫细胞分泌$PGF_{2\alpha}$进入卵巢，于是黄体开始退化、萎缩，导致血中雌激素和孕激素浓度急剧下降至最低水平，一方面子宫内膜剥脱、出血，形成月经，另一方面对下丘脑和腺垂体的抑制作用解除，FSH和LH的分泌又开始增加，卵泡又开始生长发育，重复新的月经周期。

月经周期形成的过程充分说明，每个月经周期皆由卵巢在下丘脑-腺垂体-卵巢轴的作用下提供一个成熟卵子，子宫内膜不失时机地创造适应于胚泡着床的环境。因此月经周期也可以被认为是受精、着床、妊娠作周期性准备的生理过程。任何环节发生病变，均可引起月经不调进而影响妊娠。生活中可以通过监测月经周期中基础体温的变化来预测排卵日期，用于选择合适的受孕时机；临床上常使用雌激素、孕激素及其类似物来抑制下丘脑-腺垂体-卵巢轴的活动，进而抑制排卵，达到避孕的目的（药物避孕）。

**考点：** 月经周期形成的机制

## 第3节　妊娠和避孕

### 一、妊　娠

妊娠是子代新个体的产生和孕育的过程，包括受精、着床、妊娠的维持及分娩。

#### （一）受精

精子与卵子结合形成受精卵的过程称为受精。受精一般在输卵管壶腹部进行，其过程大体分3个步骤。

**1. 精子获能**　是指精子必须在子宫或输卵管中停留几个小时，才能获得使卵子受精的能力。

**2. 顶体反应**　获能精子与卵子相遇的一瞬间，精子顶体中的酶系（包括放射冠穿透酶、透明质酸酶、顶体酶）便释放出来，使卵子外周的放射冠及透明带溶解，称为顶体反应。顶体反应可协助精子穿过放射冠和透明带，与卵细胞接触并融合。

**3. 卵细胞的成熟与配子融合**　当一个精子穿过透明带后，精子与卵细胞膜接触，激发卵细胞释放抑制素等物质，封锁透明带，阻止其他精子进入，避免多精子受精，同时激发次级卵母细胞完成第二次成熟分裂，成为成熟卵子，其核称为雌性原核。此核与精子的雄性原核融合，形成一个有23对染色体的受精卵。由此可见，有活力的精子和卵子在受精部位相遇是受精的基本条件。所以，凡是影响精子和卵子运送及影响精子获能的因素都可影响受精。

**考点：** 受精的3个步骤

### （二）着床

胚泡植入子宫内膜的过程，称为着床。着床必须具备以下条件：①透明带必须消失。②胚泡的滋养层细胞迅速增殖分化，形成合体滋养层细胞。③胚泡与子宫内膜必须同步发育并相互配合。④体内必须有足够浓度的孕激素和雌激素，在其协同作用下，使子宫出现一个极短的敏感期，接受胚泡着床。

**考点：**着床必须具备的条件

### （三）妊娠的维持

胚泡着床后，其最外层的一部分细胞发育为滋养层，滋养层细胞便开始分泌人绒毛膜促性腺激素（HCG），并逐渐增多。胎盘形成后，除实现胎儿与母体之间的物质交换，也是妊娠期的一个内分泌器官，大量分泌HCG、人绒毛膜生长激素（HCS）、孕激素与雌激素等多种激素，对妊娠的维持起关键性作用。

HCG是一种糖蛋白激素，有人在胚泡着床后1天（或卵子受精后第6天左右）即在母体血中检查出HCG。早孕时HCG分泌量增长很快，到妊娠8～10周，HCG的分泌达到高峰，随后下降，在妊娠20周时降至较低水平。在妊娠过程，尿中HCG含量的动态变化与血液相似，因为HCG在妊娠早期即出现，所以检测母体血中或尿中的HCG是诊断早孕的可行指标。HCG的主要生理作用：①使月经黄体转变为妊娠黄体，以维持妊娠的顺利进行。②抑制淋巴细胞的活性，防止母体对胎儿产生排斥反应。③抑制FSH和LH的分泌，从而抑制排卵，保持妊娠。④刺激胎儿肾上腺皮质激素及性腺激素的分泌。

**考点：**胎盘分泌的激素

### （四）分娩

成熟的胎儿及其附属物自母体子宫娩出的过程称为分娩。在人类，妊娠持续的时间大约为280天。分娩动力主要来源于子宫平滑肌的节律性收缩和腹壁肌肉收缩。分娩时，子宫颈受刺激后可反射性地引起催产素分泌增多，通过正反馈作用，子宫平滑肌产生强烈而有节律性的收缩，并逐渐加强，直至胎儿娩出。

**链接** 试管婴儿

试管婴儿又称体外受精联合胚胎移植技术，是采用医疗手段帮助不孕不育夫妇孕育胎儿的技术。在实施试管婴儿技术之前要全面评估夫妻双方的生育能力，包括对女性卵巢功能的测试以及对男性精液质量和数量的评估。首先通过精确的药物治疗控制女性排卵，这一过程称为超排卵治疗，目的是获得质量好且数量充足的卵子。超排卵治疗后，在局部麻醉下经阴道穿刺取卵，此时男性需提供新鲜精子，若无法提供也可使用冷冻精子或者捐赠精子，接着进行体外受精，受精成功后再培养数日进行胚胎移植，移植约2周后女性进行妊娠测试。随着医疗技术的进步，试管婴儿的成功率不断提高。国家政策的支持为无数家庭托起了“生命的希望”。

## 二、避　　孕

避孕是指采用科学方法使妇女暂不受孕。一般可通过以下避孕机制来实现。

**1. 抑制精子和卵子的生成**　目前使用的女性全身性避孕药，通过负反馈抑制下丘脑的GnRH释放，使FSH和LH分泌受抑制，从而抑制排卵，达到避孕目的。

**2. 防止卵子受精**　用机械的方法防止精子与卵子相遇；用药物降低精子的受精力或杀死精子；改变输卵管输送卵子的速度等。

**3. 使精子不利于获能**　如给予孕激素，精子在子宫内就不能获能。

**4. 改变子宫内环境，影响胚泡的着床与生长**　如在子宫腔内放置节育环；使用紧急避孕药等。

# 自测题

## 一、名词解释

1. 生殖 2. 精子获能 3. 月经周期 4. 排卵 5. 受精

## 二、填空题

1. 睾丸的两个主要生理功能是________和________。
2. 雄激素是由睾丸的________细胞产生的，抑制素是由________细胞分泌的。
3. 卵巢主要的生理功能是产生________，还可以分泌多种激素，其中主要有________、________，还有少量的________及________。
4. 月经周期中，子宫内膜的变化可分为________期、________期和________期。

## 三、选择题

A型题

1. 男性的主要生殖器官为（　　）
   A. 精囊　B. 附睾　C. 阴茎和输精管　D. 睾丸　E. 前列腺
2. 精子在体内主要储存在（　　）
   A. 输精管及附睾　B. 睾丸　C. 前列腺　D. 精囊腺　E. 尿道球腺
3. 睾酮主要由何种细胞分泌（　　）
   A. 睾丸间质细胞　B. 睾丸支持细胞　C. 睾丸生殖细胞　D. 精原细胞　E. 精子
4. 关于雄激素的作用的叙述，下列哪项是错误的（　　）
   A. 刺激雄性附性器官发育并维持成熟状态
   B. 刺激男性副性征出现
   C. 促进肌肉与骨骼生长，使男子身高在青春期冲刺式生长
   D. 分泌过盛可使男子身高超出常人
   E. 维持正常的性欲
5. 支持细胞的功能不包括（　　）
   A. 支持生精细胞　B. 营养生精细胞　C. 分泌抑制素　D. 产生精子　E. 构成血-睾屏障
6. 女性的主性器官为（　　）
   A. 子宫　B. 卵巢　C. 输卵管　D. 阴道　E. 外阴
7. 闭锁卵泡是由（　　）
   A. 排卵后卵子受精，塌陷卵泡形成
   B. 排卵后卵子未受精，塌陷卵泡形成
   C. 始基卵泡形成
   D. 初级卵泡形成
   E. 未成熟卵泡蜕变形成
8. 关于黄体形成的叙述，下列哪项是正确的（　　）
   A. 由未成熟卵泡蜕变形成
   B. 由卵丘细胞形成
   C. 由受精卵形成
   D. 由排卵后的塌陷卵泡形成
   E. 由闭锁卵泡蜕变形成
9. 正常妇女体内的雌激素主要是（　　）
   A. 雌酮　B. 雌二醇　C. 雌三醇　D. 绒毛膜促性腺激素　E. 孕酮
10. 对子宫内膜产生分泌期变化起直接作用的激素主要是（　　）
    A. 促性腺激素
    B. 促性腺激素释放激素
    C. 雌激素
    D. 孕激素和雌激素共同作用
    E. HCG

## 四、简答题

1. 睾丸是怎样产生精子的？试述下丘脑和腺垂体对睾丸生精功能的调节。
2. 雌激素和孕激素各有哪些生理作用？
3. 试述在月经周期中，子宫内膜与下丘脑、腺垂体和卵巢的相应变化及其相互关系。

（臧玉静）

# 实验一　运动系统

【实验目的】

1. 掌握　人体全身骨的名称、位置；膈的位置、功能；三角肌、肱二头肌、臀大肌、股四头肌、小腿三头肌的位置及作用；关节的基本结构和辅助结构。

2. 熟悉　各骨的主要结构及功能；腹肌的位置及名称；骨连结的形式；斜方肌、背阔肌、竖脊肌、胸大肌、肋间外肌、肋间内肌的位置和作用。

【实验材料】

1. 人体全身骨架标本。
2. 新鲜猪股骨纵切面（示骨的结构）。
3. 人体全身游离骨标本。
4. 脊柱、胸廓、颞下颌关节、肩关节、肘关节、骨盆、髋关节和膝关节标本。
5. 整尸肌肉标本及全身肌肉模型。
6. 头颈部、胸部、腹部、背部肌挂图。
7. 解剖器械一套。

【实验内容】

1. 在新鲜猪股骨标本上观察骨的构造。
2. 观察关节的基本结构和辅助结构。
3. 观察躯干骨的形态、特征，记住名称和重要骨性标志。
4. 在全身骨架标本上观察上肢骨、下肢骨的组成及重要骨性标志。
5. 颅骨的组成、颅骨的缝隙位置和颅底结构。
6. 在活体上触摸各重要的肌性标志和骨性标志。
7. 指认表情肌、咀嚼肌和胸锁乳突肌，并在自体上找到这些肌肉的位置。
8. 辨认背肌、胸肌、腹肌及膈，并分析其作用。
9. 辨认三角肌、肱二头肌的位置，并分析其作用。
10. 辨认臀大肌、股四头肌、小腿三头肌的位置，并分析其作用。

【注意事项】

1. 观察游离骨时，注意摆正方位（上下、前后和内外侧）。
2. 各重要的骨性标志需在活体上触摸。
3. 在观察肌肉尸体标本时，动作必须轻巧，避免损伤标本。
4. 以严肃认真的态度观察尸体、标本、不得打闹嬉戏，杜绝把标本带出实验室。

【思考与分析】

1. 在全身骨架标本上说出各骨的位置、名称与形态分类。
2. 在全身肌肉标本上指认出胸锁乳突肌、膈肌、三角肌、肱二头肌、臀大肌、股四头肌、小腿三头肌的位置，并说出其作用。

## 实验二 内 脏 学

【实验目的】

**1. 掌握** 消化系统的组成和分部，胃、小肠、大肠的位置、形态及结构特征，阑尾的位置及阑尾根部的体表投影，肝的位置、形态及肝外胆道系统的组成，胆囊的位置、形态结构及体表投影；呼吸系统及上、下呼吸道的组成，肺的位置、形态；泌尿系统的组成及肾、膀胱的位置、形态及内部结构；男、女性生殖系统的组成及各器官位置、形态。

**2. 熟悉** 胰的位置及分部；喉腔的形态结构及分部；胸膜的组成。

【实验材料】

1. 尸体标本（打开胸腔、腹前壁和盆腔）。
2. 离体胃、肠、肝、肝外胆道、肺、喉、肾标本或模型。
3. 各内脏系统的标本、模型及挂图。

【实验内容】

1. 在消化系统标本或挂图上指认消化系统的组成。
2. 在打开腹前壁的尸体标本或离体消化系统标本上观察胃、小肠和大肠的位置、形态和分部。
3. 在打开腹前壁的标本上或肝标本上观察肝、胆囊、胰腺的形态及位置。
4. 在呼吸系统的模型和打开胸壁的尸体标本上观察呼吸系统的组成及各器官的位置。
5. 在泌尿系统的模型和打开腹前壁的尸体（显示腹后壁）标本上观察泌尿系统组成及各器官的位置。
6. 在男性、女性生殖系统标本和模型上观察男性、女性内外生殖器及在盆腔中的位置。男性尿道的两个弯曲、三个狭窄。

【注意事项】

1. 观察时应将各器官放在解剖位置。
2. 内脏各器官较脆弱，易损坏，实验时要注意爱护标本。
3. 课后可于活体上观察口腔内结构。
4. 观察模型时小心轻放，不要掉在地上，以免损坏。
5. 对脏器微细结构，须仔细观察。
6. 用尊重态度对尸体或动物标本进行观察。

【思考与分析】

1. 在尸体上指认出消化系各器官名称，并说出其位置。
2. 描述肺的形态。
3. 说出泌尿系统的组成与功能。
4. 简述输尿管的分部与狭窄。
5. 描述生殖系统的组成与功能。

## 实验三 脉管系统

【实验目的】

**1. 掌握** 心的位置、外形及各心腔的结构；主动脉起止、行程及各部的重要分支。

**2. 熟悉** 上、下腔静脉的位置、组成和主要属支。

**3. 了解** 左、右冠状动脉起始、行程和分布区域。

【实验材料】

1. 切除胸壁暴露胸腔示心位置标本及挂图。
2. 解剖的全身血管、神经尸体标本。
3. 离体心解剖标本和模型。
4. 心的血管铸型标本。
5. 新鲜猪心。

【实验内容】

**1. 心的位置** 在打开胸前壁的完整尸体上指认心的位置和形态。

**2. 各心腔的结构** 在离体心解剖标本上观察辨认：①右心房，辨认右心耳、上腔静脉口、下腔静脉口、右房室口、冠状窦口和卵圆窝等结构；②右心室，辨认室上嵴、乳头肌、腱索、三尖瓣和肺动脉瓣等结构，并分析其作用；③左心房，辨认左心耳、左右成对的肺静脉口和左房室口；④左心室，辨认二尖瓣、主动脉瓣等结构，并分析其作用。

**3. 心的血管** 在离体标本和心血管铸型标本上观察左、右冠状动脉起始、行程和分布情况。

**4. 主动脉** 在解剖的全身血管、神经尸体标本上观察主动脉起始、行程及分段等。

5. 在解剖的全身血管、神经尸体标本上观察颈总动脉、颈内动脉、颈外动脉、锁骨下动脉、腋动脉、肱动脉、尺动脉、桡动脉、胸主动脉、腹主动脉、股动脉、腘动脉、胫前动脉和胫后动脉的行程及分布情况。

**6. 上腔静脉系** 在头颈部、胸部静脉标本上观察上腔静脉汇合、行程、注入部位及主要属支。

**7. 下腔静脉系** 在腹腔血管标本上观察下腔静脉的汇合、行程、注入部位及主要属支。

**8. 肝门静脉系** 在门静脉模型上观察肝门静脉的特点、起始端、主要属支，以及与上、下腔静脉系的吻合途径。

【注意事项】

1. 把心放在解剖位置后再观察。
2. 在切开动物心之前，先观察表面结构，再解剖观察各心腔的形态结构。
3. 注意在标本上区别动脉与静脉。
4. 根据血管的起止、行程和分布来学习。
5. 辨认时动作要轻巧，不要用力牵拉，以免将血管扯断。

【思考与分析】

1. 脉管系的组成与功能。
2. 在解剖的动物心上辨认出各心腔的主要结构。
3. 在全身血管尸体标本上说出主动脉及其分支（一级分支）的名称。
4. 简述门静脉系的组成、收集静脉血的范围及主要属支。

## 实验四　神经系统

【实验目的】

**1. 掌握** 脊髓的位置、外形和灰质的位置及功能；脊神经的组成及分布；脑的组成；大脑半球的外形及主要功能区；基底核和内囊的位置及功能；脑和脊髓被膜；脑脊液的产生和循环途径。

**2. 熟悉** 颈丛、臂丛、腰丛、骶丛的组成和分布情况；脑干的组成和主要传导束；间脑组成及下丘脑的功能。

**3. 了解** 小脑的位置和功能；脑神经的名称与性质；脑的动脉分布。

**【实验材料】**

1. 离体脊髓标本、脊髓横切面标本、模型及挂图。

2. 全身神经尸体标本。

3. 脑干、间脑、小脑和大脑的标本、模型和挂图。

4. 带有被膜的离体脑、脊髓标本；硬脑膜标本及挂图；脑室铸型标本、模型及挂图；脑水平切面与冠状切面标本、挂图；脑脊液循环挂图；脑血管铸型标本。

**【实验内容】**

**1. 脊髓及脊神经**

（1）脊髓的位置 在离体脊髓标本上观察脊髓的外形和位置。

（2）脊髓节段 在脊髓节段与椎骨的对应关系的挂图上观察。

（3）脊髓的内部结构 在脊髓横切面标本和挂图上观察，可见脊髓中央有一小管，称中央管，其周围是H形的灰质，灰质的四周为白质。

（4）其他 在脊髓标本上仔细观察脊神经发出的途径及分支。其形成的四个神经丛（颈丛、臂丛、腰丛和骶丛）的位置及分布情况。

**2. 脑**

（1）在脑的标本上自上而下观察端脑、间脑、中脑、脑桥、延髓和小脑。

（2）脑干 在保留脑神经根的脑干标本、模型和挂图上进行观察。脑干自下而上由延髓、脑桥和中脑3部分组成。辨认锥体交叉、锥体、脑桥基底部、中脑大脑脚和脚间窝等结构，辨认上丘和下丘等结构。

（3）小脑 在脑的大体标本与分离小脑标本、模型上观察。辨认小脑的位置、形态与分部。

（4）端脑 ①在大脑半球标本或模型上观察大脑半球的外形；辨认主要沟、回。②在脑水平切面与冠状切面标本与模型上观察大脑半球的内部结构；指出基底核、侧脑室、大脑皮质的主要中枢；辨认躯体运动中枢、躯体感觉中枢、视觉中枢、听觉中枢和四个语言中枢的位置；辨认内囊的位置。

**3. 脑神经** 在连有脑神经根的脑标本与模型上辨认12对脑神经的连脑部位，并分析其性质与功能。

**4. 脑和脊髓的被膜、血管及脑脊液循环**

（1）在带有被膜的离体脑、脊髓标本上观察硬脊膜、脊髓蛛网膜、软脊膜的位置。

（2）脑脊液：在脑脊液循环挂图上辨认侧脑室、第三脑室和第四脑室的位置，以及脑脊液的循环途径。

（3）在脑血管铸型标本或模型上辨认椎动脉的行程与分布情况、颈内动脉的行程与分布情况以及大脑动脉环的组成。

**【注意事项】**

1. 神经系统内容相对抽象，应在充分理解理论知识的基础上进行实验，方能获得较好的效果。

2. 中枢神经结构较小，而且组织柔嫩、脆弱，辨认时要仔细，不能用镊子、钳子等器械用力去穿、拉等，以免导致标本的损坏。

**【思考与分析】**

1. 神经系统的组成。

2. 脊髓的位置与外形，脑干的组成和外形。

3. 端脑的外形，大脑半球的主要机能区有哪些？位于何处？

4. 基底核的名称及功能如何？内囊的位置、通过的主要传导束及损伤后的临床表现如何？

# 实验五　坐骨神经-腓肠肌标本的制备

【实验目的】

1. 学习蛙类动物双毁髓的实验方法。

2. 学习并掌握坐骨神经-腓肠肌标本的制备方法。

【基本原理】 在教学和科研工作中，常常利用离体组织和器官来研究其生命活动的基本规律及影响因素。两栖类动物来源丰富，它的某些基本生命活动和生理功能与哺乳类动物有相似之处。如将某一组织或器官从动物机体中游离出来，放置于人工环境中，仍能保持旺盛的生命力。因此在实验中常用蟾蜍或蛙的坐骨神经-腓肠肌标本来观察兴奋和兴奋性、刺激与肌肉收缩等基本生理现象。

【动物与器材】 蟾蜍或青蛙、常用手术器械（手术剪、手术镊、手术刀、金冠剪、眼科剪、眼科镊、毁髓针、玻璃分针）、锌铜弓、玻璃烧杯、蛙板、固定钉、滴管、纱布、粗棉线、任氏液等。

【实验步骤】

**1. 双毁髓的方法** 取蟾蜍1只，用自来水冲洗干净。左手握蟾蜍，用示指压其头部前端，拇指压住其躯干的背部，使头向前俯（实验图5-1）；右手持毁髓针，由头前端沿中线向后方划触，触及两耳后腺之间的凹陷处即是枕骨大孔的位置。将毁髓针由凹陷处垂直刺入，即可进入枕骨大孔，然后将针尖向前刺入颅腔，在颅腔内搅动以破坏脑组织。再将毁髓针退至枕骨大孔，针尖转向后方，与脊柱相平刺入椎管以破坏脊髓。彻底捣毁脊髓时，可见蟾蜍后肢突然蹬直，然后瘫软。此时的动物为双毁髓动物。若动物仍表现四肢肌肉紧张或活动自如，必须重新毁髓。

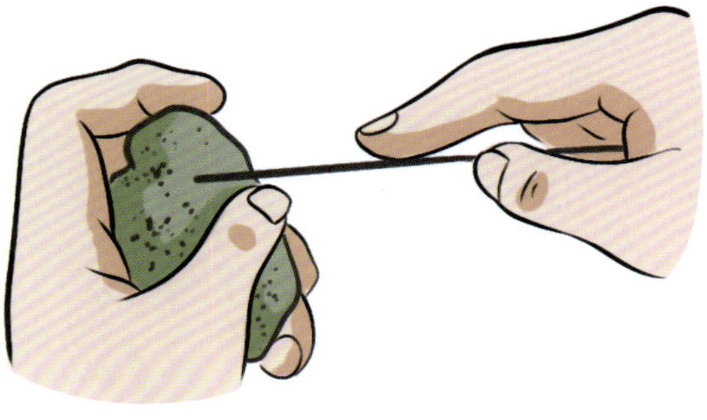

实验图5-1　蛙类双毁髓法

**2. 剪除躯干上部及内脏** 在腰骶膨大的上方，以金冠剪横向剪断脊柱，左手握住蟾蜍脊柱和躯体后部悬空提起，使蟾蜍头与内脏自然下垂，右手持手术剪，沿脊柱两侧剪除头、前肢、胸腹前壁和内脏，注意勿损伤坐骨神经（实验图5-2），仅留下肢、骶骨、一段脊柱及两侧坐骨神经。

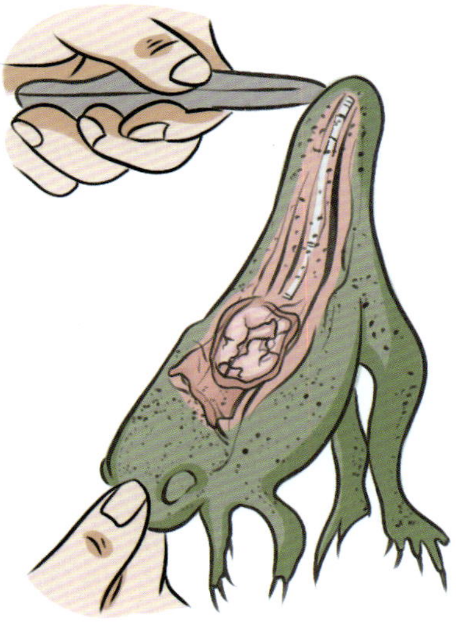

实验图5-2　剪除蟾蜍躯干上部及内脏

**3. 剥皮** 用手术镊从背位夹住脊柱将标本提起，剪去肛门四周皮肤及肌肉。左手用手术镊夹住脊柱的断端（注意不要握住或接触神经），右手捏住其上的皮肤边缘，向下剥掉全部后肢的皮肤，将标本放在盛有任氏液的培养皿中。洗手，并洗净用过的手术器械。

**4. 分离两后肢** 先剪去向上突出的骶骨（注意勿损伤坐骨神经），然后沿正中线用金冠剪将脊柱分为左右两半并从耻骨联合中央剪开，使两后肢完全分离，将分开的标本浸入盛有任氏液的培养皿中。

**5. 分离坐骨神经** 取一标本放于蛙板上，两端用固定钉固定。用玻璃分针沿脊柱内侧分离坐骨神经。再沿坐骨神经沟（股部背侧股二头肌与半膜肌之间的肌缝处）找出腿部坐骨神经，用玻璃分针小心分离，使之完全暴露。以金冠剪剪下一小段与神经相连的脊柱（1～2个椎骨），用镊子夹住该段脊柱，轻轻提起神经，剪断坐骨神经的所有细小的分支，并将神经一直游离至腘窝为止（实验图5-3）。

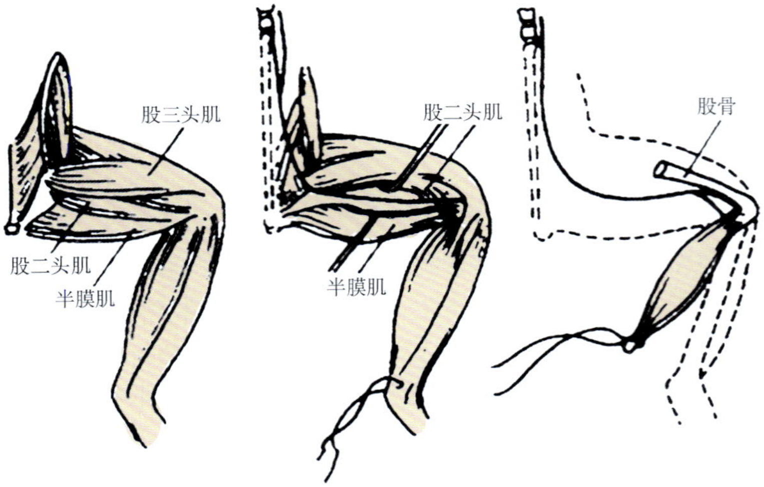


实验图 5-3 坐骨神经分离暴露后的位置

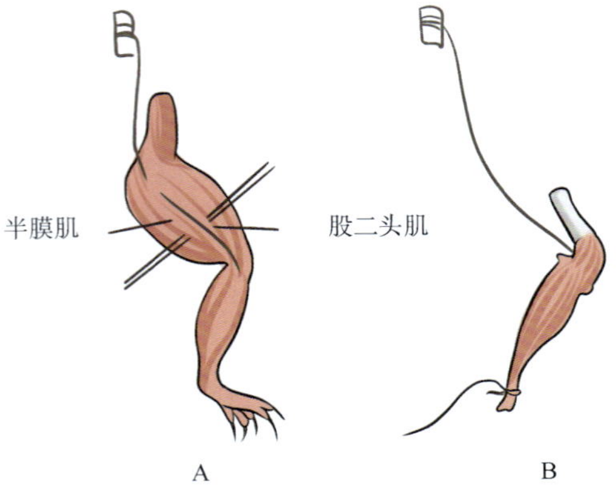


实验图 5-4 坐骨神经-小腿标本（A）及坐骨神经-腓肠肌标本（B）

**6. 完成坐骨神经-小腿标本** 在膝关节周围剪掉全部大腿肌肉，然后在股骨的中部剪去上段股骨，保留的部分就是坐骨神经-小腿标本（实验图 5-4A）。

**7. 制备坐骨神经-腓肠肌标本** 将上述坐骨神经-小腿标本在跟腱处穿线结扎后剪断跟腱。游离腓肠肌至膝关节处，然后沿膝关节将小腿其余部分剪掉，这样就制备了坐骨神经-腓肠肌标本（实验图 5-4B）。

**8. 检查标本的兴奋性** 用经任氏液润湿的锌铜弓轻触坐骨神经，如腓肠肌发生明显而灵敏的收缩，则表示标本的兴奋性良好，将标本放在盛有任氏液的培养皿中备用。

【注意事项】

1. 制备神经肌肉标本时，避免蟾蜍体表毒液和血液污染标本，不要压挤、损伤和用力牵拉标本，不可用金属器械触碰神经干，在分离神经时只能用玻璃分针。
2. 制备标本时应随时给神经和肌肉滴加任氏液，防止表面干燥，以免影响标本的兴奋性。
3. 在进行股骨处理时，要将股骨留长一些，以保证后续实验顺利进行。
4. 标本制成后须放在任氏液中浸泡数分钟，使标本兴奋性稳定后再开始后续实验，效果会较好。

【思考与分析】

1. 剥去皮肤的后肢，能用自来水冲洗吗？为什么？
2. 金属器械碰压、触及或损伤神经及腓肠肌，可能引起哪些不良后果？
3. 为什么在本实验中应经常给标本滴加任氏液？

## 实验六 刺激频率对肌肉收缩的影响

【实验目的】

1. 了解骨骼肌收缩的总和现象。
2. 观察不同频率的阈上刺激引起骨骼肌收缩形式的改变。

【基本原理】 两个同等强度的阈上刺激，相继作用于神经-骨骼肌标本，如果刺激间隔大于单收缩的时程，肌肉则出现两个分离的单收缩；如果刺激间隔小于单收缩的时程，则出现两个收缩反应的重叠，称为收缩的总和。当同等强度的连续阈上刺激作用于标本时，出现多个收缩反应的融合，称为强直收缩。后一收缩发生在前一收缩的舒张期时，称为不完全强直收缩；后一收缩发生在前一收缩的收缩期时，各自的收缩完全融合，肌肉处于持续的收缩状态，称为完全强直收缩。

【动物与器材】 蟾蜍或蛙、BL-420E生物机能实验系统、常用手术器械、张力换能器、肌槽、铁支架、双凹夹、任氏液等。

【实验步骤】

**1. 标本的制备** 有以下两种不同的方法。

（1）离体的坐骨神经-腓肠肌标本制备（参见实验五）。

（2）在体标本制备

1）捣毁脑和脊髓。

2）用蛙钉固定标本四肢于蛙板上。

3）用玻璃分针分离跟腱，穿线结扎。在结扎处下端剪断跟腱，提起丝线使腓肠肌离开其余组织，在膝关节旁钉蛙钉，以固定住膝关节，游离大腿部分坐骨神经（参见实验五）。至此在体标本制备完毕。

**2. 仪器及标本的连接** 有两种连接方式。

（1）离体标本连接方式：将肌槽、张力换能器均用双凹夹固定于支架上；标本的股骨残端插入肌槽的小孔内并固定之；腓肠肌跟腱上的连线连于张力换能器的应变片上（暂时不要将线拉紧）。夹住脊椎骨碎片将坐骨神经轻轻平搭在肌槽的刺激电极上（实验图6-1）。

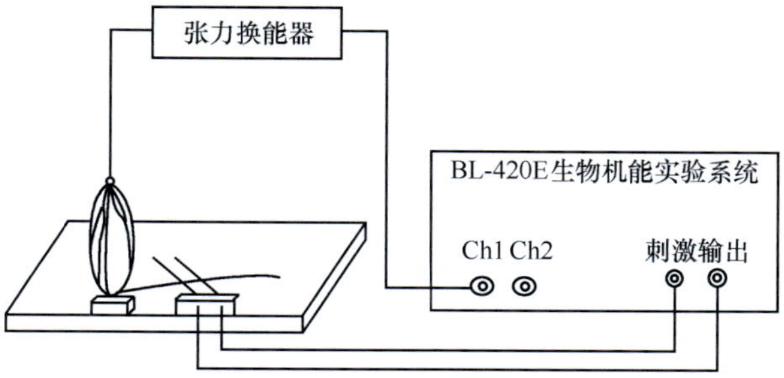

实验图6-1 离体坐骨神经-腓肠肌标本实验装置

（2）在体标本连接方式：将腓肠肌跟腱上的连线与张力换能器相连。将张力换能器固定于铁支架的双凹夹上（暂时不要将线拉紧）；将刺激电极安放在坐骨神经上（实验图6-2）。滴加任氏液。调整张力换能器的高低，使肌肉处于自然拉长的状态（不宜过紧，但也不要太松）。然后可进行实验项目。

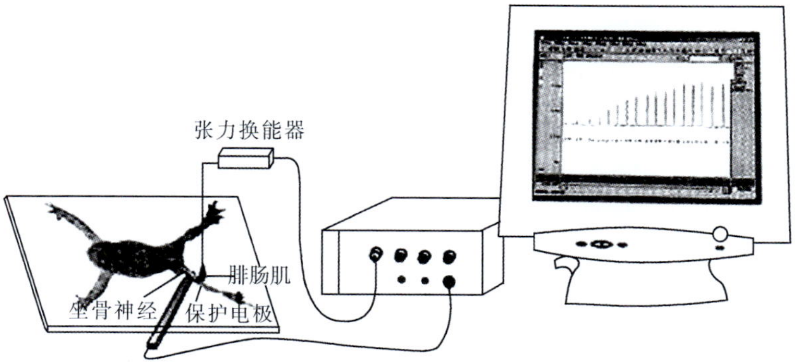

实验图6-2 在体坐骨神经-腓肠肌标本实验装置

**3. 实验观察**

（1）将张力换能器与BL-420E生物机能实验系统连接。

（2）启动BL-420E生物机能实验系统，调出刺激频率与肌肉收缩形式实验，初步设定参数。

（3）用等强度的阈上刺激作用，刺激的间隔时间长于肌肉的收缩时程，可描记肌肉的单收缩曲线（实验图6-3）。

（4）逐渐调整刺激频率，观察收缩曲线变化，可分别记录到肌肉不完全强直收缩和完全强直收缩的曲线（实验图6-4）。

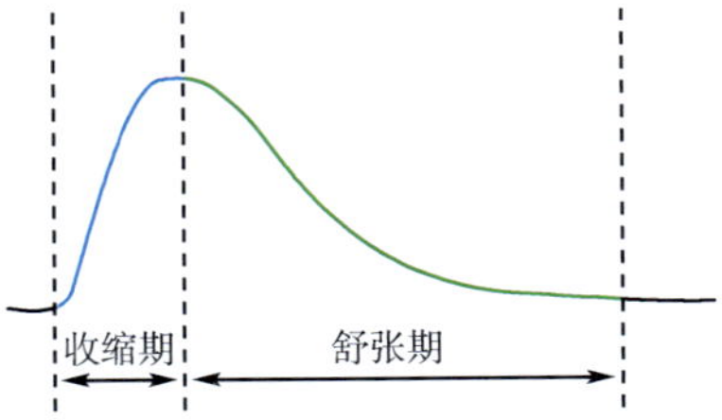


实验图6-3 骨骼肌单收缩曲线

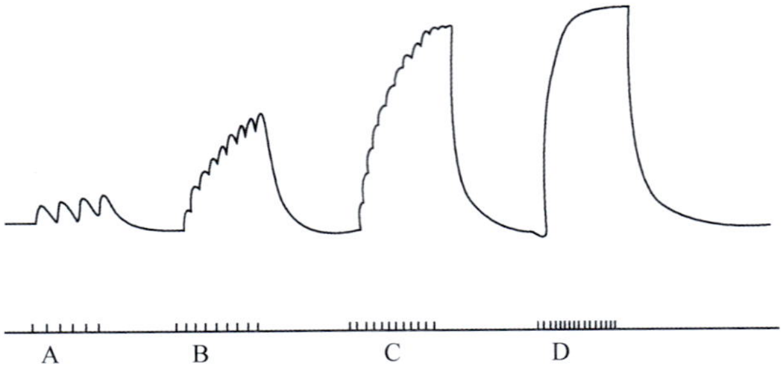


实验图6-4 不同刺激频率的肌肉收缩曲线
A. 单收缩；B、C. 不完全强直收缩；D. 完全强直收缩

【注意事项】

1. 实验中每次肌收缩后必须间隔一定的时间（0.5～1min）再给刺激，以保证肌肉的收缩力和兴奋性。

2. 经常用任氏液湿润标本，以便保持更好的兴奋性。

3. 刺激强度应适中，刺激节律要均匀。

4. 频率选择由低开始逐渐增加，每种频率的刺激持续时间不宜过长，出现理想的收缩曲线即可。

【思考与分析】 随着刺激频率的增高，肌肉收缩的形式有何变化？为什么？

## 实验七 血液凝固及其影响因素

【实验目的】 了解血液凝固的基本过程及其影响因素。

【基本原理】 血液凝固过程可分为3个阶段：凝血酶原激活物形成，凝血酶原激活成凝血酶，纤维蛋白原转变为纤维蛋白。由于激发凝血反应的原因和反应产生的途径不同，因子X的激活可以分为内源性和外源性两条途径。如果直接从血管中抽血观察血液凝固，此时因血液几乎没有组织因子参与，其凝血过程主要由内源性途径所激活。若用兔脑组织液（含有丰富的组织因子）启动外源性途径，则主要反映凝血过程的第二、三阶段。血液在凝固后析出来的血清不含纤维蛋白，不会凝固。草酸血浆中不含钙离子，因此不会凝固，加入钙离子，则可凝血。

【动物与器材】 家兔、恒温水浴器、秒表、常用手术器械、兔手术台、动脉夹、塑料动脉插管、清洁小试管（10mm×7.5mm）11支、50ml小烧杯2个、100ml烧杯1个、0.5ml吸管6支、10ml注射器、5号针头、滴管、试管架、吸管架、带橡皮刷的玻璃棒或竹签、棉花、3%戊巴比妥钠、草酸血浆、血清、兔脑组织液、3%$CaCl_2$溶液、3%NaCl溶液、0.9%NaCl溶液、肝素8U（置小试管内）、草酸钾1～2mg（置小试管内）、液体石蜡、碎冰块等。

【实验步骤】

**1. 仪器装置** 准备好37℃恒温水浴，秒表。

**2. 手术操作** 家兔麻醉与固定后，分离出一侧颈总动脉，在其下穿过两条丝线。一线将颈总动脉干头端结扎，另一线备用（供固定动脉插管）。在颈总动脉近心端向心脏方向插入塑料动脉插管，用丝线固定。需放血时开启动脉夹即可。

**3. 实验观察**

（1）观察纤维蛋白原在凝血过程中的作用 由颈总动脉插管放血10ml，分别注入两个小烧杯内，一杯静置，另一杯用带橡皮刷的玻璃棒或竹签不断地搅拌，观察血液的凝固现象。取出玻璃棒或竹签，用水洗净，观察缠绕在玻璃棒或竹签上的纤维蛋白，经过这样处理的血液是否会发生凝固？

（2）血液凝固的加速和延缓　取清洁的小试管6支，按实验表7-1准备各种不同的实验条件。由颈总动脉插管放血，各管加血1ml，每30s倾斜试管一次，直至血液凝固而不再流动为止。记录血液凝固的时间。

实验表 7-1　影响血凝的因素

| 实验条件 | | 凝血时间 | 解释 |
|---|---|---|---|
| 粗糙面 | 棉花少许 | | |
| | 液体石蜡润滑整个试管表面 | | |
| 温度 | 37℃水浴中 | | |
| | 浸在盛有碎冰块的烧杯中 | | |
| 肝素8U（加血后摇匀） | | | |
| 草酸钾1～2mg（加血后摇匀） | | | |

如果肝素管及草酸钾管不出现血液凝固，两管各加3%$CaCl_2$溶液2～3滴，观察血液是否会凝固。

（3）观察内源性及外源性凝血过程　取干洁的小试管4支，标号后按顺序排放在试管架上，按实验表7-2分别在各管内加入不同溶液并摇匀，每15s倾斜试管一次，分别记录4支试管的血浆凝固时间并记录。

实验表 7-2　内源性及外源性凝血途径的观察

| 加入溶液 | 1号试管 | 2号试管 | 3号试管 | 4号试管 |
|---|---|---|---|---|
| 草酸血浆（ml） | 0.5 | 0.5 | 0.5 | — |
| 血清（ml） | — | — | — | 0.5 |
| 3%NaCl溶液 | 2滴 | — | — | — |
| 0.9%NaCl溶液 | 2滴 | 2滴 | — | — |
| 兔脑组织液 | — | — | 2滴 | 2滴 |
| 3%$CaCl_2$溶液 | — | 2滴 | 2滴 | 2滴 |
| 结果： | | | | |

【注意事项】

1. 实验观察（1）和（2）两个项目可同时进行，可只放血一次。
2. 如果有必要进行第二次放血时，最先由插管内流出的血液应弃去。
3. 在实验步骤（3）中，不要不停摇晃试管，并绝对按顺序取放试管。

【思考与分析】

1. 请分析本实验每一项结果产生的原因。
2. 结合本实验结果，比较血液凝固的内源性途径与外源性途径的区别。

## 实验八　ABO血型鉴定与交叉配血试验

【实验目的】

1. 学习辨别血型的方法。
2. 掌握ABO血型鉴定的原理。

3. 学习交叉配血的方法。

【基本原理】血型一般是指红细胞的血型，是根据红细胞膜上存在的特异性抗原来确定，这种抗原（凝集原）是由遗传决定的。抗体（凝集素）存在于血清中，不同血型的人血清中含有不同的凝集素，但不会含有与自身凝集原相对抗的凝集素。临床上在输血前必须注意鉴定血型，以确保安全输血。通常输血反应中注意ABO血型系统。

【实验器材】显微镜、采血针、消毒干燥注射器，双凹玻片、小试管、竹签、蜡笔、A型和B型标准血清、生理盐水、酒精棉球、碘酒等。

【实验步骤】

### （一）ABO血型鉴定

1. 取双凹玻片一块，用干净纱布轻拭使之洁净，在玻片两端用蜡笔标明A及B，并分别各滴入A型及B型标准血清一滴。

2. 红细胞悬液制备。从指尖或耳垂取血一滴，加入含1ml生理盐水的小试管内，混匀，即得约5%红细胞悬液。采血时应注意先用酒精棉球消毒指尖或耳垂。

3. 用滴管吸取红细胞悬液，分别在双凹玻片两端各滴一滴红细胞悬液于血清上，注意勿使滴管与血清相接触。

4. 竹签两头分别混合，搅匀。将双凹玻片静置于实验台上，待10～15min后观察结果。如有凝集反应可见到呈红色点状或小片状凝集块浮起。这种凝集反应的强度因人而异，有时需要借助显微镜下才能确定是否出现凝集反应。

5. 根据被试者红细胞是否被A、B型标准血清所凝集，判断其血型（实验图8-1）。

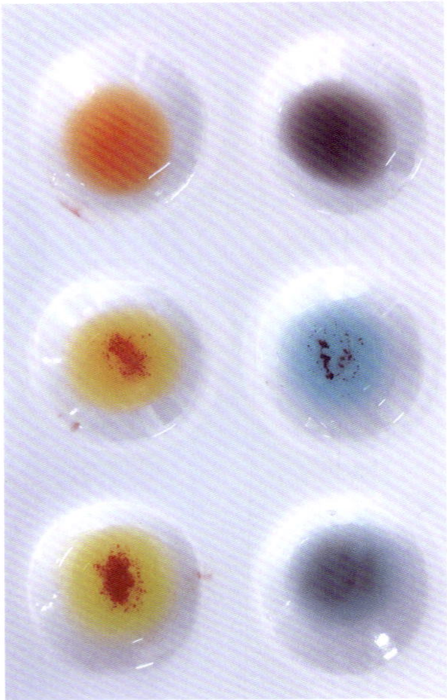

实验图8-1　ABO血型的检验凝集示意图

### （二）交叉配血

1. 用碘酒、酒精棉球消毒皮肤后，用消毒干燥注射器抽取受血者及供血者静脉血各2ml，各用一滴制备红细胞悬液，分别标明供血者与受血者。余下血分别注入干净小试管，也标明供血者与受血者，待其凝固后析出血清备用。

2. 双凹玻片左侧标上“主”（即主侧）；右侧标上“次”（即次侧）。主侧滴入供血者红细胞悬液一滴和受血者血清一滴；次则滴入受血者红细胞悬液一滴和供血者血清一滴。分别用竹签混匀。

3. 待15～30min后，观察结果。如两侧均无凝集现象，可多量输血；如主侧无凝集而次侧有凝集只可考虑少量输血；如主侧凝集则不能输血。

【注意事项】

1. 所用双凹玻片和试管实验前必须清洗干净，以免出现假凝集现象。

2. A型和B型标准血清绝对不能相混，所用滴管上贴橡皮膏标明A及B、红细胞悬液滴管头不能接触标准血清液面，竹签一端去混匀一侧后就不能再去接触另一侧。

【思考与分析】

1. 在无标准血清情况下已知某人为A或B型，能否用其血去检查未知血型？如何做？

2. 根据自己的血型，说明你能接受和输血给何种血型的人，为什么？

# 实验九　人的心音听诊

【实验目的】

1. 学习心音听诊的方法。

2. 识别第一心音和第二心音。

【基本原理】 心音是由于心瓣膜关闭、心肌收缩引起的振动所产生的声音。用听诊器在胸壁前听诊，在每一个心动周期内可以听到两个心音，即音调较低而历时较长的第一心音和音调较高而历时较短的第二心音。

【实验器材】 受试者、听诊器。

【实验步骤】

1. 受试者安静端坐，胸部裸露。

2. 按实验图9-1辨认下列听诊区。

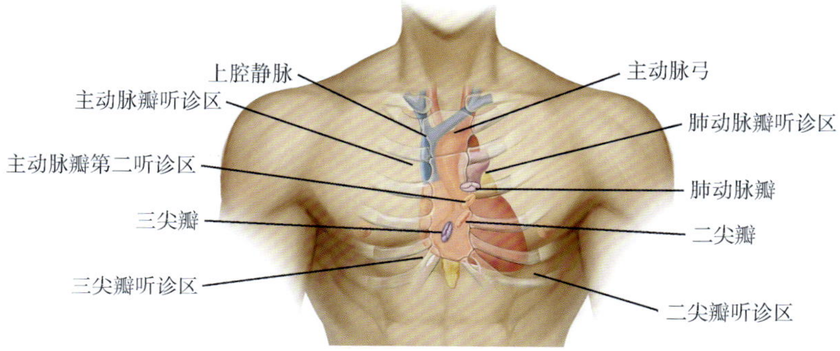


实验图9-1　心音听诊区

（1）二尖瓣听诊区　左胸第5肋间与锁骨中线交点稍内侧（即心尖部）。

（2）主动脉瓣听诊区　胸骨右缘第2肋间处。

（3）肺动脉瓣听诊区　胸骨左缘第2肋间处。

（4）主动脉瓣第二听诊区　胸骨左缘第3肋间稍向外侧处。

（5）三尖瓣听诊区　胸骨右缘第4肋间处或剑突下。

3. 观察及触诊　观察或用手触诊心尖搏动的位置和范围。

4. 听取心音　检查者戴好听诊器（注意听诊器耳件的弯曲方向应与外耳道方向一致），以右手的示指、拇指和中指持听诊器胸件轻贴于受试者各听诊区皮肤，依照二尖瓣听诊区→主动脉瓣听诊区→肺动脉瓣听诊区→主动脉瓣第二听诊区→三尖瓣听诊区（倒“8”字形）的顺序仔细听诊。按心音特点（音调、持续时间、响亮部位、时间间隔和心尖搏动的关系等）辨别第一心音和第二心音，并记下心率。注意心节律及有无杂音等。

【注意事项】

1. 实验室内必须保持安静。

2. 避免听诊器橡皮管与衣物等摩擦、碰撞，以免发生摩擦音影响听诊。

3. 如呼吸音影响心音听诊，可令受试者暂停呼吸片刻。

【思考与分析】 第一心音和第二心音是怎样形成的？它们有何临床意义？

# 实验十　人体动脉血压的测量

【实验目的】 学习并掌握人体动脉血压间接测压法的原理和方法。

【基本原理】 人体动脉血压的测量，通常采用间接测压法，即使用血压计的袖带在动脉外加压，根据血管音的变化来测定动脉血压。通常血液在血管内流动时并没有声音，但如果给血管以压力而使血管变窄形成血液涡流时则可发生声音（血管音）。向袖带充气（一般在肱动脉）施压超过收缩压时，血流被完全阻断，这时既摸不到脉搏，也听不到声音。之后缓慢放气使袖带缓缓减压，当外加压力低于收缩压而高于舒张压时，则心室收缩时动脉有血流通过，舒张时则无，故血液断续地通过血管，形成涡流而发出声音。当外加压力等于或小于舒张压时，则血管内的血液连续通过，所发出的音调突然降低或声音消失。故恰好可以完全阻断血流所必需的最小管外压力（即发生第一次声音时）相当于收缩压，在心舒张时有少量血流通过的最大管外压力（即音调突然降低时）相当于舒张压。

【实验器材】 听诊器、血压计。

【实验步骤】

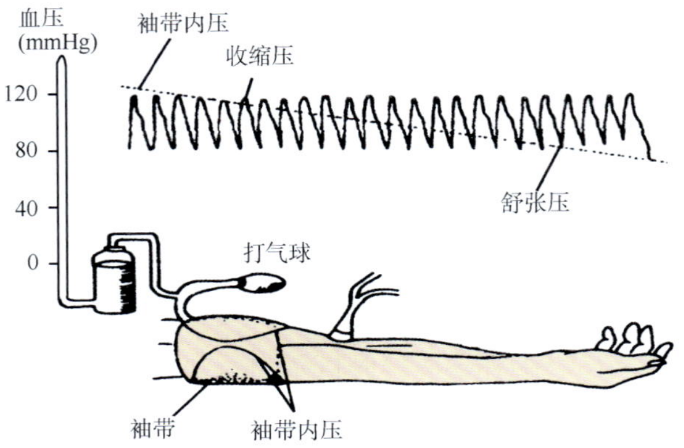


实验图 10-1　动脉血压间接测量法示意图

**1. 熟悉血压计结构**　血压计有汞柱式和弹簧式等多种，以汞柱式为例，汞柱式血压计由血压计、袖带和打气球三部分组成。由于汞柱式血压计测量较准确，故常用。汞柱式血压计标有刻度（0～40kPa或0～300mmHg）。玻璃管的上端与大气相通，下端与水银槽相通，水银槽又与袖带相连，袖带另一橡皮管与打气球相通。气球上有螺丝帽作开关，关紧阀门时打气，袖带内压力上升，松开阀门时袖带放气减压（实验图10-1）。

**2. 测量血压**

（1）受试者脱左臂衣袖，静坐5min。

（2）松开打气球上的螺丝，将袖带内的空气完全放出，再将螺丝扭紧。

（3）将袖带裹于左上臂，其下缘应在肘关节上约3cm处，松紧应适宜。受试者手掌向上平放于诊断台上，袖带应与心同一水平。

（4）在受试者肘窝稍下方，先用手指触及肱动脉搏动，然后一手持听诊器胸件置于肱动脉搏动处，不可用力下压。

（5）另一手持打气球，向袖带内打气加压，至触不到肱动脉搏动，继续打气加压，驱使汞柱再上升10～30mmHg，随即松开螺旋帽缓缓放气，使袖带内减压，在汞柱缓缓下降的同时，仔细听诊，一旦听到第1次“崩崩”样血管音声响时，血压计汞柱所指刻度，即为收缩压。此后，继续缓慢放气，这时声音发生一系列变化，先由低而高，再由高突然变低变弱，直至完全消失。在由强突然变弱的瞬间，血压计汞柱所显示刻度代表舒张压。亦可按声音突然消失时汞柱所显示刻度计算舒张压。

测量结束后，及时放出袖带内的气体，并协助被受试者整理衣袖。同时以收缩压/舒张压记录下测量结果。

【注意事项】

1. 室内保持安静，被受试者心境应平静。
2. 测试时切忌将听诊器胸件置于袖带底。
3. 水银柱的“0”点，应与被测试者右心房在同一水平线上。

【思考与分析】 动脉血压的正常值是多少？请统计所在小组同学的血压。

# 实验十一　家兔动脉血压的神经调节和体液调节

【实验目的】

1. 学习直接或间接测定家兔动脉血压的急性实验方法。
2. 观察某些神经和体液因素对心血管活动的影响。

【基本原理】 在正常情况下，人和高等动物的动脉血压是相对稳定的，这种相对稳定性是通过神经和体液因素的调节而实现的，其中以颈动脉窦和主动脉弓压力感受器反射尤为重要。心血管活动不仅受神经调节，还受体液调节，其中以肾上腺素和去甲肾上腺素最重要，两者均能使心血管活动加强，引起血压升高。

【动物与器材】 家兔、兔手术台、常用手术器械、BL-420E生物机能实验系统、血压换能器、保护电极、动脉插管、动脉夹、三通管、棉线、丝线、纱布、20%氨基甲酸乙酯溶液、肝素溶液（300U/ml，生理盐水配制）、肾上腺素（1∶10 000）、去甲肾上腺素（1∶10 000）、生理盐水等。

【实验步骤】

**1. 手术过程**

（1）麻醉及固定动物　按1g/kg（即5ml/kg）剂量，由家兔耳缘静脉缓慢注射20%氨基甲酸乙酯溶液进行麻醉，注射时速度要慢，并注意观察家兔的情况。当家兔四肢松软，呼吸由深变慢，角膜反射迟钝时，表明家兔已麻醉，即可停止注射。将家兔背位固定于手术台上，注意将颈部拉直，保持呼吸道通畅。

（2）分离颈部血管和神经　用剪毛剪剪去颈部手术野的被毛，在紧靠喉头下缘，沿正中线切开皮肤5～10cm。用止血钳分离皮下结缔组织和肌肉，暴露气管。用止血钳把气管两旁的肌肉分开，即可在气管两侧找到与气管平行的左、右颈总动脉。同时可见与动脉伴行的神经束，其中，最粗的是迷走神经，较细的是交感神经，最细的是减压神经。仔细辨认后，将右侧3条神经钝性分离，在每条神经下穿不同颜色的丝线，以便区别、备用（实验图11-1）。

（3）分离动脉和动脉插管　将血压换能器通过三通管与动脉插管相连接，通过三通管向动脉插管内注入肝素溶液，关闭三通管，备用。钝性分离右侧颈总动脉，在向头端的甲状软骨上缘可见颈总动脉分成颈内和颈外动脉，并在颈内动脉根部可见颈动脉窦。同样方法分离左侧颈总动脉3～4cm长，在动脉下穿两根线备用。在左侧颈总动脉近心端夹一动脉夹，在远心端尽量靠近头侧用丝线结扎之。在动脉夹与结扎线之间的长度至少达3cm。此时，用眼科剪在靠近结扎线不远处自上而下作一斜形切口（约切开血管径的1/3），沿向心方向插入动脉插管，用丝线扎紧插管，在实验过程中要使动脉插管与动脉的方向始终保持一致，以免插管刺破动脉管壁（实验图11-2）。

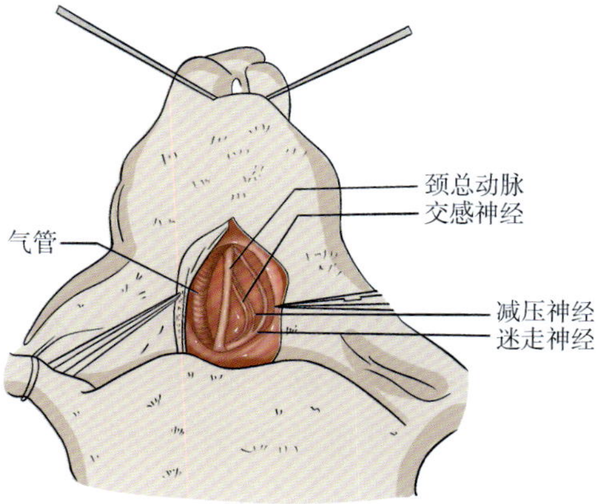


实验图11-1　家兔颈部神经血管

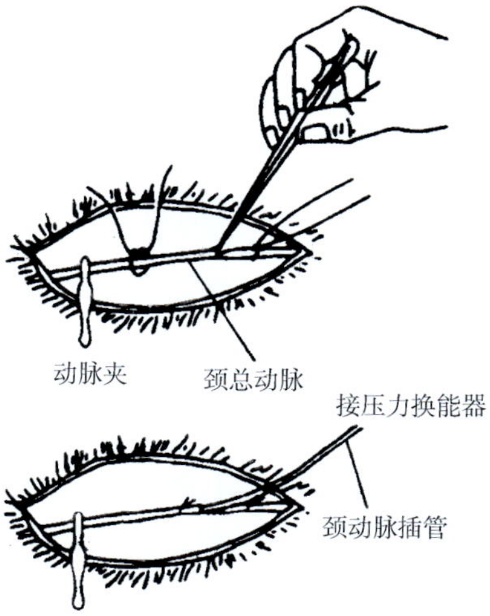


实验图11-2　动脉插管方法

（4）心室搏动观察装置　针灸针柄上黏附一小三角形红纸（“小红旗”），在胸骨柄下缘左侧将针垂直刺入，这时如见到“小红旗”随心室搏动而节律性的活动，证明针灸针已刺入心室肌。

（5）全身肝素化　按1000U/kg剂量给家兔静脉注射肝素溶液，使兔全身肝素化。

（6）实验装置连接　按实验图11-3将BL-420E生物机能实验系统输入系统与血压换能器相连（注意血压换能器位置与心处于同一水平线），将BL-420E生物机能实验系统输出端与保护电极相连接。

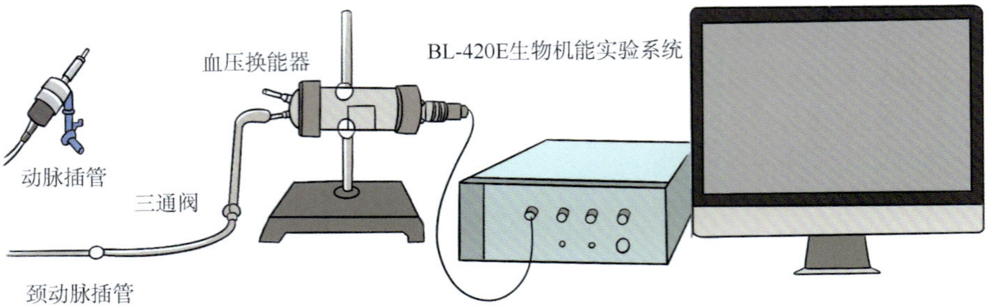


实验图11-3　动脉血压调节的实验装置

（7）仪器调试　打开计算机，进入BL-420E生物机能实验系统操作界面，点击菜单实验项目→循环实验→动脉血压调节。慢慢放开动脉夹，旋动三通开关使动脉插管与换能器相通，记录正常血压曲线（实验图11-4）。

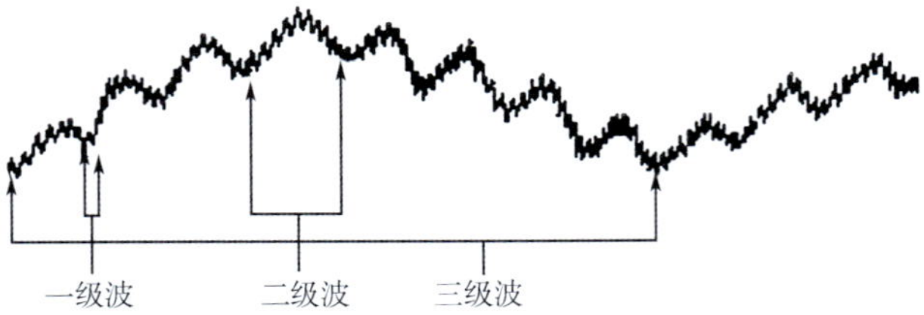


实验图11-4　家兔血压曲线

**2. 实验观察**

（1）观察正常血压曲线和心搏状况　旋动三通管使血压换能器与动脉插管相通，打开动脉夹，记录正常血压曲线。此时，可观察到一级波（心舒、缩波）、二级波（呼吸波），有时可见三级波。通过针灸针“小红旗”运动频率计数心率，通过“小红旗”运动幅度反映心室肌收缩强度。

（2）牵拉颈总动脉　向下沿动脉长轴牵动左颈总动脉远心端的结扎线，持续时间约5s，观察动脉血压和心搏的变化，并分析原因。同时作出标记。

（3）夹闭一侧颈总动脉　用动脉夹夹闭右侧颈总动脉，持续10s左右，作出标记，观察血压和心搏动发生何种变化，并分析原因。

（4）刺激减压神经　在右侧减压神经上套一保护电极，以中等强度的连续刺激，刺激该神经，观察记录血压和心搏的变化；然后进行双结扎，切断之，分别刺激中枢端和外周端，观察血压和心搏的变化，并分析原因。

（5）刺激迷走神经　用同样强度的电流刺激右侧迷走神经，观察血压和心跳的变化。然后进行双结扎，切断之，分别刺激中枢端和外周端，观察血压和心搏的变化，并分析原因。

（6）兔耳血管网的观察　先把兔耳对准灯光，观察和对照两耳血管网的数量和充血情况，可见双侧对称。然后结扎并剪断右颈交感神经，对比两耳血管网是否对称、血管口径有何变化。继而再用中等强度的连续刺激，刺激右交感神经外周端，观察对照两耳血管网的数量和充血情况变化，并记录。

（7）观察体液因素的影响

1）肾上腺素：从耳缘静脉注入肾上腺素溶液1～3ml，观察并记录血压和心搏的变化。

2）去甲肾上腺素：待血压、心率恢复后再从耳缘静脉注入去甲肾上腺素溶液1～3ml，对比观察血压、心搏与1）结果有何异同，为什么？

【注意事项】

1. 麻醉要求深浅适宜，过浅动物挣扎，过深则反射往往不易出现。
2. 手术过程一定要仔细，并及时止血，保持手术野清楚，避免损伤神经、血管。
3. 每项实验观察必须等前项实验的血压和心搏恢复正常后，方可进行下一项实验。

【思考与分析】

1. 动脉血压受哪些因素的影响？
2. 牵拉和夹闭颈总动脉引起的血压变化有何不同？为什么？
3. 认真书写出实验报告，并对每一项结果进行分析。

# 实验十二　家兔呼吸运动的调节

【实验目的】

1. 学习测定家兔呼吸运动的方法。
2. 观察体液中$O_2$、$CO_2$和$H^+$水平变化对呼吸运动的影响。
3. 了解肺牵张反射在动物呼吸运动中的作用。

【基本原理】 呼吸运动是呼吸肌舒缩活动完成的节律性运动，该节律性运动在呼吸中枢的控制下保持正常的深度和频率。体内、外多种刺激可通过不同机制作用于呼吸中枢，引起呼吸运动的改变。肺牵张反射参与呼吸节律的调节，其传入纤维在迷走神经中，切断迷走神经将会引起呼吸节律的变化。

【动物与器材】 家兔、BL-420E生物机能实验系统、呼吸换能器、兔手术台、常用手术器械、玻璃分针、气管插管、50cm长橡皮管一条、注射器（20ml、5ml各一支）、钠石灰瓶、球胆2个、20%氨基甲酸乙酯、3%乳酸、$CO_2$气体、生理盐水等。

【实验步骤】

**1. 手术过程**

（1）麻醉与固定动物　称量家兔体重，用20%氨基甲酸乙酯（5ml/kg体重）经耳缘静脉缓慢注射麻醉，然后将兔仰卧固定于兔手术台上。

（2）气管插管　剪去家兔颈前部的毛，做颈部正中切口，钝性分离气管，在甲状软骨下第3～4气管环状软骨做T形切口，插入Y形气管插管，用棉线结扎固定。分离出颈部两侧迷走神经，穿线备用。手术完毕后用温生理盐水纱布覆盖创口部位。

（3）分离迷走神经　用玻璃分针在两侧颈总动脉鞘内分离出迷走神经，在其下方穿一棉线备用。用温盐水纱布覆盖伤口，保护手术野。

（4）连接实验装置　把Y形气管插管一端直接接入呼吸换能器，将信号输入至BL-420E生物机能实验系统，以描记呼吸曲线（实验图12-1）。

（5）仪器调试　打开计算机，进入BL-420E生物机能实验系统操作界面，点击菜单条实验项目→呼吸实验→呼吸运动的调节，进入实验。根据实验记录的波形调整增益（放大/缩小）和扫描速度，使呼吸曲线至最佳观察形状。

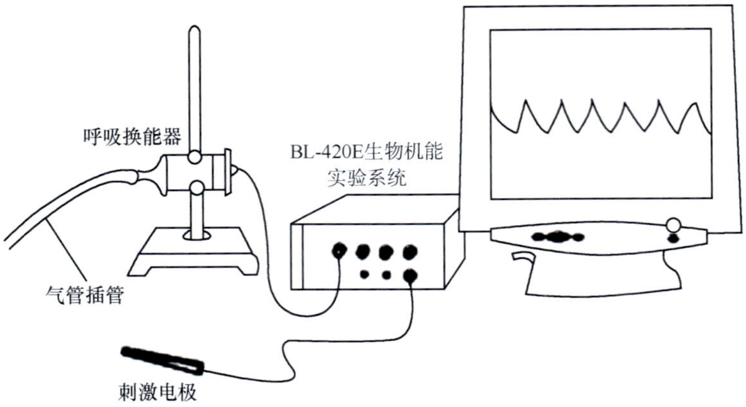


实验图 12-1　呼吸运动调节的实验装置

**2. 实验观察**

（1）描记正常呼吸曲线　先记录一段正常呼吸曲线，注意曲线的上下移动与呼气和吸气的关系，并观察呼吸运动的频率、节律和深度。

（2）增加吸入气中$CO_2$的浓度　将装有$CO_2$气体的球胆管口靠近Y形气管插管的一侧管开口处，打开球胆管上的夹子，使家兔吸入气中$CO_2$含量增多（气流速度不宜过急，以免影响描记结果），观察呼吸运动的变化。然后夹闭球胆，观察呼吸运动恢复正常的过程。

（3）缺$O_2$对呼吸的影响　将Y形气管插管的一侧管通过一只钠石灰瓶与充有一定量空气的球胆相连，使动物经钠石灰瓶呼吸球胆内的气体。呼吸一段时间后，球胆中的$O_2$明显减少，而呼出的$CO_2$被瓶内的钠石灰吸收，观察缺$O_2$对呼吸运动的影响。效果明显后去除上述条件，使呼吸恢复正常。（亦可通过吸入纯$N_2$而造成缺氧。）

（4）增大无效腔　把50cm长的橡皮管连接在气管插管的一侧，使动物通过长管进行呼吸，观察呼吸运动的变化。待呼吸发生明显变化后，去掉橡皮管，使呼吸恢复正常。

（5）增加血液中的$H^+$浓度　用5ml注射器由耳缘静脉较快地注入3%乳酸2ml，记录呼吸运动的变化过程。

（6）切断迷走神经　描记一段对照呼吸曲线后，切断一侧迷走神经，观察并记录呼吸运动的变化。再切断另一侧迷走神经，观察呼吸频率和深度又有何变化。

【注意事项】

1. 进行气管插管时注意止血，保持呼吸道通畅。
2. 记录各观察项目曲线时，改变实验条件之前都必须有一段平稳的呼吸曲线作为对照。
3. 增加吸入气中的$CO_2$时不可过快，当呼吸有明显变化时，应立即停止吸入。
4. 耳缘静脉注入3%乳酸时，注意防止动物躁动。
5. 麻醉不可太深，防止影响呼吸中枢的兴奋性。

【思考与分析】

1. 缺$O_2$和$CO_2$增多时对呼吸的影响机制有何不同？
2. 为什么临床上易出现缺$O_2$而不易出现$CO_2$潴留？
3. 迷走神经在呼吸运动调节中的作用是什么？

## 实验十三　尿生成的调节

【实验目的】

1. 学习膀胱插管技术。

2. 观察影响尿生成的几种因素。

【基本原理】尿的生成包括三个过程：肾小球的滤过作用、肾小管与集合管的重吸收、肾小管与集合管的分泌作用。凡影响这些过程的因素均可影响尿的生成而引起尿量的改变。

【动物与器材】家兔、BL-420E生物机能实验系统、常用手术器械、兔手术台、气管插管、动脉插管、膀胱漏斗及引流管、动脉夹、玻璃分针、注射器（1ml、5ml、20ml）、50ml量筒、静脉输液器一套、压力换能器、记滴器、恒温水浴锅、纱布、生理盐水、1%肝素溶液、20%氨基甲酸乙酯溶液、20%葡萄糖溶液、垂体后叶素溶液（5U/ml）、呋塞米、去甲肾上腺素（1∶10 000）、秤、导尿管、温度计。

【实验步骤】

**1. 手术过程**

（1）麻醉与固定　称量家兔体重，用20%的氨基甲酸乙酯（5ml/kg体重）经家兔耳缘静脉缓慢注射，麻醉后将其仰卧位固定于兔手术台上。

（2）颈部手术　剪去家兔颈前部被毛，在颈前正中作一长4～6cm的切口，分离气管，插入气管插管，用棉线结扎固定。分离左侧颈总动脉和右侧迷走神经，分别穿线备用。

（3）插管的两种方法

1）膀胱插管法：剪去下腹部膀胱区被毛，从耻骨联合处向上沿正中线作一长约4cm的切口，沿正中腹白线切开腹壁，用手轻轻将膀胱翻至体外（勿使肠管外露，以免血压下降）。再于膀胱底部找出两侧输尿管，确认无误后，小心地从两侧输尿管下方穿一丝线，将膀胱上翻，结扎尿道（不可扎闭或压迫输尿管）。然后在膀胱顶部选择血管较少处剪一小口，插入充满水的膀胱漏斗，用荷包缝合结扎固定。漏斗口应对着输尿管开口处并紧贴膀胱壁。膀胱漏斗收集的尿液经引流管流出，由记滴器记录。手术完毕，用止血钳夹闭切口或用温生理盐水纱布覆盖腹部创口，以防体热散失。

2）尿道插管法：取雄性家兔一只，用临床小号导尿管，用液体石蜡涂擦导尿管表面，直接由尿道外口插入。深度以尿液流出为宜。

（4）连接实验装置　在左颈总动脉插入充满抗凝剂（肝素溶液）的动脉插管，插管经压力换能器连至BL-420E生物机能实验系统1通道，准备记录血压的变化（在实验开始前勿将动脉夹打开）。由记滴器将尿滴信号输入系统的2通道，准备记录尿量的变化。

（5）仪器调试　打开计算机，进入BL-420E生物机能实验系统操作界面，由菜单条实验项目→泌尿实验→尿生成的影响因素。检查一切装置完好后，放开动脉夹，记录血压。

**2. 实验观察**

（1）记录正常的血压和尿量（滴/分钟）作为对照数据。

（2）耳缘静脉徐徐注入38℃生理盐水15～20ml，观察血压和尿量的变化。

（3）待尿量基本恢复后，刺激迷走神经外周端，使血压维持在50mmHg（6.67kPa）左右的低水平15～20s，观察尿量的变化。

（4）静脉注入38℃ 20%葡萄糖溶液5ml，观察尿量的变化。

（5）静脉注入去甲肾上腺素（1∶10 000）0.3～0.5ml，观察血压和尿量的变化。

（6）静脉注入呋塞米10～20mg，观察尿量的变化。

（7）静脉注入垂体后叶素3～5U，观察血压和尿量的变化。

【注意事项】

1. 实验前给家兔喂食足量的青菜，或用导尿管向家兔胃中灌入适量清水（50ml左右）。

2. 各项实验的顺序安排，是在尿量增加的基础上进行减少尿生成的实验。而且应等前一项影响因素基本消失、尿量基本恢复后再实施下一步新的项目操作。

3. 实验需多次静脉注射，应保护好耳缘静脉。可保留耳缘静脉输液用的头皮针，方便给药。

4. 使用膀胱漏斗引流尿液时，操作要轻柔；引流管的记滴端应低于膀胱端。实验若无尿或尿量极少，应检查膀胱是否扭转而压迫了输尿管或结扎尿道时是否误扎了输尿管。

【思考与分析】

1. 分析各项结果产生的机制。
2. 刺激迷走神经观察尿量变化时，应注意什么？
3. 静脉注入去甲肾上腺素后，有时尿量变化不大，是何原因？
4. 全身动脉血压升高，尿量是否一定增加？血压降低，尿量是否一定减少？为什么？
5. 在本实验中，哪些因素影响肾小球滤过？哪些因素影响肾小管和集合管的重吸收？

## 实验十四 反射弧的分析

【实验目的】

1. 根据所学知识设计实验方法。
2. 分析反射弧组成部分的功能及其完整性与反射活动之间的关系。

【基本原理】 在中枢神经系统参与下，机体对刺激产生的规律性反应称为反射。反射只有在反射弧结构和功能完整的基础上才能进行，组成反射弧的有感受器、传入神经、神经中枢、传出神经和效应器五部分，任何一部分受到破坏，反射均不会发生。

【动物与器材】 蟾蜍、常用手术器械、蛙板、铁支架、蛙嘴夹、双凹夹、50ml烧杯、500ml烧杯、培养皿、滴管、棉线、小滤纸片、干棉球、任氏液、0.5%稀硫酸。

【实验步骤】 自行设计。

【观察项目】

1. 脊蛙正常的屈肌反射。
2. 破坏感受器后屈肌反射有何变化？
3. 切断坐骨神经后屈肌反射有何变化？
4. 以探针捣毁脊髓后屈肌反射有何变化？

【注意事项】

1. 剥掉趾部皮肤时，一定注意趾尖不要残留皮肤，否则，刺激仍能引起反射。
2. 每次用稀硫酸刺激时，足趾浸入硫酸中的面积应相同；每次刺激后，应迅速用清水冲洗并用棉球擦干。
3. 浸入稀硫酸的部位应限于趾尖，勿浸入太多。

【思考与分析】

1. 反射弧由哪几部分组成？分别起什么作用？
2. 反射的生理意义及种类有哪些？
3. 分析每一项实验结果产生的原因，对照相关理论给予正确解释。

# 参考文献


丁文龙，刘学政，2018. 系统解剖学 . 9版 . 北京：人民卫生出版社

郭家松，2023. 人体解剖与组织胚胎学 . 5版 . 北京：科学出版社

贺伟，吴金英，2018. 人体解剖生理学 . 3版 . 北京：人民卫生出版社

汲军，2019. 人体解剖学与组织胚胎学 . 2版 . 北京：中国医药科技出版社

彭波，杨宏静，2020. 正常人体功能 . 4版 . 北京：人民卫生出版社

唐晓伟，邢军，2021. 人体解剖生理学 . 4版 . 北京：中国医药科技出版社

王庭槐，2018. 生理学 . 9版 . 北京：人民卫生出版社

吴碧莲，陈地龙，2021. 人体解剖生理学 . 2版 . 北京：人民卫生出版社

吴建清，徐治，2018. 人体解剖学与组织胚胎学 . 8版 . 北京：人民卫生出版社

# 自测题选择题参考答案

## 第1章　绪论

1. D　2. C　3. B　4. D　5. C　6.C

## 第2章　细胞的基本功能

1. A　2. B　3. C　4. A　5. B　6. A　7. D　8. C
9. C　10. C　11. B　12. E　13. E 14. C　15. D
16. E　17. B　18. D　19. A　20. C

## 第3章　运动系统

1. C　2. B　3. B　4. C　5. A 6. E　7. D　8. B
9. C　10. A　11. C　12. E　13. D　14. D　15. ACE
16. ACDE

## 第4章　血液

1. B　2. A　3. B　4. D　5. C　6. B　7. C　8. D
9. A　10. B　11. D　12. E　13. C　14. CD　15. BD
16. AC

## 第5章　循环系统

1. D　2. E　3. C　4. B　5. D　6. D　7. C　8. B
9. B　10. C　11. A　12. E　13. E　14. C　15. A
16. C　17. D　18. A　19. B　20. A　21. C　22. A
23. B　24. E　25. C　26. BCDE　27. DE
28. ABCDE　29. BD　30. ABCD

## 第6章　呼吸系统

1. E　2. B　3. B　4. C　5. B　6. D　7. B　8. B
9. A　10. A　11. C　12. B　13. D　14. A　15. C
16. C

## 第7章　消化系统

1. A　2. B　3. B　4. E　5. A　6. C　7. D　8. A
9. C　10. D　11. B　12. A　13. D　14. C　15. A
16. C　17. ABCDE　18. ABD　19. ABC　20. ABE
21. ABCD

## 第8章　体温

1. B　2. C　3. D　4. D　5. C　6. C　7. B　8. D
9. B　10. D　11. C　12. A　13. D　14. B

## 第9章　泌尿系统

1. B　2. C　3. A　4. A　5. D　6. C　7. B　8. D
9. B　10. D　11. E　12. A　13. B　14. C　15. D
16. B　17. C　18. A　19. D　20. E　21. ABE
22. ABCDE　23. ABCD

## 第10章　感觉器

1. B　2. D　3. C　4. D　5. C　6. A　7. D　8. C
9. B　10. D　11. B　12. D　13. B　14. A　15. A
16. C　17. D　18. B　19. D　20. E　21. ACE
22. ABC　23. ABCDE　24. ABD　25. BCDE
26. ABCE　27. ACE　28. BE　29. ABCD
30. ADE

## 第11章　神经系统

1. E　2. B　3. C　4. C　5. D　6. C　7. A　8. A
9. B　10. A　11. D　12. D　13. B　14. E　15. D
16. D　17. B　18. D　19. C　20. E

## 第12章　内分泌系统

1. A　2. D　3. C　4. D　5. B　6. A　7. B　8. D
9. C　10. C　11. B　12. B　13. B　14. D　15. D
16. C　17. B　18. A　19. E　20. D　21. C
22. ABCDE　23. BDE

## 第13章　生殖系统

1. D　2. A　3. A　4. D　5. D　6. B　7. E　8. D
9. B　10. D